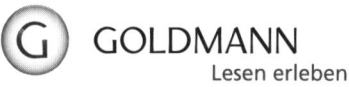

Buch

Warum haben alle, die regelmäßig Yoga praktizieren, einen so straffen, schönen Körper? Weil Yoga-Praxis nicht nur den Geist entspannt, sondern auch die Muskeln zum Knochen zieht und damit für eine biegsame, schlanke Gestalt sorgt. Und wer sich durch Yoga auf seine Lebensführung besinnt, beginnt auch, seine Ernährungsgewohnheiten umzustellen. Dieses Buch bietet eine vollständige Anleitung dazu. Das Beste daran? Man braucht keine Yoga-Erfahrung! Die Yoga-Praxis wird ebenso genau erklärt wie die Grundlagen der empfohlenen ayurvedischen Ernährung. Nachdem man sich über einen Test einem Dosha (Körpertypus) zugeordnet hat, kann man sich aus zahlreichen Rezepten und genau beschriebenen Übungen ein individuelles vierwöchiges Programm zusammenstellen, das dem eigenen natürlichen Rhythmus entspricht. Und die Vorteile beschränken sich nicht nur aufs Aussehen. Man fühlt sich deutlich besser, man kann klarer denken und viel leichter eine positive Einstellung bewahren, um das unvermeidliche Auf und Ab im Leben unbeschwerter zu bewältigen. Die Yoga-Diät bewirkt so ein rundum besseres Lebensgefühl!

Autoren

Kristen Schultz Dollard ist Digital Director des Magazins Self. Sie ist die ehemalige Redakteurin der Webseite iyogalife.com und Yoga-Lehrerin in New York.

Dr. John Douillard schreibt Gesundheits- und Fitness-Bücher. Seit 22 Jahren lehrt er hierzu in aller Welt, derzeit leitet er LifeSpa, ein ayurvedisches Zentrum in Boulder, Colorado.

www.theyogabodydiet.com
www.lifespa.com

Kristen Schultz Dollard /
Dr. John Douillard

Die Yoga-Diät

Der entspannte Weg zur Traumfigur

Mit 75 Übungen und 96 Ayurveda-Rezepten

In Zusammenarbeit mit Jennifer Iserloh

Aus dem Amerikanischen von Stefanie Hutter

GOLDMANN

Alle Ratschläge in diesem Buch wurden von den Autoren und vom Verlag sorgfältig er-
wogen und geprüft. Eine Garantie kann dennoch nicht übernommen werden. Eine Haf-
tung der Autoren beziehungsweise des Verlags und seiner Beauftragten für Personen-,
Sach- und Vermögensschäden ist daher ausgeschlossen.

Dieses Buch ist kein medizinisches Handbuch. Es ist nicht als Ersatz für eine unter
Umständen von Ihrem Arzt verschriebene Behandlung gedacht. Die Trainings- und
Ernährungsanleitungen in diesem Buch sind kein Ersatz für ärztlich verschriebene
Trainingsabläufe oder Diäten. Wie bei allen Trainings- und Ernährungsprogrammen
sollten Sie erst damit beginnen, wenn Ihr Arzt seine Zustimmung gegeben hat. Wenn
Sie vermuten, Sie hätten ein gesundheitliches Problem, raten wir Ihnen dringend, quali-
fizierte ärztliche Hilfe in Anspruch zu nehmen. Die in diesem Buch enthaltenen Infor-
mationen sind als Ergänzung, nicht als Ersatz für richtiges körperliches Training gedacht.
Bitte beachten Sie Ihre eigenen Grenzen.

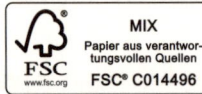 Dieses Buch ist auch als E-Book erhältlich

FSC
www.fsc.org

MIX
Papier aus verantwor-
tungsvollen Quellen
FSC® C014496

Verlagsgruppe Random House FSC®N001967

5. Auflage
Deutsche Erstausgabe November 2011
Wilhelm Goldmann Verlag, München,
in der Verlagsgruppe Random House GmbH
Copyright © 2011 der deutschsprachigen Ausgabe
Wilhelm Goldmann Verlag, München,
in der Verlagsgruppe Random House GmbH
Copyright © 2010 Rodale Inc. All rights reserved.
Originaltitel: *The Yoga Body Diet. Slim and Sexy in 4 Weeks*
Originalverlag: Published by arrangement with **Rodale Inc.**, Emmaus, PA, USA
Umschlaggestaltung: Uno Werbeagentur, München
Umschlagillustration: Fine Pic®, München
Illustrationen: © 2010 Pepper Tharp
Redaktion: Gesa Jung, Leipzig
Satz: Buch-Werkstatt GmbH, Bad Aibling
Druck und Bindung: GGP Media GmbH, Pößneck
CB · Herstellung: IH
Printed in Germany
ISBN 978-3-442-17268-9
www.goldmann-verlag.de

Besuchen Sie den Goldmann Verlag im Netz:

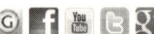

Für Avery, meine kleine Quelle der Lebenskraft;
Und Terry, der mich vor so langer Zeit in die Yogaschule schickte;
Und Mom, für alles.
KRISTEN DOLLARD

Ob Sie sich das erste Mal an Yoga heranwagen oder ein Meister
der Matte sind; ob Sie an Ihrem Gewicht verzweifeln oder zu
sehr unter Stress stehen: Die Yoga-Diät ist Ihrer persönlichen
Reise gewidmet – die auf perfekte Gesundheit und Lebensfreude
ausgerichtet ist.
JOHN DOUILLARD

Inhalt

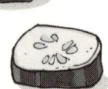

Der Weg zu Ihrem Yogakörper
(ist leichter, als Sie denken)

Die ersten Früchte der Yogapraxis sind Gesundheit,
wenig Schlacken und ein klarer Teint; Leichtigkeit des Körpers,
ein angenehmer Geruch und eine weiche Stimme;
sowie das Verschwinden heftiger Begierden.
Die Upanishaden

Ein Yogakörper ist Ihr derzeitiger Körper, nur gesünder. In diesem Buch erhalten Sie eine umfassende Anleitung für Ihren Weg dorthin. Und dieser Weg ist einfacher, als Sie vielleicht denken.

Das Gute daran? Nicht nur Ihr Aussehen wird beeinflusst. Nach nur vier Wochen werden Sie sich besser fühlen, klarer denken, viel besser eine positive Einstellung bewahren können, das unvermeidliche Auf und Ab im Leben leichter bewältigen. Dieses Programm ist keine simple Diät; es verändert Ihre Beziehung zu sich selbst und Ihrem Körper. Gewichtsabnahme ist nur ein Nebeneffekt, aber ein sehr netter.

Das klingt nach großen Versprechungen, aber diese haben eine wissenschaftliche Basis und sind in einer uralten Praxis verwurzelt, die wir der heutigen stressigen Lebensweise angepasst haben.

Eine kurze Geschichte des Yoga

Das erste Buch über Yoga, das *Yogasutra,* wurde zwar »erst« vor etwa 2000 Jahren veröffentlicht, doch man schätzt, dass Yoga seit 5000 Jahren praktiziert wird. Yoga leitet sich von Sanskrit *yuj* (»Joch« oder »Verbindung«) her, das den Zusammenhang – die Verbindung – zwischen Körper, Geist und Seele beschreibt. Eine typische Yogaeinheit umfasst körperliche Haltungen (genannt *Asanas*), Atemübungen (genannt *Pranayamas*) und manchmal Meditation und Philosophie.

Yogaverrenkungen mit viel Weihrauch und Sendungsbewusstsein tauchen regelmäßig in den Zeitungen auf, doch tatsächlich sagen heute immer mehr Menschen, sie würden Yoga gerne mal versuchen. Und der Grund dafür: Es wirkt ideal gegen Stress. Im vergangenen Jahr nahmen bereits Millionen Yogaunterricht und stellten fest, dass es gar nicht so schwierig ist und dass man davor keine Angst haben muss. Was berichten sie noch? Es ist ein gutes Workout, man fühlt sich fantastisch, und zur langfristigen Stresslinderung ist es besser als eine Massage oder ein Martini.

Vor 35 Jahren klärte Dr. Herbert Benson, emeritierter Direktor des Benson-Henry Institute und des Mind/Body Medical Institute der Harvard Medical School, die Welt über die *Entspannungsreaktion,* wie er es nannte, auf. Er führte eine ganze Reihe von Tests durch, maß Blutdruck, Gehirnwellen, Puls und Atemfrequenz bei transzendentaler Meditation (deren berühmteste Anhänger die Beatles waren), während die Testpersonen 20 Minuten still saßen, und dann nochmals, während sie 20 Minuten meditierten. Eine leichte Veränderung der Denkmuster während der Meditation verursachte bei den Teilnehmern eine Senkung des Blutdrucks, der Atemfrequenz und des Pulses sowie eine Verlangsamung der Gehirnwellen – Entwicklungen, die typisch für eine Entspannungsreaktion sind.

Nachfolgende Studien zeigten, dass wir diesen Effekt auf verschiedenen Wegen erzielen können. Durch Gebet zum Beispiel. Auch durch Yoga und Tiefenatmung. Ebenso durch Laufen und Möhrenschneiden (allerdings nicht gleichzeitig).

Die Wiederholung eines Lautes, Wortes oder einer Bewegung hilft, eine Entspannungsreaktion herbeizuführen. Damit lassen sich auch innere Dialoge abstellen. Yoga, eine Serie von Bewegungen, die in Kombination mit tiefer Atmung gehalten und wiederholt werden, führt eine Entspannungsreaktion herbei. Einer der Hauptunterschiede zwischen echtem Herz-Kreislauf-Training und Yoga-Workout liegt darin, dass Sie, wenn Sie beim Yoga die Atmung nach der Bewegung ausrichten, eine Entspannungsreaktion auslösen. Das ist entscheidend für eine Heilung und auch für eine Gewichtsabnahme. Unser Programm formt Körper und Geist ganz anders als die Muckibude.

Yogastellungen (es gibt über 13 000, aber unsere »Hitparade« im Kapitel »Die Yogastellungen« ab Seite 350 befasst sich mit den zugänglichsten und benutzerfreundlichsten) setzen Ihr Körpergewicht und die Schwerkraft ein, um Muskeln zum Knochen zu ziehen, anstatt Muskelzerrungen zu verursachen, die Masse aufbauen. Durch Yoga erhalten Sie eher den Körper eines Tänzers als den eines Bodybuilders. Massige Muskeln – wie die meisten Menschen sie durch Krafttraining bekommen –

sind hungrig. Man braucht mehr Kalorien, um zu verhindern, dass sie schlaff werden. Damit wird es beinahe unmöglich, Kalorienverbrauch und Kalorienaufnahme im Gleichgewicht zu halten. Yoga verursacht dagegen keinen Hunger. Nach einer Yogastunde stürzen Sie sich nicht aufs Essen (oder verspüren auch nur Lust darauf), um sich dann einige Stunden später arge Vorwürfe deswegen zu machen. Aus diesem Grund ist dieses Programm eine Lösung für alle, die trainieren wie verrückt und dennoch nicht abnehmen können.

Selbst Schulmediziner verkünden längst die erstaunliche Wirkung von Yoga. Laut der National Institutes of Health haben Studien gezeigt, dass Yoga

- die Gemütsverfassung verbessert,
- gegen Stress wirkt,
- Puls und Blutdruck senkt,
- das Lungenvolumen erhöht,
- die Muskelentspannung verbessert,
- bei Angststörungen, Depressionen und Schlaflosigkeit hilft,
- insgesamt die körperliche Fitness, Kraft und Flexibilität steigert,
- positiv auf die Spiegel bestimmter Botenstoffe im Gehirn oder Blut wirkt.

2008 veröffentlichten Forscher in Indien eine Studie in der Zeitschrift *Diabetes Research and Clinical Practice*, bei der sich zeigte, dass Studienteilnehmer nach drei Monaten Yoga mehr Gewicht abgenommen hatten, ihr Blutdruck, ihre Triglyze-

»Ich bin zu wenig beweglich« und andere Yogamythen

Wenn Leute über Yoga sprechen, ohne es wirklich zu kennen, hört man immer wieder das Gleiche. Hier sind einige Antworten auf Fragen, die vielen keine Ruhe lassen.

1. »Ich bin unbeweglich.«

Yoga ist für Knetmännchen, Fitness-Studios sind für Muskelprotze – so oder so ähnlich hört man es oft. Doch Yoga erhöht die Flexibilität. Viele, die dachten, sie könnten niemals ihre Zehen berühren, können nach wenigen tiefen Atemzügen Unglaubliches schaffen.

2. »Bei Yoga trainiert man nicht intensiv genug, um Gewicht zu verlieren.«

Wir haben nun Beweise, dass Kalorienreduktion alleine nicht schlank macht. Wenn Sie neben der Ernährung nicht auch Ihr Training umstellen, wird die Waage Ihnen keinen Gefallen tun. Fitness-Studios haben ihre Funktion, aber sie bewirken nicht so viel, wie man meinen könnte. Sie fördern außerdem nicht unbedingt die innere Sammlung (es grenzt schon an eine Meisterleistung, seine Gedanken zu fokussieren, wenn man vor sieben Fernsehschirmen auf dem Laufband trainiert). Die Verbindung von Geist *und* Körper ist aber die Zukunft der Gesundheit.

3. »Yoga ist der Kult der Hippies mit Yuppie-Geld.«

Wir möchten Ihnen unbedingt zeigen, dass Yoga alle Generationen anspricht, Reiche, Arme, Oberflächliche und Tiefgründige – so vielgestaltig wie das Leben selbst. Man kann Yoga ebenso gut erlernen, wenn man nie nach Indien reist, sein Eiweiß aus Fleisch aufnimmt oder Wein trinkt. Bei Yoga geht es darum, Ihr Bewusstsein zu schärfen, mit Schwung ins tägliche Leben zu starten und die Zukunft so zu gestalten, dass Sie jeden Tag voller Möglichkeiten aufwachen.

4. »Wer gut in Yoga sein will, muss unmögliche Stellungen einnehmen.«

Jemand, der sich im hintersten Winkel abmüht, ist in Yoga oft viel besser als der verklemmte Perfektionist in der ersten Reihe. Was ist wohl wichtiger – was Sie auf der Matte können oder was Sie im Leben leisten? Der Großteil des Lebens spielt sich jenseits der weichen Matte ab. Also, mal ganz abgesehen von Ihrem beeindruckenden ADLER, wie gehen Sie mit Mutters Notfall-OP am Tag des Geburtstages Ihrer Tochter um? Können Sie noch produktiv bleiben, wenn es hart auf hart kommt und alles zu viel wird? Ihre Reaktion auf höchste Anforderungen sagt mehr über Ihr Yoga aus, als wie lange Sie die KRÄHE halten können. Lassen Sie los!

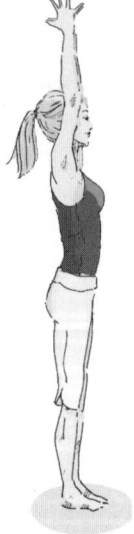

ride und ihr Blutzucker (alles Indikatoren der Stoffwechselge-schwindigkeit) stärker gesunken waren als bei jenen Patienten, die eine Standardbehandlung, etwa Medikamente, gegen ihre Symptome erhalten hatten.

Was Geist und Körper angeht, basiert Yoga auf einem ziem-lich genialen Prinzip, dem *Ahimsa,* das so viel wie »nicht ver-letzen« bedeutet. Diese Philosophie fordert Sie zu einem be-hutsamen Umgang auf, und dazu gehört auch Achtsamkeit sich selbst gegenüber. Sie müssen nicht versuchen, sich mit Gewalt in Form zu bringen. Yoga achtet Ihren Körper, behandelt ihn sorgsam und bietet ihm jene Art von Bewegung und Atmung, die er sich intuitiv wünscht. Es ist eine gute Gelegenheit, von nun an sanft mit Ihrem Körper umzugehen. Und Ayurveda, die kleine Schwester des Yoga, baut genau auf dieser Theorie auf: dass der Körper über eine tiefe Intelligenz verfügt. Als Wissen-schaft ist Ayurveda eine organische Rehabilitation für einen aus dem Gleichgewicht geratenen Körper.

Ayurveda – die kleine Schwester des Yoga

In der poetischen Ausdrucksweise eines Swami könnte man Yoga und Ayurveda als »zwei Flügel einer Taube« beschreiben. Wäh-rend Yoga sich mit der Wissenschaft der Bewegung für einen muskulösen Körper befasst, spielt seine Schwester Ayurveda in Bezug auf die Ernährung eine weitere wichtige Rolle in unse-rem Programm. In Indien gehört sie ganz natürlich dazu. Wie wir in die Apotheke laufen und ein extrastarkes Vitaminpräparat kaufen, so greifen unsere Freunde in Bangalore zu *Trikatu* (einem Verdauungspulver aus drei Würzkräutern). Das Sanskrit-Wort *Ayurveda* könnte man als »Wissen« (*ayur*) und »Leben« (*veda*), also »das Wissen vom Leben« übersetzen. Ayurveda ist ca. 5000 Jahre alt und damit eines der ältesten Heilsysteme der Welt. Bis heute wenden 80 Prozent der indischen Bevölkerung Ayurveda ausschließlich oder kombiniert mit westlicher Medizin an. Ayurveda ist Ihnen sicher schon begegnet, wenn auch unbemerkt. Es gibt viele moderne Anwendungen.

Ein Aspekt des Programms sind Kräuter. Hier gehören zu diesen Kräutern auch grüne Schönheiten wie Minze und Estragon, die auf Ihrem Fensterbrett wachsen können. Sie müssen keinerlei Kapseln schlucken. Unsere Mission ist es, Ihnen die größten Hits des Ayurveda nahezubringen, zusammen mit einer Anleitung, wie man sie für die Gewichtsabnahme einsetzt. Wir haben diese alte Wissenschaft in die heutige Zeit übertragen und mit Workouts, Rezepten und einfachen Veränderungen der Lebensweise leicht zugänglich gemacht.

Die präventive Mission des Ayurveda liegt in einer Reinigung von Geist, Körper und Seele. Sein Ziel: Verdauungsproblemen vorbeugen oder sie lösen. Aus der Sicht des Ayurveda beginnen Krankheiten oft durch ungenügende Verdauung. Wenn wir essen, bleiben Moleküle aus der Nahrung (genannt *Ama*) am Gewebe haften und verursachen mit der Zeit Schäden und Zerstörung. Denken Sie daran, wie Cholesterin Arterien verstopft und Zigarettenrauch die Lungen schwarz werden lässt. Ayurveda postuliert, dass der Körper, wenn man falsche Nahrung zu sich nimmt, nicht in der Lage sein kann, Verunreinigungen zu entfernen; die Folge sind verstopfte Abflusskanäle.

Vielleicht kennen Sie das, wenn Sie Ausscheidungsprobleme, Hautausschläge oder Akne, Reizdarmsyndrom, Kolitis oder einen übersäuerten Magen haben. Warum leiden wir an solchen Dingen? Laut Ayurveda liegt das daran, dass der Körper nicht in der Lage war, *Ama* zu zerlegen. Als ob Verdauungsbeschwerden an sich nicht schlimm genug wären, erschwert die Ansammlung von *Ama* auch noch den Abbau von Fettansammlungen. Der Körper ist zu beschäftigt, um Fett zu verbrennen. Und letztlich, wenn sich der Körper nicht mehr den normalen Abläufen widmen kann, entstehen Krankheiten.

Ayurveda entgiftet im Zusammenspiel mit einfachen Yogaübungen den Körper. Mit unserem Programm wird Ihr Verdauungssystem gereinigt und Ihre Gesundheit wiederhergestellt. Sobald die Abflusskanäle Ihres Verdauungssystems wieder funktionstüchtig sind, kann der Körper erneut Fett abbauen, Energie produzieren und das Immunsystem in Schuss halten.

Die Hauptmission des Ayurveda ist allerdings nicht die Gewichtsabnahme. Und das ist gut so. Viele Diäten mögen kurzfristig zu Gewichtsabnahme führen, aber das kann auf Kosten der Gesundheit anderer Systeme im Körper gehen. Möchten Sie etwa dünn, aber dialysepflichtig, oder mager, aber unterzuckert sein? Penibles Abwiegen und Kalorienzählen beeinträchtigen außerdem das Wohlbefinden. Und je intensiver wir es versuchen, desto schwieriger wird es, dauerhaft abzunehmen. Die einzige Nebenwirkung einer Yoga-Ernährung ist das Gleichgewicht von Geist und Körper.

Die Auswirkungen von Ayurveda und Yoga auf das Gewicht sind sekundär. Ayurvedas eigentliche Mission ist Heilung. Ihr liegt das Prinzip zugrunde, dass unser Körper intelligent ist und dass er, wenn wir auf ihn hören, uns genau sagt, was er braucht. Wenn Sie von Milchprodukten eine Magenverstimmung bekommen, ist das eine Botschaft Ihres Körpers. Wenn auf scharfe Würste Akne folgt, sendet Ihr Körper ein Zeichen, dass kühlende Speisen für Ihre Haut besser wären.

Angesichts all der Reize, denen wir heutzutage ausgesetzt sind, ist es schwierig, den Blick für die Grundbedürfnisse nicht zu verlieren. Unser überladenes Leben hat unseren Körper demoliert.

Wir können nicht gegen Fett ankämpfen, wenn wir nicht zuvor den Stress minimieren. Dafür müssen wir auf unseren Körper hören. Das Beste an Yoga und Ayurveda ist die Erkenntnis, dass unsere Intuition und natürliche Neigung uns viel sagen können, wenn wir genug Tempo rausnehmen, um sie ans Steuer zu lassen.

In diesem Buch werden Sie lernen, auf *Ihren* Körper zu hören und zu begreifen, dass Reaktionen auf Nahrungsmittel und Fitness auf einmalige Weise mit Ihren persönlichen Bedürfnissen zusammenhängen. Unser Programm geht darauf ein, *wie* und *was* wir essen sollen, als Mittel, um die Aktivitäten unseres Körpers – von der Verdauung bis zum Schlaf – durch die Wiederherstellung des Gesamtgleichgewichts im Körper bei Stress effizienter werden zu lassen. Und sobald Ihre Verdauung weniger stressbelastet ist, werden Sie nicht nur ungeliebte Pfunde (und das Verlangen nach Süßigkeiten) loswerden, auch Ihre Stoffwechselrate wird sich automatisch erhöhen und das Fett keine Chance mehr haben.

Guter Stress, schlechter Stress

Warum soll dieses Programm funktionieren, wo andere Diäten versagt haben? Yoga-Ernährung macht Stress als größtes Hindernis für eine langfristige Gewichtsabnahme aus. Und anstatt Ihren Geist und Körper durch extreme und unnatürliche Änderungen der Ernährung und des Fitnessprogramms intensiv unter Druck zu setzen, entfernt das Programm den Stress aus der Schlankheitsformel. Um Stress zu kurieren, müssen wir ihn verstehen, anstatt uns davor zu fürchten.

Und so funktioniert's: Unser Nervensystem besteht aus zwei Teilen: dem Sympathikus und dem Parasympathikus. Sie kennen sicher die Fight-or-flight-Reaktion, bei der Stress das sympathische Nervensystem aktiviert. Wozu mag das gut sein? Wenn Sie aus einem brennenden Gebäude laufen, einem entgegenkommenden Auto ausweichen oder für eine Beförderung einen Vortrag halten müssen, steuert das sympathische Nervensystem die Überlebensinstinkte. Wenn das Überleben auf dem Spiel steht, erweitern sich die Pupillen, das Herz arbeitet schnell und unermüdlich, die Verdauung wird verlangsamt. Und weil Ihr Körper Krise mit »kein Essen für längere Zeit« gleichsetzt, speichert er Fett. Wenn Sie sich in der Tundra befinden, ist das großartig. Wenn Sie in ein Brautkleid passen müssen und durch Arbeit, Finanzen und Beziehungen so unter Stress sind, dass auch Ihr Training im Fitness-Studio die Pfunde nicht mehr purzeln lässt, ist es nicht mehr so toll.

Der andere Teil des Nervensystems, der Parasympathikus, ist das erstrebte Schlaraffenland der Gelassenheit. Seine Aktivierung bewirkt, dass der Puls sich verlangsamt, die Verdauung beschleunigt wird und die sexuelle Erregbarkeit steigt. Unser Anspruch, entspannt zur Traumfigur zu kommen, wie er im Untertitel dieses Buches formuliert wurde, ist letztlich davon abhängig, wie gut es uns gelingt, das Nervensystem ganz bewusst zu besänftigen. Cortisol – die unter Stress ausgeschüttete schädliche Substanz – wird in unserem Programm durch Yoga gebannt, und wir geben Ihnen Anleitung, wie Sie den begnadeten Zustand namens »Ruhe« erreichen und Reserven davon anlegen. Wie wir das machen? Indem wir die Entspannungsreaktion zur Beruhigung des Nervensystems herbeiführen. Wenn wir ein wenig Glück beiseitelegen, können wir im Ernstfall Stress bekämpfen.

Stress ist für Fett eine willkommene Einladung

Wir werden nicht mehr von Säbelzahntigern, Mammuts oder kriegerischen Stämmen bedroht. Doch unser Gehirn reagiert auf Stress nach wie vor so, als ob unser Leben in Gefahr wäre, sendet eine Botschaft an die Nebennieren, damit diese eine ganze Reihe von Hormonen freisetzen – darunter Adrenalin und Cortisol. Das versetzt den Körper in den Fight-or-flight-Modus; Puls und Blutdruck steigen in schwindelerregende Höhe, damit Sie mit übermenschlicher Geschwindigkeit fliehen und lebensrettende Entscheidungen in Millisekunden treffen können. Gleichzeitig wird die Verdauung abgeschaltet. Denn schließlich haben Sie, wenn Sie vor einem Raubtier weglaufen, vermutlich keine Zeit, rasch einen Müsliriegel zwecks Energieversorgung einzuwerfen. Wir sind darauf ausgelegt, in Notfällen Fett zu speichern, für den Fall, dass wir davon leben müssen.

Doch hier gibt es ein Problem: Auch wenn Ihr Chef mitunter einem prähistorischen Raubtier ähneln mag, gehört diese Art von Überlebenskampf der Vergangenheit an. Leider ist diese Botschaft nie in Ihrem vegetativen Nervensystem angekommen. Der menschliche Körper interpretiert Stress so wie seit Millionen von Jahren und reagiert auch so, egal, was der Auslöser ist. Ob Sie nun durch einen übervollen Posteingang oder Stammeskrieger in Lendenschurz gestresst werden, Ihr Körper verhält sich gleich.

Auch wenn die Stressreaktion in jedem Fall unser Leben retten soll, kann der menschliche Körper nur ein bestimmtes Maß aushalten. Mit der Zeit schaden der raschere Puls, erhöhte Blutdruck und angestiegene Spiegel der Stresshormone Ihrem Immunsystem und Ihrer Gesundheit. Daher sind mehr als 90 Prozent der Arztbesuche auf stressbedingte Erkrankungen zurückzuführen.

So weit die gesundheitlichen Folgen, aber was ist mit der

Taille? Auch wenn Sie im Fitness-Studio schwitzen oder auf Ihren Speiseplan achten wie ein Ernährungswissenschaftler, es ändert nichts an der Tatsache, dass, wenn Sie unter Stress stehen, Ihr Körper am Fett um jeden Preis festhält.

Stress ist auch eine ernsthafte Belastung für die Verdauung. Unsere Darmwand ist mit Stressrezeptoren ausgestattet. Eine der wichtigsten Reaktionen auf Stress im Körper ist die Bildung einer Schicht von dickem, zähem Schleim an der Innenseite der Darmwand. Der Schleim blockiert die Darmzotten und behindert damit die Aufnahme und Weiterleitung von Nährstoffen. Auch wenn Sie sich vorbildlich ernähren, hat Ihr Körper also leider nichts davon. Folglich sendet das Gehirn eine verzweifelte Botschaft an Ihren Körper, mehr zu essen – den Heißhunger. Ihr Gehirn legt insbesondere Wert auf Speisen mit viel Fett, weil es Fettsäuren zur Bildung neuer Zellen und für die Sättigung benötigt. Daher haben Sie große Lust auf Pommes frites, Käse und Schokolade – nicht auf Mangold.

Aber machen Sie sich keinen Stress! Stress mag zwar schlau sein, aber wir sind schlauer. Jetzt, wo wir uns um unseren Körper kümmern, können wir so essen und trainieren, dass die Botschaft lautet: Kein Fett speichern.

»Und wie schnell geht das?«, werden Sie fragen. Vier Wochen. Vier Wochen für die Reinigung Ihrer Abflusskanäle und die Entgiftung Ihres Verdauungstrakts. Tragen Sie das in Ihren Terminplaner ein: Heute in fünf Wochen wird Ihr Körper unwirtlich für Fettzellen. Sie werden einen Yogakörper haben: schlank und energiegeladen.

Säuretest

Ein gesunder Körper benötigt ein basisches Milieu. Wenn Stress einsetzt, löst er jedoch eine Reihe von Vorgängen aus, die zu starker Übersäuerung führen. Gewichtsabnahme – ganz zu schweigen von guter Gesundheit – wird nahezu unmöglich, wenn Ihr Körper mit säurebildenden Substanzen überschwemmt wird.

Nahrungsmittel mit eher basischem (im Sinne von weniger säurebildendem) Charakter sind Gemüse (besonders Keimlinge und grüne Blattgemüse) und Vollkorn. Deswegen heißt es auch, dass grüne Getränke das Herzstück jeder Entgiftung sind. Wenn der Körper mit Mangold und Spinat durchgespült wird, kommt der pH-Wert ins Gleichgewicht. Die richtigen Nahrungsmittel können den von Stress ausgelösten chemischen Reaktionen entgegenwirken.

Und so schaden die chemischen Stressreaktionen Ihrem Körper:

• Stress signalisiert den Nebennieren (dreiecksförmige Drüsen oberhalb der Nieren), bestimmte Hormone auszuschütten, wie Cortisol und Adrenalin, die von Natur aus säurebildend sind.

• Diese Substanzen rufen Heißhunger auf Notfallbrennstoff hervor – Speisen, die reichlich Fett und Kalorien enthalten, von denen Sie zehren könnten. Da die meisten Nahrungsmittel heute jedoch aus dem Regal und nicht aus dem Boden stammen, haben wir Heißhunger auf leicht Verfügbares: Hamburger, Pommes, Eisbecher und Pizza. Und dieses Verlangen ist fest in uns eingeschrieben. In einer Studie setzten Wissenschaftler Ratten chronischem Stress aus und boten ihnen dann nährstoffreiches Futter und eine Mischung aus Zucker und Fett an – sie wählten in jedem Fall Letzteres. Und eines haben alle diese »Seelentröster« gemeinsam (abgesehen vom köstlichen Geschmack): Sie sind säurebildend und verändern den pH-Wert des Körpers.

• Warum kann der Körper bei saurem Milieu kein Gewicht verlieren? Ein Hindernis ist der Teufelskreis aus Stresshormonen und Heißhunger. Wichtiger ist jedoch, dass der Körper, wenn er übersäuert ist, Gefahr wittert. Daher ist der Körper darauf programmiert, Fett zu speichern, wenn das Milieu saurer wird, für den Fall, dass er von diesen Fettspeichern leben muss. Yoga-Ernährung trägt zur Wiederherstellung Ihres natürlichen Gleichgewichts bei.

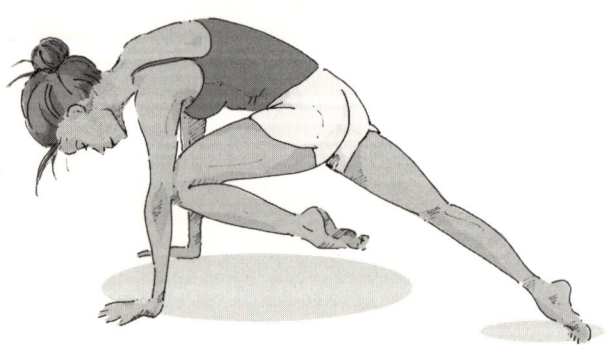

Ein Blick auf Ihr Programm

Was auch immer die Verbindung löst und dich über die Grenzen
deiner selbst hinaus in eine kurze und vollkommene Schönheit
befördert, nur für einen Moment, es ist genug.
JEANETTE WINTERSON

Bevor wir uns den technischen Einzelheiten zuwenden, sollten
einige wichtige Punkte erwähnt werden. Erstens, vergessen Sie
nicht, dass Sie einen Schritt zurücktreten sollten, wenn das Programm Ihnen Stress bereitet. Machen Sie einen Tag Pause oder
gehen Sie zurück zur 1. Woche. Warum? Wie bereits erwähnt,
lässt Stress Ihr System im Grunde zum Stillstand kommen und
verhindert Veränderung und Gewichtsabnahme. Das ist genau
das Gegenteil von dem, was wir erreichen möchten.

Wenn die Lebensumstände Sie aus dem Gleis werfen (Reisen oder Auswärtsessen, lange Arbeitstage), wiederholen Sie
die entsprechende Woche einfach. Sie sind wahrscheinlich zu
streng mit sich selbst (besonders, wenn Sie ein Pitta-Typ sind,
was gleich erklärt wird). Bei Yoga liegt der Schwerpunkt auf
dem Üben, nicht auf Perfektion. Gehen Sie so an unsere Vorschläge heran.

Ein zweites wichtiges Prinzip ist, dass dieses Programm im

Detail Spielraum für Interpretation lässt. Yoga und Ayurveda sollen individuell geplant und umgesetzt werden. Wir würden Ihnen raten, das Streben nach Perfektion abzulegen. Rufen Sie stattdessen Ihr kreatives Ich zu Hilfe und spielen Sie mit Rezepten und Yogastellungen. Wir hoffen, dass Sie unser Programm nehmen und zu Ihrem eigenen machen.

Das dritte Prinzip verkörpern die Essensgrundsätze des Ayurveda. In einer vollkommenen Welt wäre der Platz eines Yogi in einer Bioküche. Vor den Fenstern würde ein Gemüsegarten gedeihen. Davon können wir träumen. Gesund werden bedeutet jedoch zu lernen, wie man aus dem Verfügbaren das Beste macht. Wenn Sie die Grundsätze umsetzen können, tun Sie es. Wenn Sie auf einem Flughafen festsitzen oder Ihr persönlicher Küchenchef Urlaub hat, tun Sie, was Sie können. Yoga ist Übung, nicht Leistung.

Ayurvedische Regeln für die Nahrungsaufnahme

1. Essen Sie Bioprodukte, am besten aus regionaler Produktion. Je weniger Chemikalien Sie Ihrem Körper zumuten, desto schneller wird er mit natürlichen Abfallprodukten fertig. Außerdem unterstützen Sie Ihre Region, die Bauern, die das Land bestellen, und eine Ernährungsweise, die unsere Gesundheit, unseren Planeten und unsere Nachkommen erhält.

2. Vermeiden Sie das Essen von Resten. Es gibt viele Gründe, warum Überreste nicht so optimal sind, unter anderem die indische Überzeugung, wonach in altem Essen der Tod stecke. Dieses Prinzip ist uns deswegen so wichtig, weil wir Ihre Geschmacksknospen darauf trainieren möchten, frisches Essen dem schnellen vorzuziehen.

3. »Essen Sie nicht stehend, sonst blickt der Tod über Ihre Schulter.« Diese indische Redensart unterstreicht, dass die Verdauung gestört wird, wenn Sie nicht entspannt sind und ruhig sitzen.

4. Tun Sie beim Essen nichts anderes. Durch Multitasking essen Sie mehr. In Indien kommt man dadurch, dass mit den Händen gegessen wird, gar nicht erst in Versuchung, etwas anderes gleichzeitig zu tun, daher werden auch nicht so viele Kalorien verzehrt.

5. Meiden Sie während des oder nach dem Essen eiskalte Getränke. Es ist ein weit verbreiteter Irrtum, dass der Körper mehr Energie braucht, um kaltes Wasser zu verarbeiten, und daher mehr Kalorien verbrennt. Im Ayurveda wird kaltes Wasser als Belastung für den Körper angesehen.

6. Trinken Sie zu jeder Mahlzeit warmes oder heißes Wasser, um genügend Flüssigkeit aufzunehmen und um das schwer arbeitende Verdauungssystem zu besänftigen. Trinken Sie schluckweise.

7. Essen Sie, bis Sie satt sind. Yogisch essen bedeutet, aufzuhören, wenn der Magen etwa zu drei Vierteln voll ist. Sie werden merken, wie sich das anfühlt, wenn Sie darauf achten.

8. Bewegen Sie sich. Wenn Sie nach dem Essen einen kurzen Spaziergang machen können, werden Sie sich besser fühlen, und die Nahrung wird effizienter aufgenommen und verdaut.

9. Essen Sie drei Mahlzeiten pro Tag. Wenn Sie Mahlzeiten auslassen, signalisieren Sie Ihrem Körper, dass seine Nahrungsquelle versiegen könnte. Beugen Sie der Fettspeicherung vor, indem Sie den Nährstoff- und Kalorienbedarf Ihres Körpers dreimal an jedem Tag decken.

10. Essen Sie Ihrem Typ oder der Jahreszeit entsprechend. Eine Besonderheit dieses Buches sind die Anleitungen, wie Sie so essen, dass Sie Ihren spezifischen Körpertyp ausgleichen, und wie Sie saisongerecht essen, also regionale und ökologisch produzierte Nahrungsmittel einsetzen.

Niemand erwartet Perfektion, doch wir hoffen, dass Sie es schaffen, zumindest an einem Tag der Woche die hier angeführten Regeln einzuhalten. Wenn Sie jedoch darauf hinarbeiten, obige Ziele die meiste Zeit umzusetzen, werden Sie feststellen, dass Sie mit Turbogeschwindigkeit abnehmen und einen deutlichen Unterschied bei Ihrer Gesundheit und im Geschmack

Ihrer Nahrung wahrnehmen. Wer zieht nicht Frisches dem abgestandenen Essen von gestern vor?

Und nun ein kurzer Blick auf das Wie.

Das Programm im Überblick

1. Woche: Richtig essen und Stress vermeiden

- **Die Veränderung:** Ändern Sie, *wie* Sie essen, nicht, was Sie essen.
- **Der Vorteil:** Sorgt für ausreichend Flüssigkeit, hilft gegen Heißhunger und Blähbauch, fördert die regelmäßige Ausscheidung.

In der ersten Woche werden Sie ändern, *wie* Sie essen. Sie werden den ganzen Tag über schluckweise heißes Wasser trinken. Sie werden nicht mehr zwischen den Mahlzeiten essen. Sie werden drei bis vier Mahlzeiten pro Tag anstreben und das Mittagessen zur größten machen. Und schließlich werden Sie versuchen, in Ruhe zu essen. Keine SMS, keine E-Mail, auch keine Gespräche, wenn es geht. Wer diese Ruhe für unerträglich hält, kann ruhige Musik hören. In dieser Woche wird Ihr Körper wieder zur Fettverbrennung erzogen. Und zwar so:

1. Ayurveda folgt der Auffassung, dass heißes Wasser hilft, den schmierigen Schmutz in Ihrem Verdauungssystem zu lösen und zu entfernen. Das Wasser bewirkt eine einwöchige Aus-

spülung von unverdautem Abfall und von Verunreinigungen (das bereits erwähnte *Ama*). In unserer Testgruppe behielten viele Menschen diese Gewohnheit mindestens ein Jahr nach Diätende bei, auch wenn sie die anderen Richtlinien längst aufgegeben hatten. Viele waren positiv überrascht, dass ein wenig heißes Wasser für eine Gewichtsabnahme ausreichte. Wenn Sie ausreichend Flüssigkeit zu sich nehmen, kann Ihr Körper nicht Flüssigkeitsmangel mit Hunger verwechseln.

2. Wenn Sie Ablenkungen während des Essens abstellen, hilft Ihnen das, langsamer zu essen und mit kleineren Portionen zufrieden zu sein. Bewusstes Essen hat sich als gute Waffe gegen Gewichtszunahme erwiesen. Außerdem schluckt man, wenn man Mittag- oder Abendessen hinunterschlingt, meist auch eine Menge Stress mit. Wenn das Sandwich nach nichts schmeckt und in drei Bissen im Magen landet, hat das Verdauungssystem keine Chance.

3. Atmen. Hier ist das Ziel, Ihren Körper gegen Stress zu wappnen und das Schlankwerden einzuleiten. Die einfachen Atemtechniken, die Sie hier lernen, nehmen nur zehn Minuten pro Tag in Anspruch, sie verbessern Ihr Lungenvolumen und Ihre Ausdauer und straffen die Körpermitte. Außerdem stellen sie das Gleichgewicht zwischen rechter und linker Gehirnhälfte her, was beruhigend wirkt. Wir möchten dem Nervensystem signalisieren, dass es sich keine Sorgen mehr machen muss. Und es wird nicht lange dauern, bis die Botschaft ankommt. Laut einer Studie der *National*

Academy of Sciences reichten fünf Tage Meditationsübung, um Studenten besser mit Stress umgehen zu lassen. Außerdem senkten sie aktiv das Ausmaß von Ängsten, Depressionen, Wut und Müdigkeit.

4. Und schließlich werden Sie in der 1. Woche einen Fragebogen ausfüllen und feststellen, welcher »Typ« Sie sind. Eine Einheitsernährung für alle wird niemandem gerecht. Ein Kennzeichen des Ayurveda ist die Zuteilung jeder Person zu einem von drei Typen oder Lebensenergien. Ayurveda bezeichnet diese als *Doshas.* In der westlichen Medizin ist es üblich, Symptome zu behandeln. In der östlichen wird das Problem ganzheitlich betrachtet. Wenn Sie Ihr Dosha kennen, können Sie Ihr Innerstes ansprechen, jedes Mittel ist auf Gleichgewicht ausgerichtet.

Kurz gesagt basieren die Typen (so werden wir sie in diesem Buch nennen) auf drei Elementen, die wir in der Natur vorfinden. Sie können sich die Doshas als Persönlichkeiten denken, von denen jede von einem Element regiert wird: Luft, Feuer und Erde. *Vata* entspricht »Luft«, *Pitta* bedeutet »Feuer«, *Kapha* ist »Erde«. Laut Ayurveda erhalten wir unser Dosha bei der Empfängnis. Wir tragen alle drei Elemente in uns, doch eines dominiert. Wenn Ihr Typ aus dem Gleichgewicht gerät, treten körperliche und psychische Probleme auf. *Die Yoga-Diät* stellt das Gleichgewicht wieder her.

2. Woche: Essen, Einkaufen und Stretching für mehr Ruhe

- **Die Veränderung:** keine Zwischenmahlzeiten mehr, drei Mahlzeiten pro Tag, Yogaübungen gemäß Ihrem Körpertyp.
- **Der Vorteil:** Formen Sie Ihren Körper neu – straffer und schlanker –, befreien Sie sich von Heißhunger.

Sie werden weiterhin die Grundsätze aus der 1. Woche anwenden, jedoch verändern, *was* Sie essen, und zwar gemäß Ihrem Typ. Im Ayurveda wirken Nahrung und Yoga heilend. Jeder Typ braucht Nahrungsmittel und Yogastellungen mit unterschiedlichen Eigenschaften, um das Gleichgewicht wiederzuerlangen und abzunehmen. Warum keine Zwischenmahlzeiten mehr? Viele kleine Happen destabilisieren den Blutzucker. Im Gegensatz dazu lehrt dieser Wochenplan Ihren Körper, sich mit

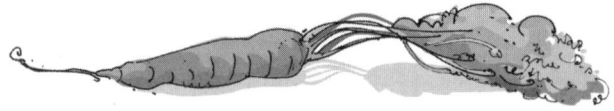

drei Mahlzeiten pro Tag gut zu fühlen. Wenn Sie sich auf diese Mahlzeiten beschränken, ohne zwischendurch zu naschen, lernt der Körper, während der Esspausen und beim Schlafen Fett zu verbrennen. Wenn Sie derzeit alle zwei bis drei Stunden essen, bekommt Ihr Körper nie eine Chance, die Nahrung richtig zu verdauen (dadurch bildet sich *Ama*). Die ständig eintreffenden

Kalorien beschäftigen den Körper zu sehr, als dass er irgendetwas vollständig zerlegen oder ausscheiden und den Blutzucker stabil halten könnte. Der Blutzucker steigt und fällt stark, wenn er alle zwei Stunden mit Nachschub rechnet. Wer bringt außerdem die Zeit auf, sechsmal am Tag zu essen?

3. Woche: Gesunde Gewohnheiten zur schnelleren Fettverbrennung

- **Die Veränderung:** Kleineres Abendessen, drei Workouts pro Woche.
- **Der Vorteil:** Der Blutzucker stabilisiert sich, der Körper wird durch Yoga geformt.

»Mehr essen, weniger wiegen« ist ein Slogan, der Ihnen vermutlich bekannt vorkommt. Eine gute Masche, doch was das Abendessen angeht, ist weniger wirklich mehr. Wenn wir in diesem Buch von Blutzucker sprechen, geht es im Grunde darum zu lernen, wie man überhöhten und zu niedrigen Zuckerwerten ein Ende setzt, die zu Launen, Heißhunger und schlechten Essgewohnheiten führen.

Mit einer neuen Komponente gehen wir noch einen Schritt weiter: Wir verkleinern das Abendessen, sodass unser Körper weniger zu tun hat, wenn wir uns entspannen. Ist es nicht sinnvoller, dann am meisten zu essen, wenn die Verdauung auf Hochtouren läuft, zu Mittag? Das Abendessen fällt kleiner aus, um den Stress für das Verdauungssystem noch weiter abzubauen. Ein einfaches Abendessen ermöglicht, dass der

Körper die Nährstoffe aus der Mahlzeit optimal verarbeiten und aufnehmen kann. Weniger Nahrung bedeutet auch, weniger Kalorien verarbeiten zu müssen. Nachts entspannen wir uns ohnehin, wir brauchen daher keine Energie. Wir brauchen Wohltuendes, Aufbauendes und die symbolische Abendmahlzeit; doch in Ayurveda wird sie als »ergänzende Mahlzeit« bezeichnet – eine Kleinigkeit, kein großes Gericht. Die Folge eines mageren Abendessens: Wir verbrennen Fett rascher und länger.

4. Woche: Essen, Schlafen und Trainieren für mehr Energie

- **Die Veränderung:** Früheres Abendessen und dreimal wöchentlich Yogaübungen.
- **Der Vorteil:** Fett verbrennen während des Schlafens, energiegeladen aufwachen.

Es gibt mehrere Gründe, warum große Mahlzeiten vor dem Schlafengehen ein Problem sind, wenn man abnehmen möchte. In erster Linie können späte Mahlzeiten den Schlaf stören. In einer idealen Welt würden Sie acht Stunden schlafen, von Sonnenuntergang bis Sonnenaufgang.

Hier muss angemerkt werden, dass trotz des Bestrebens, ein berufliches Projekt fertigzustellen – was bedeuten kann, dass Sie eine Kleinigkeit essen, um weitere zwei Stunden am Computer arbeiten zu können – ein guter Nachtschlaf eine wertvolle Investition ist. »Reinigender Schlaf« – acht bis zehn

Stunden, in denen Ihr Körper ruht, sich erholt sowie die inneren Systeme überholt – ist ebenso entscheidend für Ihre Gesundheit und Ihr Wohlbefinden wie alles andere, was Sie tun. In dieser Woche vereinen sich die Bausteine für eine lebenslange Ernährungsweise. Während in der letzten Woche kleinere Abendessen Raum für mehr Fettverbrennung schufen, sorgt nun eine frühere Abendmahlzeit für besseren Schlaf. Wenn Sie in Richtung Idealgewicht essen, schlafen und trainieren, werden Sie mit guter Energie ins Bett gehen, mit noch mehr aufwachen und sich niemals Gedanken über eine teure, wenngleich angesagte Entgiftung in irgendeinem Spa machen müssen. Diese passiert jede Nacht von selbst. Wenn Sie sich früher mit schlaflosen Nächten und morgendlichem Grauen quälten, werden Sie sich nun vollständig wach und bereit für den Tag fühlen. Während des erholsamen Schlafes kann Ihr Körper sich neu formen, entspannt bleiben, Fett verbrennen und Muskeln aufbauen. Doch noch wichtiger ist, dass auch bei guter Ernährung und Bewegung der Körper ohne guten Schlaf nicht optimal Gewicht abbauen kann.

In vier Wochen zum Yogakörper

In diesem Programm geht es nicht primär um Yoga. Und es geht auch nicht um Ayurveda. In diesem Programm geht es um Sie und Ihre Beziehung zu Körper und Geist. Ayurveda und Yoga sind die Methoden, die diese Beziehung herstellen.

Bleiben wir realistisch. Wenn Sie nicht vorhaben, Ihre weltlichen Güter zu verkaufen und ab heute in einem Ashram der Welt zu entsagen, werden Ihre Stressfaktoren nicht verschwinden. Ändern wird sich nur Ihre Reaktion darauf. Stress wird nicht mehr länger in der Lage sein, Ihrem Körper und Geist zu schaden.

Seit 5000 Jahren heilen diese alten indischen Praktiken Menschen und verändern ihr Leben. Nun können Sie in nur vier Wochen davon profitieren.

Hier ist noch einmal eine kurze Übersicht über das Programm der einzelnen Wochen.

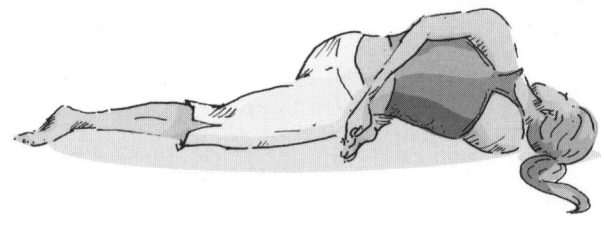

Woche	Vorteile	Essen	Yoga	Methoden
1. Woche *Erste Schritte zum Yogakörper*	Den Körper lehren, wieder Fett zu verbrennen.	Heißes Wasser trinken. Größte Mahlzeit mittags. Bewusst essen.	Entstressen.	1. 10 Min. Atemübungen pro Tag, S. 51.
2. Woche *Essen, Einkaufen und Stretching für mehr Ruhe*	Hungerattacken verschwinden.	3 Mahlzeiten pro Tag. Keine Snacks. Essen und kochen gemäß Typ.	5 Ihrer 20 Stellungen für Ihren Typ.	1. Einkaufsliste für Ihren Typ, S. 82 f., 94 f., 105 f. 2. Yogaübungen für Ihren Typ, S. 109–131.
3. Woche *Gesunde Gewohnheiten für schnelle Fettverbrennung*	Blutzucker stabilisieren.	Kleineres Abendessen.	Trainieren. 3x die Woche üben.	30-, 60- und 90-minütige Yogaeinheiten gemäß Typ, S. 141–160.
4. Woche *Essen, schlafen und trainieren für ganztägige Energie*	Fett rascher verbrennen, besonders im Schlaf. Energiegeladen aufwachen.	Abends früher oder gar nicht essen.	Intensiver trainieren.	Rezepte für schlankes Abendessen, S. 322 f., 243–323
Danach *Ihr Yogakörper fürs Leben*	Natürliche und ganzheitliche Gesundheit.	Saisongemäß essen. Reinigung 2x jährlich.	Übungen vertiefen.	1. Die 4-tägige Entgiftung 2. Saisongemäß essen

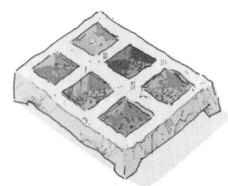

39

1. Woche: Wie Sie richtig essen und Stress vermeiden

Wenn wir nicht akzeptieren, dass sich alles verändert,
können wir die vollkommene Gelassenheit nicht erreichen.
SHUNRYU SUZUKI

Zu Yoga gehört auch das Bewusstsein dafür, wann die Dinge zur reinen Routine verkommen. Vielleicht machen Sie sich in der Arbeit wichtig oder sprechen mit Ihrem Partner gedankenlos im barschen Befehlston. Oder Sie kämpfen sich durch den SONNENGRUSS, als wäre es ein Sprint. Einer der erstaunlichsten Vorteile des Yoga ist die Fähigkeit, feine Empfindungen hervorzurufen und zu erkennen. Diese Aufmerksamkeit strahlt meist auch in andere Lebensbereiche aus und wirkt positiv, auch auf die Ernährung.

Was das Essen angeht, so schlingen wir, weil wir heutzutage alle so gestresst sind, meist ein Brötchen hinunter und nennen das Mahlzeit. Heute zeichnet sich ein großer Trend ab hin

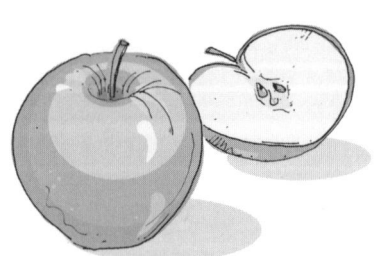

zu »Sie-sind-nicht-schuld-an-Ihrem-Fett«-Diäten, die unseren wachsenden Bauchumfang auf alle möglichen Dinge zurückführen, von industriell hergestellter

Nahrung bis zum gestörten Hormongleichgewicht. Diese Elemente spielen sicher eine Rolle, mit diesem Programm sollen Sie sich jedoch auf das konzentrieren, worauf Sie einwirken können: auf sich selbst. In der ersten Woche geht es darum, Verantwortung zu übernehmen. Uns ist jedenfalls noch nicht aufgefallen, dass irgendjemand gezwungen würde, Pommes zu essen.

Zu Ayurveda gehört bewusstes Essen in dem Sinn, dass Sie nicht nur korrigieren sollen, *was* Sie essen, sondern auch, *wie* Sie essen. Das ist die einfachste Möglichkeit, sofort eine Veränderung zu erzielen. Außerdem würde eine große Ernährungsumstellung Ihr Nervensystem in Aufruhr versetzen – wie jedes verzweifelte Diätopfer mit Kohlenhydrat- oder Kalorienmangel bezeugen wird. Ihr Mantra sollte »stressfrei« heißen. Sie müssen in dieser Woche keine Nahrungsmittellisten auswendig lernen und keine Kalorien zählen. Aber Sie sollten auf Ihr Umfeld achten, wenn Sie essen. Egal, worin Ihre nächste Mahlzeit besteht, Sie können in Ruhe essen.

Außerdem trinken Sie den ganzen Tag schluckweise heißes Wasser, führen aktiv Flüssigkeit zu. Sie verändern auch die Größe und Häufigkeit Ihrer Mahlzeiten und machen diese zu einer Erfahrung für Körper und Geist. Auf diese Weise bringt die 1. Woche die Fettverbrennung Ihres Körpers ohne jene Mittel in Schwung, zu denen er früher gegriffen haben mag: Stress oder Hunger. Sie nehmen einfach durch die Art und Weise, *wie* Sie die üblichen Nahrungsmittel essen, ab.

Denken Sie sich die 1. Woche auch als einen raschen Neustart. Feiertage, Buffet-Essen und Urlaub sind Realitäten. Und wenn Großmutters Backhendl jeden Sommer einmal auf Ihrem

Picknick-Tisch landet, genießen Sie es unbedingt. Machen Sie sich möglichst keinen Stress, wenn Sie auswärts zu Abend essen; bemühen Sie sich einfach, die beste Wahl zu treffen (ohne Perfektionismus!). Wenn bewusstes Essen bedeutet, dass Sie beim traditionellen Familienessen zusehen und sich dabei nur quälen, dann gönnen Sie sich lieber den Genuss und kehren Sie hinterher zur Entgiftung aus der 1. Woche zurück.

Die vier folgenden Grundsätze sind der beste Weg, Ihre Gesundheit wiederzuerlangen und sich selbst zu programmieren. Sie können diese Grundsätze auch anwenden, um kleine Sünden wieder gutzumachen.

Ausreichend warmes Wasser

Warmes Wasser zu trinken mag lächerlich einfach erscheinen, aber es ist eine der tiefgreifendsten Änderungen, die Sie vornehmen werden. Der Grund ist: 75 Prozent der Bevölkerung leiden an chronischem Flüssigkeitsmangel. Wenn dieses Problem auch Sie betrifft: *Glückwunsch!* Das ist insofern gut, als man leicht Abhilfe schaffen kann. Sie könnten damit ganz einfach bis zu 2 Kilo abnehmen! Forscher wissen, dass der Stoffwechsel – Ihr eingebauter Kalorienbrenner, der rund um die Uhr schuftet – nur dann mit voller Kraft arbeiten kann, wenn Ihre Zellen ausreichend Flüssigkeit zur Verfügung haben. Nicht nur fühlen Sie sich matt und träge, wenn Sie ausgetrocknet sind, auch Ihre Zellen – und damit Ihr Stoffwechsel – bremsen unter H_2O-Mangel.

Dazu kommt noch, wie eine Studie in der amerikanischen Zeitschrift *Obesity* zeigt, dass das Ersetzen zuckerhaltiger Limonaden und Fruchtsäfte durch klares Wasser in einer ökoschicken Thermoskanne automatisch bis zu 200 Kalorien pro Tag einspart. So können Sie im Verlauf eines Jahres beinahe mühelos 9,5 Kilogramm abnehmen.

Und warum muss es warmes Wasser sein? Manche Diäten behaupten, der Körper würde Kalorien verbrauchen, wenn Sie eiskaltes Wasser trinken, weil er das Wasser erwärmen müsste, um es Ihrer Körpertemperatur anzupassen. Das funktioniert perfekt, wenn Sie eine Notbremsung der effektiven Verdauung einleiten möchten. Folgendes passiert: Kaltes Wasser lässt die Muskeln und Blutgefäße in Ihrem Verdauungstrakt erstarren. Warmes Wasser dagegen entspannt die Muskeln und erweitert die Blutgefäße. Die Erweiterung lässt die Zerlegung und Absorption der Inhaltsstoffe Ihrer Mahlzeit effizienter ablaufen. Und wir wissen nun, dass jeder Trick, der dem Stress die Stirn bietet, den Körper zusätzlich motiviert, schlank zu werden, sofort.

Gemäß Ayurveda ist warmes Wasser natürliche Entgiftung. Es nimmt Verunreinigungen auf, während es durch Ihr gewundenes und – vermutlich jahrzehntelang überfordertes – Verdauungssystem wandert, spült Moleküle fort, die von teilverdauter Nahrung zurückgeblieben sind und den von Natur aus beneidenswert raschen Stoffwechsel verzögern könnten.

Wann sollten Sie trinken? Immer, wenn Sie zwischen den Mahlzeiten Hunger verspüren, trinken Sie eine oder zwei Tassen warmes Wasser und warten Sie zehn Minuten. Verschwindet das Bedürfnis, kann es sich um Durst gehandelt haben. Das Gehirn verwechselt häufig Durst und Hunger, weil dieselbe Region, der Hypothalamus, für beide zuständig ist. Kochen Sie ein- oder zweimal am Tag Wasser ab und halten Sie es in einer großen Thermoskanne bereit.

Essen Sie jetzt richtig

Bewusstes Essen wirkt sich unheimlich stark darauf aus, wie viel Sie essen und wie viel Sie wiegen. Aber was bedeutet »bewusstes Essen«? Hier geht es um Bewusstsein und Achtsamkeit während des Essens. Wissenschaftler stellten fest, dass die Menge, die Sie an einem bestimmten Tag essen, von unglaublich vielen Faktoren beeinflusst wird. Alles – von Ihrer Stimmung bis hin zur Farbe der Wände – kann Sie veranlassen, mehr oder weniger zu essen. Manche Faktoren – etwa wie schnell Sie essen – können Sie steuern, andere nicht.

Wichtig ist: Um zu wissen, wann Sie satt sind, müssen all Ihre Sinne bei der Sache sein. Eine einzelne reife Erdbeere verschafft mehr Befriedigung, wenn man sie so isst, als würde man erstklassigen Bordeaux-Wein probieren. In Wahrheit verdrücken die meisten von uns die Beeren so nebenbei, während wir telefonieren oder Auto fahren, und können von Glück sagen, wenn wir überhaupt einen Geschmack wahrnehmen. Beim ersten Szenario braucht man vielleicht nur zwei oder drei Beeren, um befriedigt zu sein, wer die Dinge hinunterschlingt, hat nach einer Schüssel voll immer noch Lust auf Süßes. Eine Studie im *British Medical Journal* entdeckte, dass Personen, die schnell essen, dreimal so häufig übergewichtig sind wie jene, die sich Zeit lassen. Wenn Sie Ihre Sinne zu Tisch bitten (man braucht dafür keine buddhistische Klausur), kommt die Botschaft, dass Sie essen, in Ihrem Gehirn an, weil es die Speisen sieht, riecht, schmeckt und fühlt. Ihr Gehirn fordert dann Ihren Magen auf, die für die Verdauung notwendigen Enzyme und Säfte abzugeben. Wenn Sie eine Mahlzeit hinunterschlingen, werden Gehirn und Magen jedoch kaum merken, dass Sie gegessen haben. Wie sollten Sie dann wissen, dass es Zeit zum Aufhören ist, wenn das Schlucken zu einer der vielen Routinehandlungen geworden ist?

Wenn Sie während des Essens abgelenkt sind, machen Sie Ihre Bemühungen um Gewichtsabnahme zunichte, nicht nur während der Mahlzeit, sondern auch lange nachher. Eine Studie in der Zeitschrift *Appetite* fand heraus, dass Frauen, die während des Mittagessens eine zehnminütige DVD ansahen, mehrere Stunden später 20 Prozent mehr konsumierten als jene, die in Ruhe aßen. Die Forscher nehmen an, dass die Ablenkung die Mahlzeit vergessen ließ, daher waren die Testpersonen hungriger und später leichter zu verführen. Im Internet zu surfen hat vermutlich dieselbe Wirkung.

Gemäß Ayurveda sind Sie nicht nur, *was* Sie essen, sondern auch, *wie* Sie essen. Wenn Sie unter Stress hastig essen, erschweren Sie den Verdauungsprozess, der für eine effektive Arbeit Ruhe und Entspannung benötigt. Ayurveda folgt der Theorie, dass 80 Prozent aller Krankheiten ursächlich mit der Verdauung zusammenhängen, die durch Ablenkung beim Essen und hastige Nahrungsaufnahme gestört wird. Werden Sie langsamer. Planen Sie für jede Mahlzeit mindestens 20 Minuten ein. Als Sie noch alle zwei Stunden aßen (also insgesamt 42 Mahlzeiten pro Woche), war das undenkbar viel Zeit, doch bei drei Mahlzeiten pro Tag bewegen wir uns in der Größenordnung von einer Stunde pro Tag. Stellen Sie iPhone, Fernseher, Computer während des Essens ab und legen Sie auch Ihre sonstigen Erledigungen beiseite. Die Ruhe ist unerträglich? Musik ist nicht verboten. Wenn Ihnen Entspannung schwerfällt, stellen Sie sich eine Playlist für die Mittagspause zusammen und hören Sie beim Essen entspannende Musik. Mit ungeteilter Aufmerksamkeit werden Sie ein gutes Gefühl dafür entwickeln, wie viel Sie essen müssen, um satt zu sein. Ein Hinweis: Es ist weniger, als Sie denken.

Lösen Sie sich von der Kaffeesucht

Nondualität ist eine nicht leicht zu begreifende Philosophie des Yoga. Sie bedeutet, dass die Dinge weder gut noch schlecht sind, solange wir nicht über sie urteilen. So wie Stress seine positiven und negativen Aspekte hat, so ist das auch bei unserer kollektiven Koffeinabhängigkeit. Kaffee hat sicher seine guten Seiten, etwa den sozialen Aspekt. Neuere Studien zeigen, dass er Leiden wie der Alzheimer- und Parkinson-Krankheit vorbeugen kann. Er soll auch das Risiko für Hautkrebs, Gallensteine und Diabetes senken. Forscher schreiben seine positive Wirkung den darin enthaltenen Antioxidantien, aber auch dem Koffein zu. In kleinen Mengen, etwa eine Tasse nach dem Essen, wirkt Kaffee stark verdauungsfördernd. Als Stimulans weckt Kaffee den Darm auf und lässt die Nahrung rascher das Verdauungssystem passieren.

Dann lasst uns trinken, oder? Nicht so schnell!

Kaffee ist stark säurebildend. Das bedeutet, er kann den Darm reizen, besonders wenn keine Speisen da sind, die verdaut werden sollen und den Kaffee aufnehmen und verdünnen. Folglich verursacht die Säure Entzündungen. Der Darm reagiert darauf mit der Produktion einer reaktiven Schleimschicht, die wiederum die Fähigkeit des Körpers zur Nährstoffaufnahme aus der Nahrung, zur gesunden Verdauung und natürlichen Entgiftung reduziert.

Kaffee wirkt auch entwässernd. Koffein wirkt im Körper diuretisch, das heißt, Sie geben nach dem Genuss von Kaffee mehr Harn ab, als wenn Sie etwa Wasser getrunken hätten. Wenn Sie die verlorene Flüssigkeit nicht ergänzen, kann es leicht zu Flüssigkeitsmangel kommen.

Und letztlich stimuliert Kaffee die Nebennieren, mehr Cortisol und Adrenalin (Epinephrin) auszuschütten – dieselben Hormone, die bei Stress produziert werden. Diese Substanzen halten Sie zwar wach und aufmerksam, aber nur für kurze Zeit. Wenn das Koffein abgebaut ist, fühlen Sie sich erschöpfter als vor dem Abstecher ins Café und geraten rasch in einen Kreislauf, in dem Sie künstliche Energie *brauchen,* um durch den Tag zu kommen. Außerdem gewöhnt sich der Körper mit der Zeit daran. Je mehr Sie sich auf Koffein als Energiequelle verlassen, desto mehr brauchen Sie davon, um diese Leistungsfähigkeit zu halten.

Weil Kaffee mit einigen Grundsätzen der Yoga-Ernährung nicht in Einklang zu bringen ist, sollten Sie ihn, wenn Sie nicht darauf verzichten können, möglichst stark reduzieren. Eine Tasse pro Tag hält Ängste in Schach. Genießen Sie das Ritual und das Aroma, aber seien Sie nicht überrascht, wenn Ihnen der bittere Geschmack plötzlich unerträglich erscheint, sobald Ihr Körper das erhält, was er wirklich braucht.

Atmen Sie sich schön

Es gibt für Ihre Taille etwas Besseres als Sit-ups, und zwar die sogenannte vollständige Atmung. Das Tolle an Atemübungen ist, dass man sie auch während einer Konferenz machen kann, ohne seltsam zu wirken. Es handelt sich um das billigste und ungefährlichste Workout, das je erfunden wurde. Und es kann sich tatsächlich auf die Gewichtsabnahme auswirken. Warum? Die vollständige Atmung wirkt sich sowohl auf die Muskeln als auch auf das Gehirn aus.

Ihr Zwerchfell ist ein großer Muskel, der wie ein Schirm funktioniert, er öffnet und schließt sich mit jedem Ein- und Ausatmen, mehr als 20 000 Mal pro Tag. Stellen Sie sich vor, wie wir aussehen würden, wenn wir jeden Tag 20 000 Sit-ups machten. Diese Schirm-Bewegung massiert nicht nur das Herz, sie sendet auch frische Luft zu unseren sauerstoffhungrigen Muskeln. Wenn Sie angespannt sind, ziehen sich die Muskeln zusammen, wie eine Boa um ihre Beute. Ein tiefer Atemzug löst eine Entspannungsreaktion aus und verbessert Ihre Stressresistenz.

Reservieren Sie zehn Minuten pro Tag für tiefes Atmen. Sie finden in Ihrem hektischen Tagesablauf keine freie Sekunde mehr? Versuchen Sie, die zehn Minuten an etwas anzuhängen, das Sie täglich tun, etwa duschen oder Zähne putzen. Wenn Sie keine zehn Minuten erübrigen können, versuchen Sie es während des Abwaschs oder beim Autofahren. Oder machen Sie die Übung »Sind Sie Brust- oder Bauchatmer?« auf Seite 50 gleich nach dem Aufstehen oder vor dem Schlafengehen. Schon nach einer Woche guter Atmung werden Sie anfangen, schlanker auszusehen, weil Sie, um wirklich tief zu atmen, die Brust öffnen und die Schulterblätter nach hinten unten ziehen müssen.

Sie können Ihren Fortschritt täglich messen, wenn Sie die Länge Ihrer Atemzüge steigern. Wenn Sie beim Atmen bis sechs oder sieben zählen können, werden Sie Ihr Lungenvolumen und Ihre Ausdauer erhöht und Ihre Bauchmuskeln in Form gebracht haben – und das in der 1. Woche.

Ihr Nervensystem wird Sie täglich daran erinnern, dass Sie nicht von Tigern gejagt werden. Atemübungen sind auch gut für die Seele. Yoga folgt der Auffassung, dass uns allen eine begrenzte Anzahl von Atemzügen gegeben ist. Wenn wir auf den Atem achten und ihn nicht nur automatisch ablaufen lassen, dann zählt wirklich jeder einzelne Zug.

Sind Sie Brust- oder Bauchatmer?

Versuchen Sie Folgendes: Legen Sie eine Hand auf Ihren Bauch und die andere auf die Brust. Beobachten Sie, welcher Teil des Körpers sich hebt und senkt, wenn Sie normal atmen. Der Teil, der sich am stärksten hebt, bestimmt, welcher Atemtyp Sie sind.

Die meisten Menschen sind entweder Brust- oder Bauchatmer. Wenn Sie mit dem Bauch atmen, engen Sie Ihre Brust ein und umgekehrt.

Wir möchten beide an der Atmung beteiligen. Wenn Sie das nicht tun, nützen Sie wahrscheinlich nur 50 Prozent Ihres Lungenvolumens, Sie können Ihre Energie und Ihre Sauerstoffversorgung also verdoppeln, indem Sie einen weiteren Teil Ihres Körpers zur Vertiefung der Atmung einsetzen.

Diese vollständige Atmung, mitunter als dreiteilige Atmung bezeichnet, können Sie schon bei einem Baby in der Wiege beobachten – Sie sehen, wie sich Brust und Bauch beständig heben und senken. Wir möchten den ganzen Körper einbeziehen und Ein- und Ausatmung gleichstellen. Das ist die einfachste Atemtechnik – und eine Form der Meditation, wenn Sie wollen.

Um die vollständige Atmung zu üben, wenden Sie die folgende Methode an den nächsten fünf Tagen für jeweils zehn Minuten an.

Vollständige Atmung

- Sie sitzen im Schneidersitz auf dem Boden (oder auf Ihrem Bürostuhl oder im Auto).

- Wechseln Sie die Beine, sodass der »nicht dominierende« Knöchel vorne ist.

- Berühren Sie mit den Handrücken die Knie, die Handflächen zeigen zur Decke.

- Senken Sie das Kinn ein wenig, sodass der Nacken lang wird.

- Atmen Sie kräftig aus, stoßen Sie den gesamten Sauerstoff aus Ihrem Bauch aus, leeren Sie die Lungen.

- Halten Sie die Augen entspannt auf Ihre Knöchel gerichtet.

- Lassen Sie Ihren Bauch weich und locker.

- Atmen Sie ein und zählen Sie dabei bis fünf oder sechs, stellen Sie sich vor, wie Ihr Atem wie ein warmes weißes Licht vom Unterbauch zur Mitte des Bauches und hinauf in die Brust steigt.

- Atmen Sie wieder bis fünf oder sechs aus.

Wiederholen Sie das zehn Minuten lang. Bleiben Sie nach der Übung ruhig sitzen und spüren Sie den Veränderungen in Körper und Geist nach. Reiben Sie die Handflächen aneinander und ziehen Sie die Handflächen über Augen, Kehle, Brust, Bauch und Beine; reiben Sie schließlich sanft die Fußsohlen, um sich zu erden und die eben erzeugte Energie symbolisch einzuschließen. Versuchen Sie, dieses Gefühl der Ruhe in Ihren Tagesablauf mitzunehmen.

Testen Sie, welcher Typ Sie sind

Der Test, den Sie nun machen werden, ist ein wesentlicher Bestandteil unseres Programms und erscheint Ihnen vielleicht fremd. Er ist zwar seit Tausenden von Jahren ein wesentliches Konzept im Ayurveda – aus ihm leitet sich alles ab –, wird jedoch oft als unbedeutend für Gesundheit und Gewichtsabnahme beiseitegeschoben. Wie Sie bald sehen werden, könnte nichts wichtiger für das Erreichen beider Ziele sein. Wir sind felsenfest davon überzeugt, dass nur *eine* Ernährungsweise nicht für *jeden* geeignet sein kann. Und so bestimmen Sie, welche Art von Ernährung Ihrem Körpertyp entspricht – und wir meinen hier nicht nur den Körperbau.

Es wird Sie nicht überraschen, dass Gewichtszunahme Symptom eines Ungleichgewichts ist. Alltagsstress, Depression und sogar der Festtagsmarathon zum Jahresende kann Sie aus der Balance bringen. Und das lässt Sie um Mitternacht nach Schokokeksen und einer großen Packung Eiscreme suchen.

Der Unterschied zwischen Gleichgewicht und Ungleichgewicht ist nicht so offensichtlich, wie Sie vielleicht meinen. Gleichgewicht bedeutet, sich an das zu halten, was Ihnen gut tut, egal, welche äußeren Faktoren mitspielen. Und wie können Sie das erreichen? Das hängt alles von Ihrem Typ ab, der im Ayurveda als *Dosha* bezeichnet wird.

Ihr Dosha ist Ihre Lebensenergie: die einzigartige Kombination von körperlichen, geistigen, emotionalen und seelischen Merkmalen. Also das, was von Anfang an Ihre Lebensenergie ausmachen sollte. Es gibt drei Doshas: Vata, Pitta und Kapha.

Jedes wird durch ein Element beschrieben: Vata entspricht Luft, Pitta Feuer und Kapha Erde. Sie kommen mit einer Kombination aller drei Doshas zur Welt – und brauchen diese auch; doch bei jedem von uns dominiert ein Dosha. In Sanskrit wird dieses dominante Dosha als *Prakriti* bezeichnet. Und das wurde, gemäß Ayurveda, im Augenblick unserer Zeugung festgelegt.

Wenn Ihr dominierendes Dosha aus dem Gleichgewicht gerät, wird auch Ihre körperliche und emotionale Gesundheit leiden. Ihre beste Eigenschaft wird rasch zu Ihrer schlechtesten. So kann beispielsweise ein antriebsstarker, zielbewusster Pitta-Typ anderen gegenüber ebenso rücksichtslos und hart werden, wie er es sich selbst gegenüber ist. Ein kreativer Vata-Typ wird zu flatterhaft oder überfordert, um noch produktiv zu sein. Und ein ruhiger, entspannter Kapha-Typ genehmigt sich vielleicht zu viel Schlaf und Nahrung und stellt fest, dass er in seiner täglichen Routine gefangen ist.

Laut Ayurveda wirkt Nahrung besänftigend und heilend wie Medizin. Nahrungsmittel, die Ihr Dosha beruhigen, bringen Körper und Geist wieder ins Gleichgewicht. So verursacht beispielsweise zu viel feuriges Pitta Symptome wie Entzündungen, Sodbrennen und Hautausschläge. Emotional kann es Sie aufbrausend und übermäßig ehrgeizig werden lassen. Wenn Sie Ihre feurige Seite mit natürlich kühlenden Früchten wie frischer Mango und saftiger Cantaloupe-Melone ausgleichen, stellt sich die Balance wieder her. Ein würziges mexikanisches Gericht entspricht jedoch dem sprichwörtlichen Öl im Feuer.

Die Feuer-/Sommernatur des Pitta-Typs verlangt nach kühlender Nahrung zur Wiederherstellung des Gleichgewichts.

Mit diesen Nahrungsmitteln reduziert sich das Übermaß an Feuer im Verdauungstrakt, der Körper wird gesünder. Ebenso benötigen die freifließenden Luft-/Winter-Eigenschaften des Vata-Typs warme, herzhafte, fettreiche Nahrung, um festen Boden unter den Füßen zu bekommen, während die nassen Erde-/Frühlingsqualitäten des Kapha-Typs nach leichteren, trockeneren Speisen mit feurigen Attributen verlangen, damit die Kalorien nicht haften bleiben und wieder abgebaut werden können.

Vielleicht haben Sie in der Vergangenheit schon Diäten gemacht, von denen Sie annahmen, sie würden Sie schlanker machen. Sie brachten Sie jedoch nur noch mehr aus dem Gleichgewicht. Entscheidet sich ein zur Austrocknung neigender Vata-Typ für Rohkost, ist das, als würde man eine Wüste entwässern. Zu ergründen, wer Sie sind, und Nahrungsmittel zu wählen, die zum Gleichgewicht in Körper und Geist beitragen, wird sofort einen Unterschied für Ihr Aussehen und Wohlbefinden machen.

Und das Körpergewicht?

Schon wenn Sie einfach nur im Gleichgewicht sind, kann Ihr Körper leicht seinen Weg zum sogenannten *glücklichen Ort* finden – so bezeichnen wir das Gewicht, mit dem Sie optimal aussehen und sich bestens fühlen und das Sie mit minimaler Anstrengung halten können. Sie haben im Kapitel »Guter Stress, schlechter Stress« gelesen, dass ein gewisses Maß an Stress unerlässlich ist; es mag sogar zum Teil dafür verantwortlich sein, dass Sie sich in Ihrem selbstgeschaffenen Leben lebendig fühlen. Zu viel Stress (besonders der chronischen Art) führt allerdings zu einem Hormonschub und zu Verhaltensweisen, die den Körper an Fett festhalten und dieses speichern lassen.

Jedes Dosha reagiert anders auf Stress. Vata-Typen können mit Ängsten, Schlaflosigkeit und Reizdarm reagieren; Pitta-Typen mit Wut, Ärger und Akne; und Kapha-Typen mit überlangem Schlaf, Rückzug und Verstopfung. Zwar ist das Endergebnis – Gewichtszunahme – bei allen gleich, die Wege dorthin unterscheiden sich jedoch. Die Methoden, die Sie anwenden können, um sich von chronischem Stress zu befreien, müssen daher Ihrem Dosha entsprechen.

Hier ist für jeden was dabei. Sie werden feststellen, dass Sie sich, während Sie Ihr Dosha harmonisieren, zunehmend »normal« und eher wie Sie selbst fühlen. Sie werden merken, dass Ihre Stressbelastung gering bleibt, auch wenn nicht alles glatt geht. (Seien wir ehrlich: Wie oft läuft schon alles rund?) Mit anderen Worten: Die Stabilisierung Ihrer Körperchemie mittels Nahrung und Fitness ist ein einfacher Weg, natürlich gesund zu werden.

Auf der Suche nach Ihrem Dosha

Wenn man sie schalten und walten ließe, würden Pitta-Typen Rom an einem einzigen Tag erbauen. Vata-Typen würden sich auf den Bau Roms stürzen, abgelenkt werden und dann ein Stück Verona erbauen, schließlich aber doch zu Rom zurückkehren. Kapha-Typen würden jeden Tag tüchtig arbeiten, nach bewährten Ritualen, bis Rom fertig wäre. Wo Sie einzuordnen sind, hängt von Ihrer Lebensenergie ab.

Füllen Sie in dieser 1. Woche den Dosha-Fragebogen auf

den folgenden Seiten aus. Markieren Sie bei jedem Punkt die Antwort, die am genauesten auf Sie zutrifft. Wenn zwei Antworten in Frage kommen, markieren Sie beide. Wenn keine passt, markieren Sie gar nichts. Zählen Sie dann die markierten A-, B- und C-Antworten. Der Buchstabe, den Sie am häufigsten markiert haben, entspricht Ihrem dominanten Dosha. Die zweithäufigste Antwort zeigt an, dass Sie auch viele Eigenschaften dieses Doshas besitzen, während der am wenigsten häufige Buchstabe auf eine geringe Rolle dieses Doshas hinweist.

Genug geredet, hier ist der Fragebogen.

Der Dosha-Fragebogen:

Welcher Typ sind Sie?

Beschreiben Sie Ihre geistige Aktivität:

A. Schnell; unruhig.
B. Scharfer Verstand; aggressiv.
C. Ruhig, stetig, stabil.

Beschreiben Sie Ihr Gedächtnis:

A. Kurzzeit funktioniert am besten.
B. Allgemein gutes Gedächtnis.
C. Langzeit funktioniert am besten.

Ihre Gedanken:

A. Ändern sich ständig.
B. Sind ziemlich beständig.
C. Sind beständig, stabil, festgelegt.

Beschreiben Sie Ihre Konzentration:

A. Kurzfristiger Fokus ist am besten.
B. Überdurchschnittlich guter Fokus.
C. Langfristiger Fokus ist am besten.

Beschreiben Sie Ihre Art zu lernen:

A. Mühelos, schnell.
B. Mittelschnell bis mühsam.
C. Langsam.

Beschreiben Sie Ihre Träume:

A. Angsteinflößend; Laufen, Fliegen, Springen kommen vor.

B. Zornig, feurig, gewaltsam, abenteuerlich.

C. Haben mit Wasser, Wolken, Beziehungen, Liebe zu tun.

Ihr Schlaf ist:

A. Gestört, leicht.

B. Tief, mäßig lang.

C. Tief, schwer, lang.

Ihre Art zu reden:

A. Rasch, einzelne Wörter auslassend.

B. Schnell, scharf, prägnant.

C. Langsam, deutlich, melodiös.

Ihre Stimme ist:

A. Hoch.

B. Mäßig hoch.

C. Tief.

Ihr Esstempo ist:

A. Rasch.

B. Mäßig schnell.

C. Langsam.

Ihr Hunger ist:

A. Unregelmäßig.

B. Akut; Sie brauchen Nahrung, wenn Sie hungrig sind.

C. Sie können leicht Mahlzeiten auslassen.

Beschreiben Sie Ihre Vorlieben für Speisen und Getränke:

A. Lieber warm.

B. Lieber kalt.

C. Lieber trocken und warm.

Beschreiben Sie Ihr Herangehen an Zielsetzungen:

A. Leicht abzulenken.

B. Fokussiert und mit viel Antrieb.

C. Langsam und stetig.

Sie geben und spenden:

A. Kleine Beträge.

B. Nichts oder selten große Beträge.

C. Regelmäßig und großzügig.

Beschreiben Sie Ihre Beziehungen:

A. Viele beiläufige.

B. Intensiv.

C. Lang und tief.

Ihr Sexualtrieb ist:

A. Wechselnd oder gering.

B. Mäßig ausgeprägt.

C. Stark.

Sie arbeiten am besten:

A. Unter Beaufsichtigung.

B. Allein.

C. In Gruppen.

Beschreiben Sie Ihre Wettervorlieben:

A. Abneigung gegen Kälte.

B. Abneigung gegen Hitze.

C. Abneigung gegen feuchte Kälte.

Beschreiben Sie Ihre Reaktion auf Stress:

A. Sie regen sich schnell auf.

B. Mäßig.

C. Sie regen sich nicht so schnell auf.

Finanziell:

A. Sie sparen nicht, geben bereitwillig aus.

B. Sie sparen, geben aber große Summen aus.

C. Sie sparen regelmäßig, häufen Reichtum an.

Ihre Freundschaften:

A. Sind eher kurzfristig; Sie finden rasch Freunde.

B. Sind eher länger; Freunde haben mit dem Beruf zu tun.

C. Sind eher langandauernd.

Ihre Stimmungen:

A. Wechseln schnell.

B. Wechseln langsam.

C. Sind beständig, unveränderlich.

Sie reagieren auf Stress mit:

A. Furcht.

B. Wut.

C. Gleichgültigkeit.

In einem Streit reagieren Sie besonders empfindlich auf:

A. Die eigenen Gefühle.

B. Nichts und niemanden; nicht empfindlich.

C. Die Gefühle anderer.

Bei Bedrohung neigen Sie:

A. Zum Weglaufen.

B. Zum Kämpfen.

C. Zum Vermitteln.

Ihre Beziehung zu Ihrem Partner ist:

A. Besitzergreifend.

B. Eifersüchtig.

C. Sicher.

Sie drücken Ihre Zuneigung aus:

A. Mit Worten.

B. Mit Geschenken.

C. Durch Berührung.

Wenn Sie sich verletzt fühlen:

A. Weinen Sie.

B. Streiten Sie.

C. Ziehen Sie sich zurück.

Beschreiben Sie Ihr häufigstes emotionales Trauma:

A. Angst.

B. Ablehnung.

C. Depression.

Beschreiben Sie Ihr Maß an Selbstvertrauen:

A. Scheu.

B. Nach außen hin selbstbewusst.

C. Inneres Selbstvertrauen.

Ihr Haarwuchs ist:

A. Durchschnittlich dicht.

B. Dünner werdend.

C. Dicht.

Die Beschaffenheit Ihres Haares ist:

A. Trocken.

B. Normal.

C. Fettig.

Ihre (natürliche) Haarfarbe ist:

A. Hellbraun oder blond.

B. Rot oder kastanienbraun.

C. Dunkelbraun oder schwarz.

Die Beschaffenheit Ihrer Haut ist:

A. Trocken, rau.

B. Weich, normal bis fettig.

C. Fettig, feucht, kühl.

Beschreiben Sie Ihre Hauttemperatur:

A. Kalte Hände/Füße.

B. Warm.

C. Kühl.

Ihr Teint ist:

A. Eher dunkel.

B. Rosig, rot.

C. Blass, hell.

Ihre Augen sind:

A. Klein.

B. Mittelgroß.

C. Groß.

Das Weiße Ihrer Augen ist:

A. Bläulich-bräunlich.

B. Gelb oder rot.

C. Weiß glänzend.

Ihre Zähne sind:

A. Sehr groß oder sehr klein.

B. Mäßig klein.

C. Mäßig groß.

Beschreiben Sie Ihr übliches Gewicht:

A. Leicht; nehme schwer zu.

B. Mittelschwer.

C. Schwer; nehme schnell zu.

Normalerweise ist Ihr Stuhlgang:

A. Trocken, hart, dünn; Neigung zu Verstopfung.

B. Mehrmals am Tag, weich bis normal.

C. Schwer, langsam, dick, regelmäßig.

Ihre Venen und Sehnen:

A. Treten stark hervor.

B. Treten etwas hervor.

C. Nicht besonders sichtbar.

Ihre natürliche Trainingstoleranz ist:

A. Gering.

B. Mäßig hoch.

C. Hoch.

Ohne Training ist Ihre Ausdauer:

A. Nicht schlecht.

B. Gut.

C. Ausgezeichnet.

Ohne Training ist Ihre Kraft:

A. Nicht schlecht.

B. Überdurchschnittlich.

C. Ausgezeichnet.

In einem Wettlauf ist Ihr Tempo:

A. Sehr gut.

B. Gut.

C. Nicht so schnell.

Unter Freunden und Verwandten:

A. Mögen Sie keinen Konkurrenzdruck.

B. Machen Sie selbst Konkurrenzdruck.

C. Können Sie gut mit Konkurrenzdruck umgehen.

Wenn Sie sich einen Kaffee holen, gehen Sie:

A. Schnell.

B. Durchschnittlich schnell.

C. Langsam.

Mit oder ohne Fitness-Programm ist Ihr Körper:

A. Schlank, wenig Körperfett.

B. Mäßig stark und gut definiert.

C. Stark oder massig, mit höherem Fettanteil.

Beschreiben Sie Ihre Gestalt (wie beim Kleiderkauf):

A. Kleine Statur; schlank oder dünn (wie ein Vogel; kleine Größen).

B. Mittlere Statur (Schultern und Ärmel passen meist ohne Änderung von der Stange).

C. Große Statur; üppig (Sie nehmen mitunter eine Nummer größer und ändern die Länge).

Wenn Ihnen jemand Schlüssel zuwirft, wie reagieren Sie?

A. Rasch.

B. Durchschnittlich schnell.

C. Langsam.

Auswertung

Zählen Sie, wie viele A-, B- und C-Antworten Sie im Fragebogen markiert haben.

A _____

B _____

C _____

Schlüssel:

A = Vata

B = Pitta

C = Kapha

2. Woche: Essen, Einkaufen und Stretching für mehr Ruhe

Ich fühlte, wie sanfte und lustvolle Empfindungen in mir erwachten, die längst abgestorben schienen.
MARY SHELLEY

Sie wissen nun, wie Yoga und Ayurveda Ihnen bei der Gewichtsabnahme helfen und wie gleichzeitig Stress und Hunger im Zaum gehalten werden. In dieser Woche wird es nun endlich persönlich. Ernährungs- und Trainingsplan werden auf Sie zugeschnitten. In dieser Woche werden Sie wichtige Einblicke in Ihre Persönlichkeit erhalten, wenn Sie mehr über Ihr *Prakriti*, Ihr dominantes Dosha, erfahren. Das ist der Punkt, an dem Pfunde zu purzeln beginnen, weil Sie so einkaufen, essen und kochen, dass Ihr Dosha ausgeglichen wird. Anstatt Ihrem Körper das zu geben, was er Ihrer Meinung nach will, werden Sie ihn genau mit dem versorgen, was er braucht.

Hier folgen die Grundsätze für diese Woche.

Drei gute Mahlzeiten am Tag

Die meisten von uns essen gerne einen Snack zwischendurch. Aber wir haben schlechte Neuigkeiten: *Grazing,* also häufige kleine Happen, kann Gewichtszunahme verursachen. Wie? Häufiges Essen destabilisiert Ihren Blutzucker, weil Sie sich auf den zweistündigen Rhythmus verlassen: Essen – Absturz – Essen – Absturz. Weil Ihr Körper lernt, alle zwei bis drei Stunden mit Nahrung zu rechnen, steigt und sinkt der Blutzucker ebenso rasch. Die Folge? Sie sind hungrig und schrecklich müde – und zwar *den ganzen Tag.* (Kommt Ihnen das bekannt vor?) Und dann der Stress: Wer hat Zeit, jede Woche 42 völlig gesunde Mahlzeiten zu planen? Ganz zu schweigen davon, dass eine »vorbildliche« Mahlzeit mit 200 bis 300 Kalorien Sie kaum bis zur nächsten leistungsfähig hält.

Das Konzept mit den sechs Mahlzeiten pro Tag kann die Gewichtsabnahme noch in einer weiteren Weise behindern. Die ständige Nahrungsaufnahme hindert den Körper daran, sein eigenes Fett zu verbrennen, weil er beinahe rund um die Uhr mit Brennstoff versorgt wird.

Yoga-Ernährung erzieht Ihren Körper zur Fettverbrennung, indem sie sich wieder dem Wesentlichen zuwendet: Essen Sie drei Mahlzeiten pro Tag. Wenn zwischen den Mahlzeiten und besonders über Nacht Fett verbrannt wird, hören die Fettzellen auf, sich um jeden Preis an jede Kalorie zu klammern. Körper und Gehirn begreifen, dass Sie nicht auf ein entbehrungsreiches Schema umgestiegen sind. Vielleicht kennen Sie das Muster aus Einschränkung und darauf folgendem Bärenhunger. Für

Hunger ist in diesem Programm jedoch kein Platz. Hunger verursacht Stress.

Wie kann man dann vom Frühstück bis zum Mittagessen und schließlich bis zum Abendessen durchhalten, ohne (heimlich) eine Kleinigkeit zwischendurch zu essen? Die Antwort liegt in drei größeren, köstlichen, befriedigenden Mahlzeiten an jedem Tag. Wir empfehlen Ihnen, dabei vorsichtig zu experimentieren. Wenn Sie etwa um 16 Uhr dem Zusammenbruch nahe sind, können Sie mit Sicherheit sagen, dass Ihr Mittagessen zu klein ausgefallen ist. Wenn sich ein Mangel an Leistungsfähigkeit bemerkbar macht, weil die Bento-Box zu Mittag zu knapp bemessen war, genehmigen Sie sich einen Snack, der Ihnen hilft, bis zum Abendessen durchzuhalten. Vorschläge dafür? Nüsse und Trockenfrüchte sind perfekt für unterwegs. Etwa eine Handvoll ist eine Portion. Lernen Sie aus dieser Erfahrung etwas über Ihren Körper. Sie wissen: Yoga-Ernährung möchte Körper und Geist wieder miteinander verbinden, Sie nicht durch eine Hungerphase jagen. Vielleicht stellen Sie fest, dass Sie einfach mittags mehr essen müssen. Machen Sie sich keine Gedanken wegen des Snacks. Sie haben keine Regel verletzt – bloß die Erfahrung gemacht, dass Ihr Körper mehr Nahrung braucht, um von einer Mahlzeit bis zur nächsten durchzuhalten.

Ziehen Sie das nachfolgende Beispiel für einen Speiseplan heran, es eignet sich immer und überall. Wenn Sie auswärts essen oder auf Reisen sind, können Sie im Plan bleiben, wenn Sie sich möglichst an diese Vorlage halten.

Sie kennen nun Ihren Typ, versuchen Sie also Nahrungsmittel einzubauen, die Ihr Dosha besänftigen. Im Kapitel »Rezepte« finden Sie Vorschläge, bei denen die für Ihr Gleichgewicht wichtigen Zutaten eine besonders große Rolle spielen. Am Ende des Buches findet sich ein Speiseplan für alle Tage der einzelnen Wochen für all jene, die gerne zu Hause kochen.

Wie drei Mahlzeiten pro Tag aussehen

Frühstück
Obst
Warmer Getreidebrei
Toast und Kräutertee

Mittagessen
Salat oder Suppe
Gemüse
Reis oder Nudeln
Hähnchen oder Tofu
Dessert mit Kräutertee

Abendessen
Suppe oder Salat
Obst
Sandwich
Kleines Dessert mit Kräutertee

Lernen Sie Ihren Typ kennen

Was machen Sie, wenn Sie festgestellt haben, ob Sie Vata-, Pitta- oder Kapha-Typ sind? Richtig: essen! Die nächsten drei Abschnitte sind jeweils einem Dosha gewidmet, wie ein persönliches Benutzerhandbuch. Dort werden Sie Folgendes finden:

- Das Profil Ihres Typs: Eine vollständige Beschreibung der körperlichen, geistigen und seelischen Eigenschaften Ihres Doshas.
- Ihre Einkaufsliste: Jene Nahrungsmittel, die Ihren Typ ausgleichen, nach Kategorien geordnet.

Wir müssen die Vorteile des Selbstkochens gegenüber dem Auswärtsessen für Gesundheit und Gewichtsabnahme wohl nicht extra erwähnen. Sie wissen wahrscheinlich gut, was in Ihrem Körper passiert, wenn Sie selbst zubereitete Mahlzeiten durch zucker-, salz- und fettreiche Restaurantkost ersetzen. Und machen wir uns nichts vor: Ihr Lieblingslokal kümmert sich kein bisschen darum, ob seine Gerichte doshafreundlich sind.

Das sind nur einige Gründe, warum die bedeutendste Veränderung, die Sie vornehmen können – wenn Sie das nicht bereits getan haben –, das Zubereiten Ihrer eigenen Mahlzeiten ist. Dieser Vorgang hat auch etwas zutiefst Spirituelles (oder zumindest Entspannendes) an sich. Sie wissen, sogar Möhren zu würfeln erfüllt Dr. Herbert Bensons Kriterien für Aktivitäten, die eine Entspannungsreaktion hervorrufen. Zum Kochen gehören viele Wiederholungen (umrühren, hacken, schälen usw.).

Sie müssen dabei störende Gedanken beiseiteschieben, weil das Befolgen eines Rezeptes Konzentration und Sorgfalt erfordert.

Wir haben die Rezepte (ab Seite 193) so kreiert, dass alle Sinne befriedigt werden: frische Zutaten, rasche Zubereitung und köstlicher Geschmack. Sie schonen außerdem Geldbeutel und Umwelt und eignen sich für Vegetarier. (Wenngleich magere Eiweißlieferanten wie Fisch und Hähnchen verwendet werden, können diese leicht durch Tofu, Tempeh, Seitan und anderes ersetzt werden.) Wir haben auch versucht, diese Mahlzeiten trotz der ayurvedischen Regeln realistisch zu gestalten. Das bedeutet, sie sind einfach, frisch und gästetauglich. Heraus kam dabei ein Speiseplan, der Sie in kürzester Zeit gesund machen wird. Und Sie brauchen dafür keine Ausbildung zum Küchenchef.

In den nächsten sieben Tagen werden Sie sehr gut essen. Da Sie keine Zwischenmahlzeiten essen sollen, müssen die Mahlzeiten groß und sättigend sein, damit Sie bis zum nächsten Essen durchhalten. Und das sind sie auch. Das heißt, Sie werden essen wie eine (schlanke) Königin, nicht wie ein Eichhörnchen auf Nahrungssuche. Aber die beste Neuigkeit ist vermutlich, dass Sie überhaupt keine Kalorien zählen müssen. Und Sie müssen auch nicht überlegen, welche Zutaten Sie verwenden müssen, um Ihr Dosha auszugleichen. Die Speisen sind zwar für alle gleich (Pochiertes Tee-Hähnchen, Gemüsesoufflé und Pad Thai, um nur einige zu nennen), doch es gibt für jedes Rezept drei Versionen – Vata, Pitta und Kapha –, die nur die Zutaten verwenden, die Sie brauchen, und keine anderen.

Wählen Sie in dieser Woche ein beliebiges Frühstück, Mittagessen und Abendessen für jeden Tag aus dem Kapitel »Rezepte« aus (Seite 193). (Wenn es Ihnen so geht wie uns, dann ist die Entscheidung, was man essen möchte, bereits die halbe Miete – und wir haben es Ihnen unglaublich leicht gemacht!) Halten Sie sich dann an das Rezept für Ihr Dosha und lassen Sie es sich schmecken (ganz entspannt und bewusst natürlich).

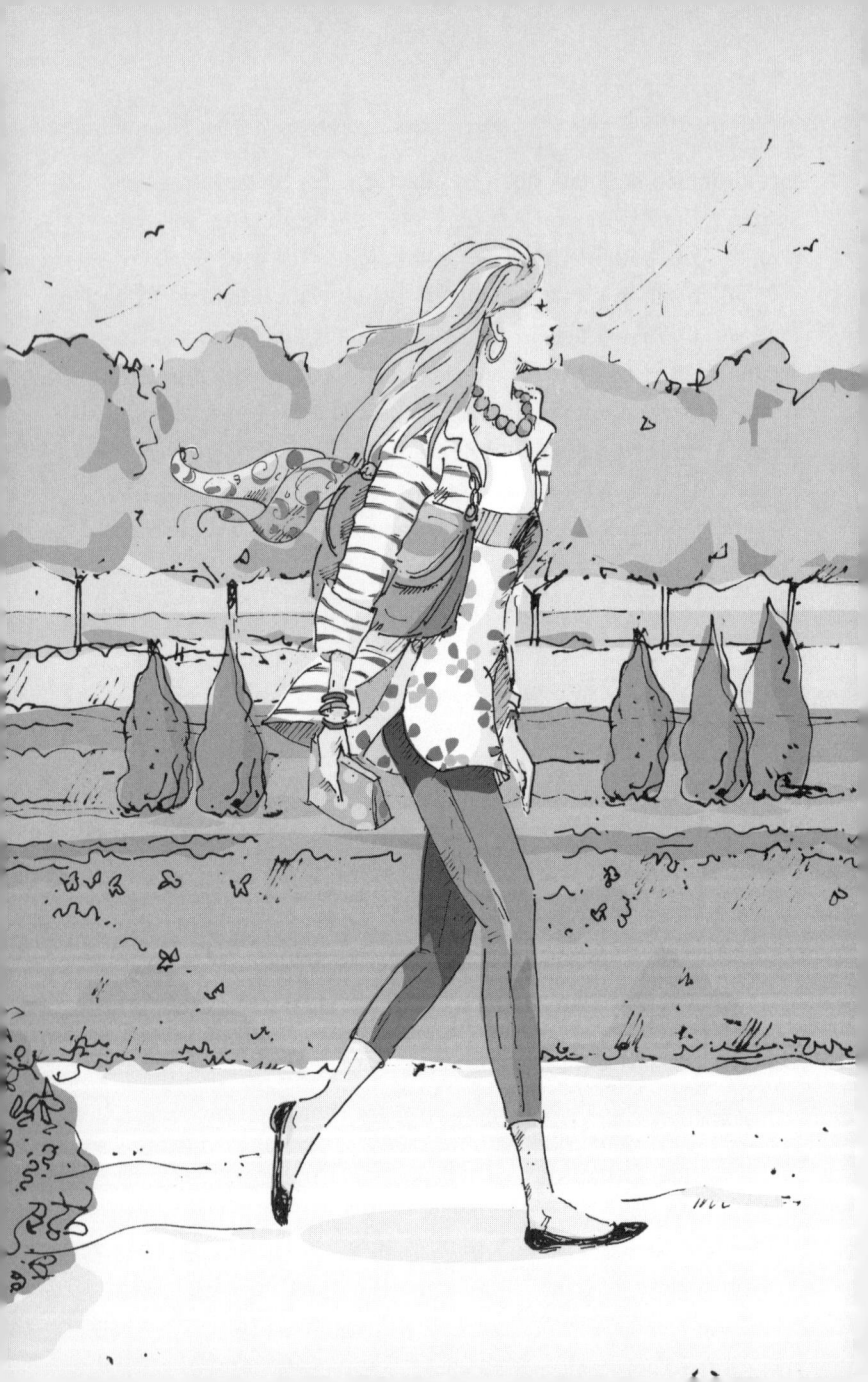

Vata

Von Natur aus luftig

*Es wirkte wie ein Zauber, der sie aus ihren gewöhnlichen
Beziehungen zur Menschheit herausholte und sie allein in ihre
Sphäre einschloss.*

NATHANIEL HAWTHORNE

Nervös? Ängstlich? Unruhig? Sie führen diese vertrauten Emp-
findungen auf Stress im Job, eine schwierige Beziehung oder
Ihre Vorliebe für Koffein in jeder Form zurück? Falsch! Es
ist Ihr Dosha! Stressfaktoren wie Schlafmangel oder ein näher rückender Termin können Vata-Typen in einen Taumel aus
Sorgen, Ängsten, Müdigkeit und Depression versetzen. Diese
Gefühle wirken oft ablenkend und halten Sie davon ab, irgendetwas zu erreichen. Aber es ist nicht alles so düster. Ein Vata-
Typ im Gleichgewicht ist kreativ, künstlerisch, sensibel, spiritu-
ell und witzig. Sie müssen nur Ihren Weg zurück zu – nun – zu
sich selbst finden! Folgen Sie unseren Ernährungs- und Fitness-
Wegweisern, und Sie werden sogar mehr erreichen. Sie werden
lernen, wie Sie dort bleiben.

Vata ist Luft und Winter zugeordnet. Stellen Sie sich vor, wie
ein kalter Wind an einem Januarmorgen über ein Feld bläst. Seine Geschwindigkeit und Richtung ändert sich plötzlich und ohne
Warnung, so wie Sie. Sie hatten vermutlich mehr Beziehungen,
Karrieren, Hobbys und Kleidergrößen, als Sie zählen können.

Vata-Typen sind unentschlossen, ihre Stimmung und ihre Meinung kann im Nu umschlagen. Ihre dominierenden körperlichen Charakteristika sind kalt und trocken. Sie sind ständig auf der Suche nach Wärme, und da Kälte keine Feuchtigkeit speichern kann, ist Ihre Haut oft trocken, stumpf und schuppig.

Der Gewichtsfaktor

Vata-Typen neigen stark zum *Grazing,* hauptsächlich, weil ihnen die Ordnung und Routine fehlt, die für die Planung von Mahlzeiten erforderlich ist. Bedenken Sie, dass der Trend zu über den Tag verteiltem Essen deswegen so weite Verbreitung gefunden hat, weil wir in einer Kultur leben, die in vielem dem Vata entspricht: schnelllebig, überladen und unberechenbar. Doch wie Sie rasch feststellen werden, sind diese vielen kleinen Mahlzeiten (egal ob Nachos oder Reiscracker) kontraproduktiv, weil Ihr Körper nie die Chance erhält, sein eigenes Fett zur Energiegewinnung heranzuziehen. Drei Mahlzeiten pro Tag werden Ihren Körper jedoch rasch in eine gut geölte Fettverbrennungsmaschine verwandeln.

Vata-Typen haben unregelmäßigen Appetit; an manchen Tagen könnten Sie die gesamte Speisekammer leer essen, während Sie an anderen mit einigen Möhren-Sticks und einer Handvoll M&Ms auskommen. Wenn Sie sich die Zeit nehmen, drei Mahlzeiten pro Tag zu genießen, werden Sie deutlich davon profitieren. Erstens wird dadurch Ihr Appetit berechenbarer, und Sie landen nicht im nächsten Café bei einer fett- und zuckerreichen Kalorienbombe. Zweitens werden die Mahlzeiten, wenn Sie sie zur Routine machen, zu Oasen in Ihrem hektischen Tagesablauf. Die strukturierte, regelmäßig wiederkehrende Aktivität des Essens (die nicht wahllos, im Auto, im Berufsverkehr geschieht) entspannt das Nervensystem und minimiert Stress, während Sie Ihren Körper und Geist ernähren. Und drittens wird diese ruhige Essweise (an einem Tisch sitzend) eine ordnungsgemäße Verdauung der Mahlzeit möglich machen, was wiederum das häufige Vata-Problem Verstopfung behebt, das durch sporadisches Essen unterwegs ausgelöst wird.

Die Vata-Ernährung

Die kalte und trockene Disposition des Vata-Typs erfordert das genaue Gegenteil als Ausgleich: viel Fett und viel Eiweiß, das sättigend, schmierend und erdend wirkt. Hier nur einige Möglichkeiten, wie die Vata-Ernährung Sie ins Gleichgewicht bringen wird.

- **Vata-Ungleichgewicht:** Ängste und Depression
- **Die Lösung:** Fettsäuren

Ayurveda schreibt für Personen mit Ängsten und Depressionen, typischen Symptomen eines Vata-Ungleichgewichts, eine fett- und eiweißreiche Ernährung vor. Heute bestätigt die Wissenschaft, dass Nahrungsmittel wie Nüsse, Fisch und Öle Nährstoffe enthalten, die dieses gestörte Gleichgewicht bessern. Eine neuere Studie in der Zeitschrift *Nutrition* verfolgte die Gemütslage und Ernährung von mehr als 3000 Frauen über 20 Jahre und berichtete, dass jene mit dem höchsten Konsum an mehrfach ungesättigten Omega-3-Fettsäuren (aus Quellen wie Lachs und Walnüssen, beide für die Vata-Ernährung geeignet) das geringste Risiko für Depressionen aufwiesen. Eine gute Sache, denn neue Forschungen, veröffentlicht in der Zeitschrift *Psychosomatic Medicine,* ergaben, dass deprimierte Frauen 25 Prozent mehr Bauchfett haben als nicht deprimierte. Und eine Studie der University of Pittsburgh School of Medicine zeigte, dass eine fettsäurereiche Ernährung Depressionen, Negativität und Impulsivität entgegenwirkt. Östliche und westliche Wissenschaftler sind sich also einig darin, dass ausreichend Fett für einen Ausgleich des Vata unerlässlich ist.

- **Vata-Ungleichgewicht:** Trockenheit
- **Die Lösung:** Öle

Ölmangel ist in der Vata-Ernährung verboten. Öle (und ölreiche Nahrungsmittel) heben nicht nur die Stimmung, sie befeuchten auch von innen her. Neben trockener Haut und rissigen Lippen leiden Vata-Typen auch unter steifen Gelenken, wie sie sonst nur der Blechmann aus dem *Zauberer von Oz* kennt. Eine ölreiche Ernährung zusammen mit Yogastellungen wie der VORWÄRTSBEUGE, die Blut, Flüssigkeit und Sauerstoff rasch in Ihre Muskeln und Gelenke strömen lassen, lindert Steifheit und beugt schwereren Erkrankungen, wie Arthritis, vor. Eine der wichtigsten Richtlinien für einen Ausgleich des Vata ist, dass der überwiegende Teil der Speisen warm gegessen wird. Eine Schale kaltes Getreide mit kalter Milch tut Ihnen gar nicht gut. Die Fette, Eiweiß und die Wärme in einer Schale dampfender Minestrone sind genau das, was Ihr Ayurveda-Arzt verschrieben hat.

Vata-Superfood

Rote Bete

Dieses Gemüse ist süß und reich an Vitamin A. Es beruhigt und schützt die Schleimhäute (perfekt für Vata-Typen, die häufig unter Trockenheit leiden).

Süßkartoffeln

Dieses süße, schwere und warme Wurzelgemüse ist großartig für den Körper der Vata-Typen.

Datteln

Diese getrockneten Früchte eignen sich ausgezeichnet für Vata-Mahlzeiten – oder Snacks, wenn sie sein müssen. Sie enthalten reichlich Kupfer, das die Eisenaufnahme fördert, Darm und Geist beruhigt, den Körper verjüngt.

Eier

Eier liefern hochwertiges vollständiges Eiweiß und sind daher eine wunderbare Alternative zu Fleisch. Da sie süß und warm sind und vorwiegend aus Eiweiß und Fett bestehen, sind sie ideal für Vata-Typen.

Papayas

Papayas enthalten viele natürliche Verdauungsenzyme.

Amaranth

Diese eiweißreiche, glutenfreie Getreidesorte ist für Vata-Typen am besten geeignet, weil sie einen schweren und warmen Charakter hat.

Fenchel

Fenchel ist ein ausgleichendes Gemüse, das beruhigend auf den Geist und kräftigend auf das Verdauungssystem wirkt.

Süßwasserfische

Süßwasserfische sind reich an essentiellen Fettsäuren und an Eiweiß und daher ausgezeichnet für Vata-Typen. Außerdem nährt der hohe Ölgehalt die trockene Haut.

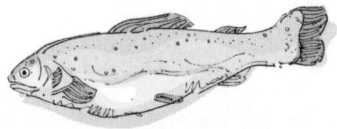

Feigen

Feigen reinigen die Eingeweide, Leber und Nieren.

Mangos

Diese süße, leicht säuerliche und warme Frucht ist in Indien beheimatet. Mangos stärken das Nervensystem und den Verdauungsapparat.

Der Vata-Ernährungsplan

- Wählen Sie eiweißreiche Nahrungsmittel wie Nüsse, Geflügel, Fleisch und Fisch.
- Verwenden Sie zum Kochen vermehrt Öle.
- Geben Sie warmen Speisen den Vorzug; meiden Sie kalte und trockene Gerichte.

Die Vata-Einkaufsliste

Nun stehen Sie also im Supermarkt, haben eine große Packung Vollkornreis vor sich und fragen sich, ob dieses Nahrungsmittel zu Ihnen passt, Ihr Vata-Dosha ausgleichen und so die Gewichtsabnahme ermöglichen wird. (Die Antwort lautet Ja.) Wir haben für Sie die folgende Einkaufsliste erstellt, damit Sie Ihre Küche mit den absolut besten Lebensmitteln für den Vata-Typ ausstatten können. Machen Sie Kopien davon, die Sie strategisch verteilen: am Kühlschrank, im Handschuhfach Ihres Autos, damit Sie sie stets zur Hand haben.

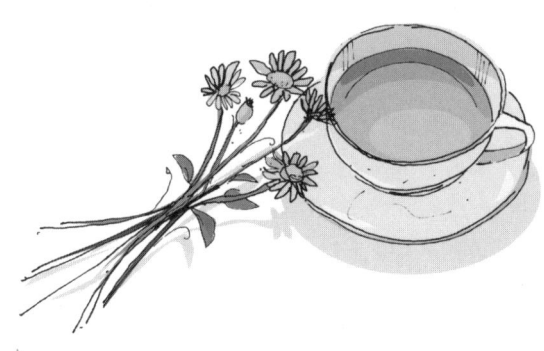

*Geben Sie diesen Nahrungsmitteln den Vorzug

Gemüse
Artischocken
Auberginen, gegart
Kartoffeln
Knoblauch*
Lauch
Möhren*
Okras
Petersilie
Rosenkohl*
Rote Bete*
Scharfe Chilischoten
Seetang
Speisekürbis*
Steckrüben
Süßkartoffeln*
Tomaten*
Winterkürbis*
Zwiebeln

Obst
Ananas
Äpfel, gegart
Aprikosen
Birnen (reife)

Blaubeeren
Cantaloupe-
Melone
Cranberrys
Datteln*
Erdbeeren
Feigen*
Grapefruit*
Guave
Kakis*
Kirschen
Kokosnüsse
Limetten*
Mandarinen*
Mangos*
Nektarinen
Orangen*
Papayas*
Pfirsiche
Weintrauben*
Zitronen*

**Kräuter und
Gewürze**
Anis*
Asa foetida*

Basilikum*
Bockshornklee
Cayennepfeffer
Dill
Fenchelsamen*
Gewürznelken
Grüne Minze
Ingwer*
Kamille
Kardamom*
Knoblauch
Koriander
Kreuzkümmel*
Kümmel
Kurkuma*
Lorbeerblatt
Majoran
Meerrettich
Muskatnuss
Oregano
Pfefferminze
Rosmarin
Safran
Salbei
Schwarzer Pfeffer*
Senf

Thymian
Zimt*

**Hülsenfrüchte/
Sojaprodukte**
Mungbohnen (gel-
be gespaltene)
Tofu

**Nüsse und
Samen**
Haselnüsse*
Leinsamen*
Mandeln (roh,
eingeweicht)*
Mohn
Pinienkerne*
Sonnenblumen-
kerne

Fleisch und Fisch
Eier (in Maßen)
Hähnchen*
Salzwasserfisch*
Süßwasserfisch*

Extras
Essig

Mayonnaise, fett-
reduziert
Salz
Sauer eingelegte
Gemüse

Öle (nur für
Zubereitung)
Avocadoöl
Chilischotenöl*
Distelöl
Kokosöl
Maisöl
Mandelöl
Olivenöl
Rapsöl
Sesamöl

**Milchprodukte
und Milchersatz**
Butter
Buttermilch
Ghee*
Hüttenkäse*
Joghurt
Milch (nicht kalt)
Reisdrink
Sojamilch

Getreide
Amaranth*
Hafer*
Quinoa*
Vollkornreis*
Weizen*

Getränke
Wasser (warm oder
heiß)

Kräutertee
Gewürznelken*
Ingwer*
Kamille*
Kardamom*
Orangenschalen*
Zimt*

Süßungsmittel
(in Maßen)
Ahornsirup
Honig
Melasse
Reissirup
Rohzucker

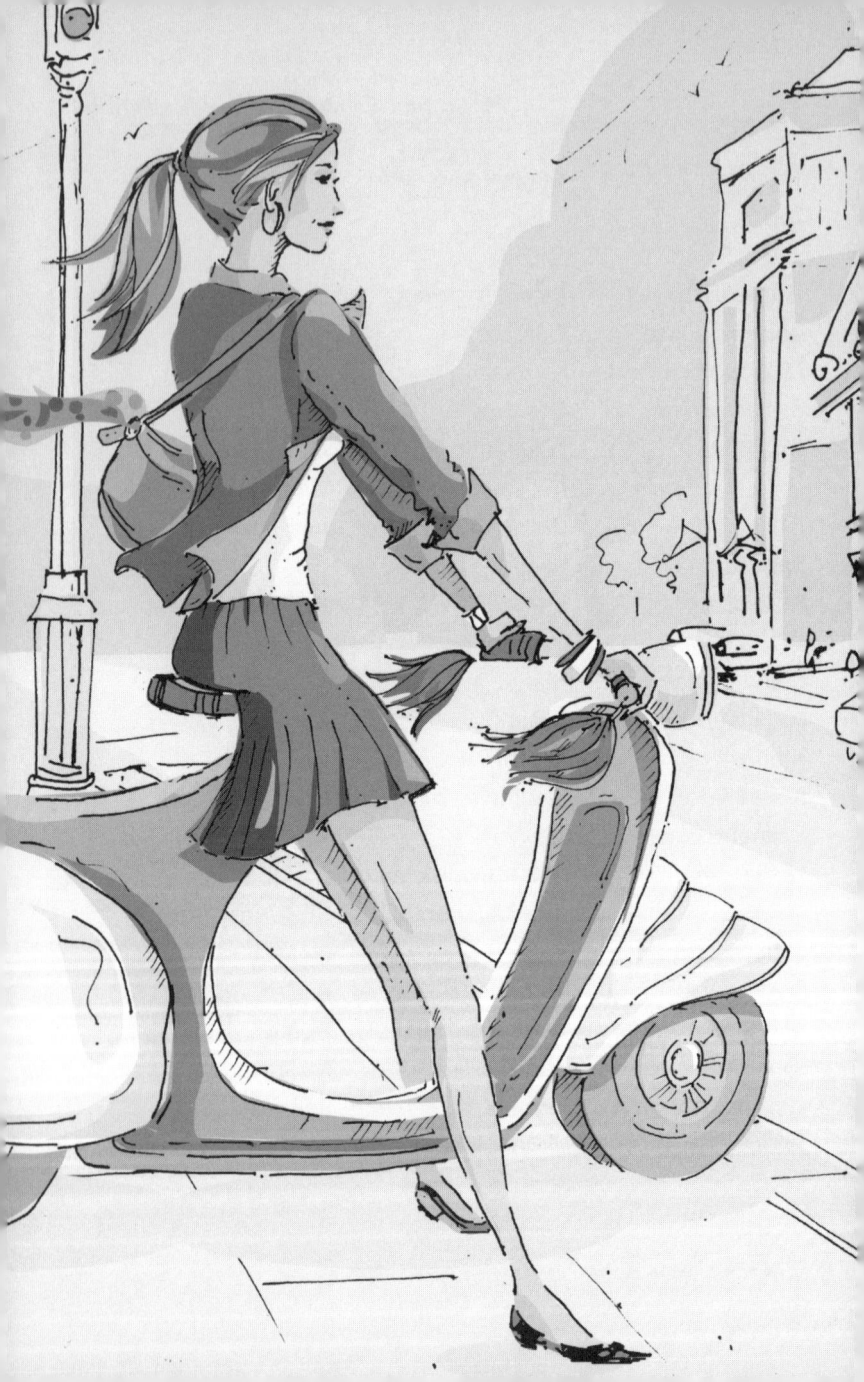

Pitta
Von Natur aus feurig

Ihr sicheres Urteil und ihre Vernunft, ihre klugen Antworten
und ihr Benehmen sichern ihr allgemeine Wertschätzung und
Komplimente …
Jean-Jacques Rousseau

Ambitioniert und ehrgeizig jagen Sie unermüdlich Ihrem
nächsten Ziel nach. Pitta-Typen werden üblicherweise dem
Persönlichkeitstyp A zugerechnet und sind extrem intelligent
mit laserscharfem Fokus. Sie fühlen sich von Erfahrungen angezogen, die Ihre Fähigkeiten voll ausreizen, ob es sich um Ma-
rathonlauf, einen *weiteren* akademischen Abschluss oder die
Leitung eines erfolgreichen Unternehmens handelt. Das muss
nicht unbedingt heißen, dass Sie waghalsig sind oder den Ner-
venkitzel suchen; die Schachzüge eines Pitta-Typs sind sorgfältig berechnet und auf Erfolg ausgelegt.

Wut ist Pitta-Typen nicht fremd. Unter Stress reißt Ihre
Geduld schnell, besonders in Situationen, in denen Ihnen die
Kontrolle zu entgleiten scheint – oder wenn Sie zu viel Koffein
konsumiert haben. Sie gehen an die Beruhigung Ihrer Nerven
genauso aggressiv heran wie an die Erreichung Ihrer Ziele. Ihr
feuriges Naturell kann in regelmäßigen Abständen zu Burnout
führen, weil Sie sich erst bei einer Intensität wohlfühlen, die nahezu nicht aufrechtzuerhalten ist.

Wird Ihre Pitta-Lebensenergie zu stark, führen Ihre Feuer- und Sommer-Eigenschaften zu entzündlichen Störungen wie Hautausschlägen, Geschwüren, Reizdarm und Bluthochdruck. Machen Sie sich keinen Stress. Mit der Pitta-Ernährung werden Sie bald die Ruhe selbst sein (wundert es Sie, dass die kühle Gurke den Pitta-Typ am besten ausgleicht?), ohne an Effektivität zu verlieren. Ihre Persönlichkeit wird nur ein wenig an Schärfe verlieren, dafür etwas liebenswürdiger werden.

Der Gewichtsfaktor

Hunger fällt bei Pitta-Typen intensiv aus. Wenn Sie zu lange nichts essen und der Blutzucker abfällt, fühlen Sie sich benommen und sind reizbar. Doch der Haken ist: Pitta-Typen vergessen häufig zu essen oder können ihre Tätigkeit nicht unterbrechen, um etwas Gesundes zu sich zu nehmen. Jene Menschen, die man um 15 Uhr halbverhungert auf dem Weg zum Mittagessen trifft, sind typische Pitta-Typen. Sie gehen so in Ihrem Tagesablauf auf, dass die Sonne bereits untergegangen ist, bis Sie merken, dass Sie seit dem Müsliriegel, den Sie morgens auf dem Weg aus dem Haus eingeworfen haben, nichts mehr gegessen haben. Doch das bedeutet, dass Sie mit weniger Kalorien auskommen, perfekt für die Gewichtsabnahme, oder? Nicht wirklich. Wie jeder halbverhungerte, unterernährte Pitta-Typ bestätigen kann, führt Mangel zum Desaster: Man verschlingt, was greifbar ist, und das ist oft fettig und stark säurebildend. Pizza oder ähnlich würzige, fettige Nahrungsmittel liefern Pitta-Typen auf der Jagd nach einem schnellen Happen sofortige, aber leider nicht langfristige Befriedigung.

Als wäre das noch nicht genug, reagiert Ihr Körper auf den Wechsel aus Übermaß und Hunger schnell mit vermehrter Fettspeicherung, um auch die besten Absichten für eine schlanke Taille zunichtezumachen. Anstatt die wenig bekömmliche extrascharfe Calzone zu verbrennen, schafft Ihr Körper Platz dafür an Bauch, Hüften und Oberschenkeln und lässt sie ungern wieder los. Noch schlimmer ist, dass der Körper bei Hunger Verlangen nach Brennstoff in seiner am leichtesten verfügbaren Form entwickelt: nach Zucker. Da ein Donut so rasch verdaut wird wie gegessen, sind Sie ständig auf der Suche nach dem nächsten Schub. Das ist kein angenehmer, gesunder oder hilfreicher Kreislauf, besonders was die Gewichtsabnahme betrifft. Und ganz schlimm wirkt es sich auf Ihren Blutzucker aus. Der Pitta-Zyklus ist häufig von Heißhunger gekennzeichnet, und da Pitta-Typen so zielstrebig sind, wird der Heißhunger sofort mit reichlich Zucker oder Koffein befriedigt. Kennen Sie das?

Noch schlimmer ist, dass Sie früher mit dieser Art von unklugem Essverhalten durchgekommen sind, weil Ihr Körper in jungen Jahren schlank war. Doch ziemlich bald beginnen auch Pitta-Körper, Vorräte anzulegen. Ein Pitta-Vorteil: Forschungen zeigen, dass sie am schnellsten abnehmen können.

Die Grundsätze der Yoga-Ernährung schaffen enorme Erleichterung für den gestressten Pitta-Typ. Der Rhythmus der drei Mahlzeiten pro Tag wird die Schwankungen in Ihrem Blutzucker und Ihrer Gemütsverfassung sofort beheben. (Ihre Kollegen und Ihre Kinder werden es Ihnen danken.) Wenn Sie die größte Mahlzeit mitten am Tag einnehmen, erhalten Körper und Gehirn den Brennstoff, den sie brauchen, um das zu leisten, was Sie von ihnen verlangen. Und warmes Wasser als Getränk wird das Verlangen nach Zucker und Würzigem stillen, zu dem Pitta-Typen ebenfalls neigen.

Die Pitta-Ernährung

Ob Sie mit Wut, Ekzemen oder Sodbrennen zu kämpfen haben, Pitta-Typen brauchen Kühlung, innen und außen. Die Antwort aus dem Ayurveda? Eine Ernährung, die natürlich kühlenden Nahrungsmitteln (mit hohem Wassergehalt) den Vorzug gibt, etwa Mangos und Brokkoli, und jene meidet, die das Feuer noch mehr anheizen, wie die würzige, salzige mexikanische Kost, zu der diese Liebhaber scharfer Gerichte vermutlich häufiger greifen. Zur Pitta-Ernährung gehören auch sich langsam abbauende Kohlenhydrate, wie sie in Gerste zu finden sind, und sättigende Ballaststoffe aus Bohnen und anderen Hülsenfrüchten. Sie bringt Ihren Körper auf zweierlei Art wieder ins Gleichgewicht.

- **Pitta-Ungleichgewicht:** Entzündung
- **Die Lösung:** pflanzliche Nahrungsmittel und Ballaststoffe

Das wahre Problem der Pitta-Typen ist die durch die übermäßige Hitze hervorgerufene Entzündung. Chronische Entzündungen, die durch ständigen Stress hervorgerufen werden können, wurden mit zahlreichen Krankheiten in Verbindung gebracht, etwa mit Diabetes, Bluthochdruck, Krebs und Herzerkrankung.

88

Vielleicht sind das im Moment für Sie nicht die größten gesundheitlichen Bedrohungen, sie könnten es aber werden. Schübe können auftreten, ohne dass Sie es merken. Oder Sie haben vielleicht andere entzündliche Erkrankungen, etwa Sodbrennen oder Hautausschläge. Ihr Gegenmittel ist eine Ernährung, die das Pitta-Dosha besänftigt. Studien haben gezeigt, dass Antioxidantien, natürlich in Obst und Gemüse vorkommende Verbindungen, die Entzündung vermindern. Vollkornhafer, -gerste und -weizen – alle pitta-geeignet – wirken ebenso. Forschungen der Pennsylvania State University zeigten kürzlich, dass die vermehrte Aufnahme von Vollkornprodukten zu einer Verringerung eines Entzündungs-Markers im Blut führt. In derselben Studie verloren fettleibige Erwachsene, die den Vollkornanteil in der täglichen Nahrung erhöhten, auch mehr Bauchfett als jene, die weiterhin Weißmehl aßen.

Letztlich kommt es auf die Ballaststoffe an. Diese sind zwar auch in der Vata- und Kapha-Ernährung wichtig, treten jedoch in der Pitta-Ernährung ganz groß in Erscheinung. Das liegt daran, dass die Pitta-Ernährung in erster Linie pflanzlich ist (mit Schwerpunkt auf Früchten, Gemüse, Vollkorn, Hülsenfrüchten und Bohnen) und Pflanzen die besten Ballaststofflieferanten sind. Ballaststoffe verbinden sich mit Flüssigkeit zu einem Gel, wenn sie langsam durch den Verdauungstrakt wandern, und sättigen so länger. Eine neuere Studie ergab, dass Frauen, die ihre Ballaststoffaufnahme verdoppelten, pro Tag um 90 Kalorien weniger aufnahmen. Das ergibt im Laufe eines Jahres eine Gewichtsabnahme von mehr als

Pitta-Superfood

Spargel

Dieses Gemüse ist bitter, süß und herb – alles Eigenschaften, die das Pitta-Dosha ausgleichen. Spargel wirkt entwässernd und trägt zur Reinigung von Blut und Nieren bei.

Äpfel

Alle Sorten wirken auf Pitta-Typen kühlend und reinigend. Apfelpektin reinigt den Darm, der süße und herbe Geschmack kühlt Leber und Blut.

Blaubeeren

Diese Beeren sind süß und herb, man weiß, dass sie das Blut reinigen, die Lymphe in Bewegung bringen und den Blutzucker ausgleichen – all das ist für den Schutz vor Entzündung förderlich.

Weißkohl

Weißkohl steckt voller Mineralstoffe sowie Vitamin C und A. Er wird traditionell bei Hauterkrankungen, Geschwüren und Entzündung eingesetzt.

Sellerie

Dieses stark basenbildende Gemüse durchspült Lymphe und Blut und kühlt so das Pitta-Dosha.

Löwenzahn

Diese essbare Blume wirkt auf natürliche Weise diuretisch, reinigt Blut und Nieren und liefert dabei reichlich Kalium und Vitamin A, um die Versorgung des Körpers trotz entwässernder Wirkung sicherzustellen.

Weintrauben

Sie sind süß, kühlend und reich an Magnesium. Sie kühlen ebenfalls und bekämpfen Entzündungen.

Guaven

Die Guave mit ihrem hohen Vitamin-C-Gehalt ist eine tropische Frucht mit kühlenden Eigenschaften.

Ananas

Diese tropische Frucht enthält entzündungshemmende Enzyme.

Tofu

Die Sojabohne enthält sehr viel Eiweiß und ist leichter verdaulich als andere Bohnen.

vier Kilogramm – und das nur durch einige zusätzliche Besuche auf dem Gemüsemarkt.

Studien zeigten auch, dass ein erhöhter Ballaststoffkonsum für Menschen mit Reizdarmsyndrom von unglaublich großer Bedeutung ist. Ein Reizdarmsyndrom tritt häufig auf, wenn das Pitta-Dosha zu stark ist, und zeichnet sich durch ein Wechselspiel von Verstopfung und Durchfall sowie durch starke Bauchkrämpfe, Blähungen und Darmwinde aus. Eine Steigerung der

Ballaststoffaufnahme auf die empfohlenen 25 Gramm pro Tag verleiht dem Stuhl Volumen und lässt ihn reibungslos passieren.

- **Pitta-Ungleichgewicht:** Hitze und Sodbrennen
- **Die Lösung:** Die meisten Gewürze meiden

Neben der Auswahl kühlender, wasser- und ballaststoffreicher Nahrungsmittel ist es auch wichtig, Gewürze so weit wie möglich zu meiden. Gewürze heizen das Pitta-Feuer an, das Sie eigentlich ersticken möchten. Überlegen Sie, wie Sie sich fühlen, wenn Sie scharf gewürzte Chicken Wings, Fajitas oder Chili con carne gegessen haben. Ihr Gesicht ist gerötet, Sie schwitzen und suchen in der Hausapotheke nach einem Magenmittel. Mit anderen Worten, Sie haben eben Raketentreibstoff in Ihr Feuer gegossen. Zu Ihrem Glück müssen Sie die Finger nicht völlig von Ihrem geliebten Gewürzbord lassen. Sie sollten einfach nur die Chilischoten Ihren Kapha-Kollegen überlassen und Koriander, Minze, Kardamom und Fenchelsamen in den Vordergrund rücken, um von deren kühlenden Eigenschaften zu profitieren.

Der Pitta-Ernährungsplan
- Essen Sie kühlende Nahrungsmittel, wie frisches Obst und Gemüse, Milchprodukte, Bohnen und Getreide.
- Meiden Sie würzige, salzige Speisen.

Die Pitta-Einkaufsliste

Nehmen Sie diese Einkaufsliste mit in jeden Supermarkt und legen Sie einen Vorrat besänftigender Pitta-Nahrungsmittel an. Bringen Sie eine Kopie am Kühlschrank an, oder lagern Sie diese im Auto oder im Büro stets in Griffweite.

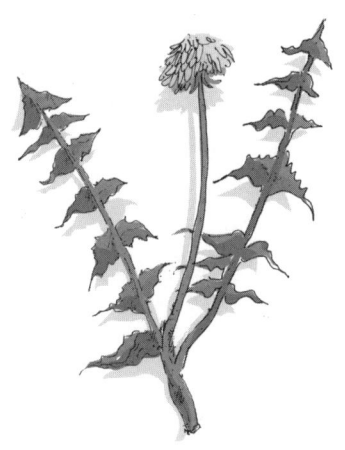

*Geben Sie diesen Nahrungsmitteln den Vorzug

Gemüse
Alfalfasprossen
Artischocken*
Auberginen
Blattsalat*
Blumenkohl*
Bohnenkeimlinge
Brokkoli*
Brunnenkresse*
Endiviensalat
Fenchel*
Grüne Bohnen
Grünkohl
Gurken*
Löwenzahn*
Mais
Okra*
Pilze
Radieschen
Rübstiel
Schnittmangold
Schwarzkohl*
Seetang*
Sellerie*
Spargel*
Speisekürbis*

Spinat
Stielmangold*
Süßkartoffeln
Tomaten
Weißkohl*
Winterkürbis
Yamswurzeln*
Zucchini*

Obst
Ananas*
Äpfel*
Aprikosen*
Avocados
Birnen*
Blaubeeren*
Datteln
Erdbeeren*
Feigen
Granatäpfel*
Guaven*
Himbeeren*
Kakis*
Kirschen (reif)*
Mandarinen
Mangos*

Melonen (alle)*
Nektarinen
Orangen
Papayas
Pfirsiche (reif und/
oder geschält)*
Pflaumen*
Trockenobst
Weintrauben*

**Kräuter und
Gewürze**
Anis
Asa foetida
Fenchelsamen
Grüne Minze
Ingwer
Kamille*
Kardamom
Koriander*
Koriander, frisch*
Kreuzkümmel
Petersilie
Pfefferminze
Safran
Zimt

Hülsenfrüchte
Adzukibohnen*
Bohnenkeimlinge
Dicke Bohnen*
Erbsen
Kichererbsen*
Kidneybohnen
Linsen
Mondbohnen
Mungbohnen*
Spalterbsen*
Tofu*
Urdbohnen*
Zuckererbsen*

Nüsse und Samen
Kokosnuss*
Kürbiskerne*
Leinsamen
Sonnenblumen-
kerne*

Fleisch und Fisch
Eier (in Maßen)
Hähnchen
Süßwasserfisch

Extras
Mayonnaise –
fettreduziert

Öle (nur zur
Zubereitung)
Ghee
Kokosöl
Olivenöl
Sojaöl
Sonnenblumenöl

**Milchprodukte
und Milchersatz**
Butter
Ghee*
Hüttenkäse
Reisdrink
Sojamilch*

Getreide
Gerste*
Hafer
Reis*
Weizen (in Maßen)
(Essen Sie kein Brot
mit Hefe.)

Getränke
Wasser (warm)

Kräutertee
Hibiskus*
Minze*
Wegwarte*

Süßungsmittel
Ahornsirup
Reissirup
Rohzucker

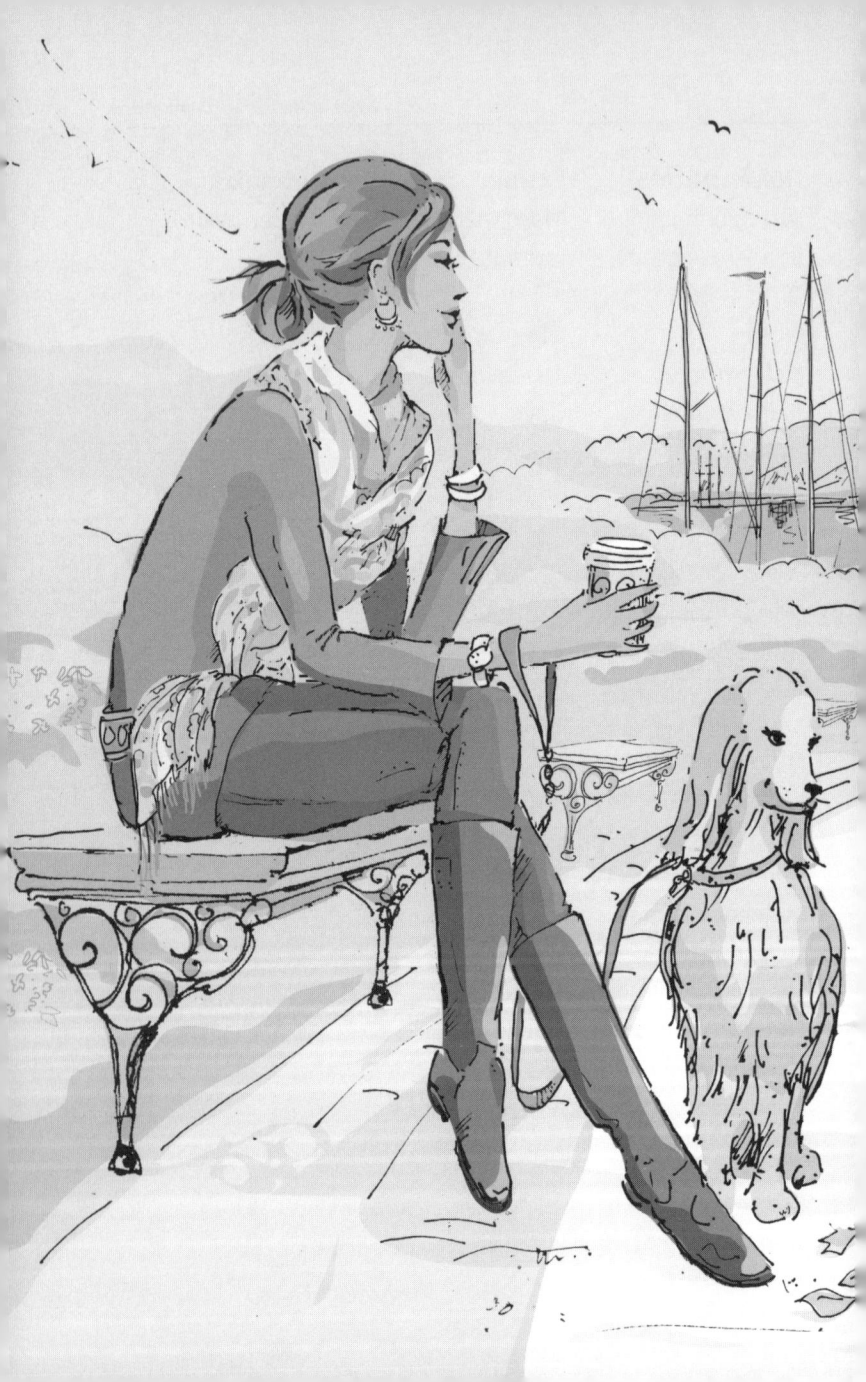

Kapha

Von Natur aus erdig

Das gesamte Sein und Tun, weit, schillernd, laut, löste sich in
Nichts auf;
und man war mit einer gewissen Feierlichkeit auf sich selbst
beschränkt …
VIRGINIA WOOLF

Kapha-Typen gehen in einem langsamen, methodischen Tempo durchs Leben. Während es rundum nur so schwirrt, bleiben Sie ruhig, gelassen und im Allgemeinen zufrieden. Sie sind warmherzig und großzügig mit Ihren Gefühlen, ein liebevoller und treuer Partner. Sie haben dieselben Freunde, seit Sie denken können, denn Sie sind zu tiefer, bleibender Freundschaft fähig und bevorzugen diese auch. Sie genießen Routine und Ordnung und gewöhnen sich nur langsam und oft widerwillig an Veränderungen.

Diese Erdverbundenheit macht Sie jedoch nicht immun gegen ein gestörtes Gleichgewicht. Es stimmt, Kapha-Typen werden weniger leicht vom Chaos überrollt als Vata- oder Pitta-Typen (hauptsächlich, weil Sie auf Stress langsamer reagieren als andere), doch von Zeit zu Zeit geraten auch Sie unter Stress. Kapha-Typen reagieren auf Spannung mit Rückzug und ritualisiertem Verhalten. Und das sieht so aus: viele trauliche Stunden mit Couch und Fernseher, zu viel Schlaf, Lethargie. Ihre

Frühlings-Eigenschaften führen dazu, dass Sie ein Übermaß an Feuchtigkeit in Form von Schleim in Lungen und Nasennebenhöhlen ansammeln, was Ihre Neigung zu kongestiven Erkrankungen, wie diversen Allergien, Asthma und anderen Atemwegserkrankungen, erhöht.

Alle Doshas nehmen zu, wenn sie aus dem Gleichgewicht geraten, doch Kapha-Typen fällt es insgesamt schwerer abzunehmen, weil ihr Körper von Natur aus festhält, was er ansammelt. Das bedeutet auf keinen Fall, dass Sie auf einen Kleiderschrank voller Hosen mit Dehnbund zusteuern. Es erklärt jedoch, warum Sie mit Standarddiäten besonders schlechte Erfahrungen machen. Die Kapha-Ernährung ist speziell darauf ausgelegt, dass Ihr Körper gespeichertes Wasser und Fett wieder abgibt und dass Ihr Stoffwechsel in Schwung kommt. Indem sie Ihren Geist und Ihren Körper ins Gleichgewicht bringt, wird sie außerdem verhindern, dass sich Stress aufbaut.

Der Gewichtsfaktor

Wir würden wetten, dass Sie ohnehin bereits drei Mahlzeiten pro Tag essen (oder es zumindest versuchen), weil es Routine bedeutet und Kapha-Typen geordnete Abläufe lieben. Jetzt, wo Sie die Vorteile der drei Mahlzeiten ohne Snacks zwischendurch kennen, möchten wir Sie erst recht dazu ermutigen. Die schwerwiegendste Umstellung, die Sie vornehmen werden, ist die Wahl der Nahrungsmittel, die Ihr Dosha ausgleichen, anstatt Trägheit zu begünstigen.

Was die Gewichtsabnahme betrifft, werden Sie von Ihren Yogaübungen in anderer Weise profitieren als Vata- und Pitta-Typen. Die anderen Doshas benötigen Übungen, die schrittweise vorgehen und erdend wirken, länger gehaltene Stellungen, starke Drehbewegungen und regenerierende Vorwärtsbeugen. Vata- und Pitta-Typen erzielen Gleichgewicht und Gewichtsabnahme, indem sie ihr sprunghaftes, nervöses System verlangsamen. Die Kapha-Übungen sollen Sie jedoch auf Touren bringen. Ein Ungleichgewicht lässt Kapha-Typen anfällig für körperliche Untätigkeit und allgemeine Trägheit werden. Sie schmeißen also im Grunde eine Willkommensparty für unerwünschte Kilos. Das Yogaprogramm des Kapha-Typs ist daher vollgepackt mit SONNENGRÜSSEN, belebenden Rückbeugen und Vinyasas (wörtlich bedeutet *Vinyasa* »Fluss«, eine Haltung geht in die nächste über), um den Puls zu erhöhen und Kalorien zu verbrennen. Die erhöhte Aktivität wird auch den Stoffwechsel ankurbeln, sodass Ihr Körper verbrennt, was er konsumiert, anstatt es zu speichern.

Die Kapha-Ernährung

Ein Kapha-Typ greift bei Ungleichgewicht gerne zu schweren Speisen, etwa Eiscreme oder Pommes frites, die – wenn auch nur vorübergehend – Sicherheit und Geborgenheit vermitteln. Über diese Eigenschaften verfügen Sie im Übermaß, wenn Sie im Gleichgewicht sind, versuchen aber sonst, sie von außen zuzuführen. Die Kapha-Ernährung basiert deshalb auf kalorienarmen, fettarmen Nahrungsmitteln. Wir verwenden diese Ausdrücke allerdings nicht gerne, weil Sie damit vermutlich aus Erfahrung geschmacklose Diätprodukte – »Pappe« – und Hunger assoziieren. Und aus gutem Grund: Bei den meisten kalorien- und fettarmen Produkten wurden einfach aus einstmals vollwertigen Nahrungsmitteln Fett und Kalorien entfernt, wodurch auch Nährwert und Geschmack verloren gehen. Sie fühlen sich daher unbefriedigt – und furchtbar hungrig. Nicht so bei der Kapha-Ernährung. Sie besteht aus frischem und getrocknetem Obst, Getreide, grünem Blattgemüse, Geflügel und Fisch. All diese Nahrungsmittel sind leicht, schmackhaft und gut verdaulich.

Sehen Sie, wie einige Eigenschaften der Kapha-Ernährung Ihnen helfen, schlank zu werden und ins Gleichgewicht zu kommen.

- **Kapha-Ungleichgewicht:** Langsamer Stoffwechsel
- **Die Lösung:** Abnehmen mit Gewürzen

Die Kapha-Ernährung hält Sie dazu an, beim Kochen Gewürze zu verwenden. Gemäß Ayurveda heizen Gewürze Ihr Verdauungsfeuer an. Sie bringen also Ihren Stoffwechsel auf Trab. Eine Studie zeigte, dass Capsaicin, der Stoff, der roten Chilischoten ihre Würze verleiht, den Körper veranlassen kann, bis zu 23 Prozent mehr Kalorien zu verbrennen. Und eine bahnbrechende Studie mit Tieren, die kürzlich im *Journal of Nutrition* publiziert wurde, ergab, dass Curcumin, die Substanz, durch die das Gewürz Gelbwurz oder Kurkuma (kapha-geeignet) seine gelbe Farbe erhält, das Wachstum neuer Fettzellen bremsen kann.

Wissenschafter vermuten, dass die Substanz eventuell die Bildung neuer Blutzellen im Fettgewebe verlangsamt, wodurch we-

Kapha-Superfood

Trockenobst

Trockenfrüchte helfen Kapha-Typen, überschüssigen Schleim auszuscheiden.

Sprossen

Sie sind reich an Antioxidantien und haben mitunter den 400-fachen ernährungsphysiologischen Wert der ausgewachsenen Pflanze. Sie wirken auch sehr stark entgiftend auf das Verdauungssystem.

Paprikaschoten

Paprikaschoten sind herb und kühlend, sie enthalten reichlich Vitamin A, B und C. Sie wirken auf natürliche Weise gegen Verschleimungen und entgiften Blut und Lymphe.

Mais

Mais ist eine der trockensten Getreidesorten, er hilft gegen die Kapha-Neigung, überschüssigen Schleim festzuhalten.

Mangold

Dieses wunderbare grüne Blattgemüse reinigt Blut und Lymphe und liefert Chlorophyll als Nährstoff für die guten Darmbakterien.

Spinat

Auch dieses reinigende grüne Blattgemüse ist reich an Vitaminen und Mineralstoffen.

Zwiebeln

Sie sind würzig, scharf und herb; daher stimulieren sie das Nerven- und Immunsystem und wirken somit verjüngend und entschlackend.

Honig

Honig ist warm, süß und etwas scharf, man weiß, dass er die Fettverbrennung fördert.

Pfefferschoten

Scharfe Gewürze, wie Pfefferschoten, kurbeln den Stoffwechsel an – perfekt für Kapha-Typen.

Erbsen

Dieses äußerst nahrhafte Frühlingsgemüse ist großartig für den Kapha-Typ, es fördert die Lymphbewegung und verjüngt.

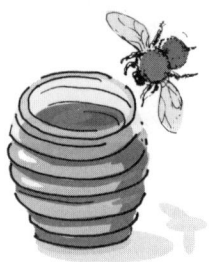

niger Nährstoffe und Sauerstoff für die Produktion neuer Zellen dorthin gelangen. Andere Studien haben ergeben, dass der Zusatz von Gewürzen wie Zimt und schwarzem Pfeffer Menschen veranlasst, bei einer Mahlzeit weniger Kalorien aufzunehmen.

* **Kapha-Ungleichgewicht:** Verschleimung
* **Die Lösung:** keine Milchprodukte

Ein großes Nein gilt in der Kapha-Ernährung allen Milchprodukten. Milchprodukte gelten als schleimfördernd, problematisch für Kapha-Typen (denken Sie daran, was passiert, wenn Sie bei Schnupfen Milch trinken), weil sie ein bestimmtes Protein, das Casein, enthalten. Casein kann vorhandenen Schleim verdicken und eine laufende Nase oder Sekretabfluss in den Rachen verursachen. Da Sie bereits anfällig für Verschleimung sind, möchten Sie Nahrungsmittel vermeiden, die Störungen wie Allergien, Asthma und Bronchitis entstehen lassen und verstärken. Wählen Sie stattdessen Milchersatzprodukte wie Soja- oder Reisdrinks (und daraus hergestellte Produkte), die Kalzium liefern und nicht jene schweren, feuchten Eigenschaften haben, die Sie loswerden möchten. Wenn Sie die empfohlenen 1000 Milligramm Kalzium pro Tag (oder mehr bei Schwangerschaft, Stillen oder nach der Menopause) nicht erreichen, würden wir die Einnahme eines Kalziumpräparates vorschlagen, das zusätzlich Vitamin D für eine bessere Aufnahme enthält. Und lassen Sie vom Arzt Ihren Vitamin-D3-Spiegel prüfen. Eine im *Journal of Clinical Nutrition* veröffentlichte Studie des Robert-Koch-Instituts schätzt, dass 60 Prozent der erwachsenen deutschen Bevölkerung nicht ausreichend mit Vitamin D versorgt sind, und ein geringer Vitamin-D-Spiegel wird mit chronischer Gewichtszunahme und Fettleibigkeit in Zusammenhang gebracht.

Der Kapha-Ernährungsplan

- Wählen Sie Nahrungsmittel, die leicht, trocken und warm sind, wie grünes Blattgemüse, Beeren und Getreide; meiden Sie schwere und fettige Speisen, wie Nüsse, Öle und rotes Fleisch.
- Verwenden Sie viele Gewürze.
- Meiden Sie Milchprodukte.

Die Kapha-Einkaufsliste

Ist der Kapha-Körper aus dem Gleichgewicht, klammert er sich an Feuchtigkeit und Fett. Mit den nachfolgend angeführten Nahrungsmitteln werden Sie dem ein für alle Mal ein Ende setzen. Zwar verwenden wir für unsere Rezepte Nahrungsmittel mit wenig Kalorien und Fett, doch Sie müssen nicht sklavisch mit Taschenrechner und Tagebuch arbeiten, jeden Bissen berechnen, der Ihnen über die Lippen kommt. Alle Nahrungsmittel für Kapha-Typen sind von Natur aus fett- und kalorienarm, weil sie aus der Erde, nicht aus der Fabrik stammen. Außerdem kombinieren die Speisepläne diese Speisen so, dass jede Mahlzeit die benötigten Nährstoffe in der erforderlichen Menge liefert. Bringen Sie eine Kopie dieser Liste am Kühlschrank an oder haben Sie sie im Auto stets in Griffweite.

*Geben Sie diesen Nahrungsmitteln den Vorzug

Gemüse
Alfalfasprossen*
Artischocken
Bittermelone*
Blattmangold*
Blattsalat*
Blumenkohl*
Bohnensprossen*
Brokkoli
Brunnenkresse*
Chicoree*
Chilischoten, ge-
trocknet*
Endiviensalat*
Fenchel
Grüne Bohnen*
Grünkohl*
Ingwer
Kartoffeln, Ofen-*
Knoblauch*
Lauch
Löwenzahn*
Mais*
Möhren*
Paprikaschoten*
Pfefferschoten

Pilze*
Radieschen*
Rosenkohl*
Rote Bete
Schwarzkohl*
Seetang
Sellerie*
Spargel*
Spinat*
Steckrüben*
Weißkohl*
Yamswurzeln
Zwiebeln*

Obst
Äpfel
Beeren, alle Sorten
Birnen
Granatäpfel
Grapefruit
Limetten
Papayas
Trockenfrüchte
(alle)*
Zitronen

**Kräuter und
Gewürze**
Anis
Asa foetida
Basilikum
Bockshornklee
Cayennepfeffer*
Dill
Fenchelsamen
Gewürznelken*
Grüne Minze
Ingwer
Kamille
Kardamom
Knoblauch
Koriander
Koriander, frisch
Kreuzkümmel
Kümmel
Kurkuma
Lorbeerblatt
Majoran
Meerrettich
Muskatnuss
Oregano
Petersilie*

105

Pfefferminze
Rosmarin
Safran
Salbei
schwarzer Pfeffer*
Senf
Thymian
Zimt

Hülsenfrüchte
Adzukibohnen
Bohnenkeimlinge*,
alle Sorten
dicke Bohnen
Erbsen*
Kichererbsen
Kidneybohnen*
Linsen*
Mungbohnen*
Soja*
Spalterbsen
Urdbohnen
Zuckererbsen

Fleisch und Fisch
Hähnchen
Süßwasserfisch

Öle
Distelöl
Maiskeimöl*
Rapsöl
Senföl
Sojaöl
Sonnenblumenöl

**Milchprodukte
und Milchersatz**
Ghee (in Maßen)
Reisdrink
Sojamilch
Ziegenmilch,
fettarm*

Getreide
Amaranth
Buchweizen
Gerste
Hafer
Langkornreis
Mais
Quinoa
Roggen
Vollkornreis

Getränke
Wasser (warm oder
heiß)

Kräutertee
Erdbeerblätter*
Gewürznelken*
Hibiskus*
Ingwer*
Kardamom*
Löwenzahn*
Luzerne
Orangenschalen*
Wegwarte*
Zimt*

Süßungsmittel
Honig *
Melasse

Stressfreie Ernährung

Dieses Programm wurde auf Sie ausgerichtet; und wie Sie bereits gesehen haben, meinen wir das ernst. Von den einzelnen Einkaufslisten bis zu den Yogastellungen ist jeder Schritt so gestaltet, dass er Ihr Dosha ausgleicht, Ihre Gewichtsabnahme anregt, Ihren Geist befreit und zu Ihrem Wohlbefinden führt. Wir verlangen allerdings dafür von Ihnen auch Umstellungen Ihrer Lebensweise (zum Beispiel den Verzicht auf Zwischenmahlzeiten). Wir würden uns zwar wünschen, dass diese Veränderungen für jede/jeden einfach umsetzbar wären, aber wir wissen, dass das nicht immer so leicht ist. Im Verlauf der nächsten drei Wochen werden Ihnen die folgenden Abschnitte zur stressfreien Ernährung bei Problemen helfen, die in der jeweiligen Woche auftreten könnten. Außerdem erklären wir Ihnen einige Zen-Regeln, die Sie dabei unterstützen, auf Kurs zu bleiben.

Vata

Stress: »Schon der Gedanke an nur drei Mahlzeiten pro Tag macht mir Angst.«

Lösung: Da Sie von Natur aus zum *Grazing* neigen, können Vata-Typen bis zu sieben-, acht- oder neunmal pro Tag essen, eine Reduktion auf drei Mahlzeiten ist daher ein großer Schritt. Gehen Sie langsam vor. Beginnen Sie mit Frühstück, Mittagessen, Abendessen und einer vierten Mahlzeit je nach Ihrem persönlichen Bedarf, etwa einer

Schale Suppe zwischendurch. Hören Sie auf Ihren Körper und vergessen Sie nicht, jedes Mahl groß und befriedigend zu gestalten, in einem ruhigen Umfeld zu essen, sich Zeit zu nehmen.

Pitta

Stress: »Ich habe dafür keine Zeit.«

Lösung: Es stimmt, dass drei Mahlzeiten pro Tag mehr Zeit erfordern, als Sie gewohnt sind, wenn Sie üblicherweise zwischendurch etwas hinunterschlingen – von dem Sie nach fünf Minuten nicht mehr sagen können, was es war. Überlegen Sie Folgendes: Es würde Ihnen nicht im Traum einfallen, Ihr Auto nur so voll zu tanken, dass Sie bis zur nächsten Tankstelle kommen. Aber genau das machen Sie. Wenn Sie jede Mahlzeit gut im Voraus planen, also wissen, was Sie im Laufe des Tages essen werden, und alle Zutaten im Haus haben, dann können Sie Ihren Tag wie gewohnt in Angriff nehmen und durchstarten. Der Lohn dafür: Sie können mit 140 Kilometern pro Stunde durch Ihren Tag brausen, ohne ein einziges Schlagloch bewältigen zu müssen.

Kapha

Stress: »Ich mache zwischen den Mahlzeiten schlapp.«

Lösung: Kapha-Typen finden es einfacher, sich auf drei Mahlzeiten umzustellen, als Vata- oder Pitta-Typen. Wenn Sie jedoch gewohnt sind, zwischendurch zu naschen, werden Sie wahrscheinlich Blutzuckerschwankungen haben, die sich bemerkbar machen, wenn Sie länger als einige Stunden nichts essen. Glücklicherweise klingt das bald ab. Nehmen Sie sich für diese Woche vor, drei Mahlzeiten pro Tag zu essen. Wenn Sie jedoch das Gefühl haben, Sie schaffen es nicht ohne Leistungsabfall von einer bis zur nächsten, essen Sie einen kleinen, gesunden Snack.

Yoga für Ihr Dosha

Sie wissen nun alles darüber, wie Sie für Ihr Dosha essen müssen, also ist es an der Zeit, Ihre rutschfeste Matte auszurollen und sich in die Haltung des NACH UNTEN SCHAUENDEN HUNDES zu begeben. Vielleicht ist es Ihr erster Versuch, vielleicht der millionste. Egal, es wird Ihnen gut tun. Schon diese einfache Haltung entspannt Hüften, hintere Oberschenkelmuskeln und Unterschenkel. Sie streckt Ihre Handgelenke, den Nacken und die Schultern und kräftigt Bauchmuskeln, Arme und Rücken. Und das ist nur eine Haltung! Stellen Sie sich vor, was eine ganze Übungseinheit bewirken wird. Sie werden es noch erfahren.

So wie jedes Dosha verschiedene Ernährungsmaßnahmen braucht, um ins Gleichgewicht zu kommen, profitiert es auch von verschiedenen Arten von Yogaübungen. Ein Pitta-Typ braucht beispielsweise langsam fließende Übungen, um sein Feuer zu mäßigen. Die Übungen des Vata-Typs sollten die äußere und innere Stärke fördern, Yoga für einen Kapha-Typ sollte temporeich und schweißtreibend sein.

In den nächsten drei Abschnitten (für jedes Dosha einer) finden Sie mehr Informationen darüber, warum das für Ihr Dosha vorgesehene Yogaprogramm Ihnen beim Schlankwerden und Kräftigen helfen wird, während es Ihre Flexibilität erhöht. Sie werden auch eine Liste mit 20 Stellungen für Ihr Dosha erhalten – Ihre Top Twenty. Für alle Typen sei jedoch gesagt: Man muss die Übung vor allem am Anfang nicht perfekt ausführen. Yoga bedeutet, dass man sich langsam in die Haltung vorarbeitet, und jede Form, die man zum gegenwärtigen Zeitpunkt erreicht, ist perfekt. Niemals sollte eine Yogastellung über das angenehme Ziehen in Muskeln und Sehnen hinaus Schmerzen verursachen. Sollte das geschehen, gehen Sie bitte sofort aus der Stellung, und entspannen Sie sich in der HALTUNG DES KINDES. Die im Kapitel »Yogastellungen« gezeigten Haltungen bieten nur einen Anhaltspunkt für Ihre Praxis.

Yogaübungen für den Vata-Typ

Noch wichtiger als die Auswahl Ihrer Übungen ist für Sie eine gewisse Erdung. Der Vata-Typ neigt dazu, sich ablenken zu lassen, Dinge zu beginnen und niemals abzuschließen. Daher hält das Vata-Workout Sie dazu an, den Anker auszuwerfen, körperliche und geistige Stabilität und Stärke zu schaffen.

Betrachten Sie sich, sobald Sie sich auf Ihrer Yogamatte befinden, in einer Art Klausur. Verbannen Sie alles aus Ihrem Umfeld, was Sie ablenkt (Telefon abstellen, einen laufenden Fernseher oder das Radio ausmachen, etc.), sodass Sie sich auf sich selbst konzentrieren und alles andere ausblenden können. Und wenn Sie es geschafft haben, durch die Sitzungen zu kommen, sollten Sie sich selbst beglückwünschen. Nun ist die harte Arbeit vorüber.

Da der Vata-Körper meist klein und zart ist und Sie vielleicht einige Zeit mit Ihrer schlanken, wenn auch nicht durchtrainierten Statur gut zurechtkamen, werden Ihnen die Übungen für den Muskelaufbau zunächst vielleicht unbequem erscheinen. Nehmen Sie es nicht tragisch, wenn Ihre Beine mal schlottern. Das Zittern bedeutet nur, dass Sie Knochensubstanz aufbauen und Sie Ihre Muskeln wieder darauf trainieren, Sie zu stützen. Trotz Ihres federleichten Erscheinungsbildes haben Vata-Typen oft eine außergewöhnliche Kraft. Wenn Sie durch Yoga ein wenig Speck loswerden möchten, setzen Sie die anstrengenden Haltungen ein, um die Muskeln zum Knochen zu ziehen und Ihre Gliedmaßen einige Zentimeter länger wirken zu lassen. Schon eine bessere Haltung kann Sie um einige Kilos leichter erscheinen lassen.

Wenn Sie nach Yogakursen in Ihrer Nähe suchen, achten Sie darauf, dass fortgeschrittene Haltungen gelehrt und besonderer Wert auf die Atmung gelegt wird. Schlüsselwörter sind etwa *Vinyasa* oder *Flow*. Diese Arten von Yogakursen bieten eine Auswahl gängiger Stellungen: stehende Haltungen, Vorwärts- und Rückbeugen, Dreh- und Umkehrhaltungen. Ihr Körper muss gleichermaßen gestreckt und geformt werden, genau das bieten solche Kurse. Ihr Geist wird die Abwechslung schätzen. Kurse, die das Hauptgewicht nur auf die eher passiven Facetten des Yoga legen, sollten Sie meiden, etwa restoratives Yoga oder Yin-Yoga. (Verstehen Sie das nicht falsch: Yoga ist immer gut, doch Sie möchten in den nächsten drei Wochen möglichst viel erreichen. Probieren Sie möglichst viele Varianten des Yoga aus, wenn Sie mit diesem Programm die gewünschten Ziele erreicht haben.)

Wenn Ihnen irgendetwas Angst macht, gehen Sie einen Schritt zurück und greifen Sie auf einfache Atemübungen zurück. Ihr kreativer Geist wird Sie sicher zu Streckübungen anleiten, die Ihr Körper für richtiges Formen benötigt. Hören Sie auf ihn.

20 Stellungen für den Vata-Typ*

Die folgenden sind die optimalen Stellungen für Vata-Typen. Wenn diese in Ihrem Yogakurs vorkommen oder Sie zu Hause zusätzlich üben, schenken Sie diesen Übungen besondere Aufmerksamkeit. (Lassen Sie sich nicht ablenken, Sie können diesen Plan einhalten.) Achten Sie sorgfältig darauf, wie sich die Stellungen anfühlen. Sie sollten ruhig und stetig üben, einen Ausgleich zwischen Kräftigung und Entspannung finden. Bei einigen dieser Stellungen wird es auch um die automatische Reaktion Ihres Körpers auf langes Halten gehen – er wird zu rascheren Bewegungen übergehen wollen. Wenn Sie merken, dass Sie gerne zur nächsten Übung wechseln, schneller machen oder etwas Neues probieren möchten, verlangen Sie sich selbst die

---

* Darstellungen all dieser Haltungen finden Sie im Kapitel »Die Yogastellungen« (Seite 350). Die Anweisungen für die WECHSELATMUNG erhalten Sie auf Seite 191.

Disziplin ab, die Stellung noch mindestens einen Atemzug länger zu halten. Dadurch können Sie die Haltung intensiver erleben als bisher. Diese Neuerung sollte Sie bei der Stange halten.

Wie Sie die Liste zu Hause verwenden

Das Programm erfordert etwa 20 bis 30 Minuten Zeit. Beginnen Sie immer mit zehn SONNENGRÜSSEN (siehe Darstellung des SONNENGRUSSES auf Seite 410 ff.). Der erste sollte langsam und von der Atmung geprägt sein. Nehmen Sie sich in jeder einzelnen Bewegung des SONNENGRUSSES mindestens für einen vollständigen Atemzug (Ein- und Ausatmen) Zeit. Denken Sie weniger an die Form und mehr an die Öffnung spürbar verspannter Stellen im Körper. Beginnen Sie beim fünften SONNENGRUSS, etwas genauer auf die Form zu achten. Atmen Sie nun zu jeder Bewegung (beispielsweise NACH OBEN oder NACH UNTEN SCHAUENDER HUND) jeweils entweder ein oder aus. Führen Sie Ihre letzten vier SONNENGRÜSSE entsprechend rascher und dynamischer aus.

Vata-Typen fällt es schwer, sich mental voll auszurichten. Wenn es Ihnen hilft, sich etwas fest vorzunehmen, tun Sie das Folgende: Setzen Sie sich im Schneidersitz auf die Matte und legen Sie Ihren nicht dominanten Fuß zuoberst und Ihre rechte Hand mit der Handfläche nach oben in die linke, ebenfalls nach oben gerichtete Hand in Ihrem Schoß. Atmen Sie natürlich und wählen Sie eine bestimmte Intention aus. Ein einfacher Gedanke, von »Geduld« bis zu »heute Abend etwas Gesundes kochen«, trägt schon viel dazu bei, einen geschäftigen Geist zur

Ordnung zu rufen. Wenn Ihre Gedanken von den Yogaübungen abschweifen, konzentrieren Sie sich wieder auf diesen Gedanken. Während Sie eine Stellung halten, können Sie sich meditativ auf das Wort oder den Satz konzentrieren.

Wenn Geist und Körper nach dem SONNENGRUSS aufgewärmt sind, Sie sich ruhiger fühlen und Ihre Muskeln entspannter sind, wählen Sie fünf der im Folgenden aufgeführten Übungen. Halten Sie jede Stellung mindestens fünf bis zehn Atemzüge lang. Je länger Sie ausharren, desto mehr wirkt sie gegen Stress und Speck. Wenn Sie merken, dass Sie sich verspannen oder den Atem anhalten, gehen Sie in die HALTUNG DES KINDES und kehren Sie danach zu der Übung zurück. Wenn Sie fünf bis zehn Atemzüge die Stellung halten und gleichmäßig atmen können, erzielen Sie die beabsichtigte Wirkung.

Warum haben wir die folgenden Haltungen für den luftigen Vata-Typ ausgewählt? Sie unterstützen drei für den Vata-Typ entscheidende Faktoren beim Aufbau einer ausgewogenen, erdenden Routine trotz all der Ablenkung rundherum: Ganzkörperkräftigung, größere Stabilität und Gleichgewicht für Geist und Körper.

1. BRETT: Wirkt auf die Rumpfmuskulatur, fördert emotionale Stärke und Selbstvertrauen.

2. NACH UNTEN SCHAUENDER HUND: Belebt; öffnet Arme, Schultern, Rücken und Beine.

3. NACH OBEN SCHAUENDER HUND: Öffnet die Brust und kräftigt den Rücken; verbessert die Gemütsverfassung und bekämpft Depressionen und Ängste.

4. VORWÄRTSBEUGE: Entspannt Rücken und Steißbein; öffnet die Rückseiten der Beine und Hüftgelenke und fördert die Introspektion.

5. LIEGESTÜTZ: Kräftigt den gesamten Körper; formt die Arme, baut die Brust-, Rücken- und Rumpfmuskulatur auf.

6. DELFIN: Fördert die Durchblutung, kräftigt Oberkörper und Rumpf, bereitet den Körper auf Kopf- und Handstand vor.

7. KRIEGER I: Bekämpft Stress, Schlaflosigkeit und Ängste; fördert das Gleichgewicht und kräftigt.

8. DREIECK: Streckt die Körperseite, erdet die Beine und entspannt die untere Wirbelsäule, während die gesamte Wirbelsäule länger wird.

9. KRIEGER III: Erfordert Gleichgewichtssinn und Ganzkörperstärke. Stärkt die Balance.

10. GEDREHTER HALBMOND: Fördert die Verdauung und lässt uns mit einer Kombination aus Drehung und Balance stärker, durchhaltefähiger und geschickter im Multitasking werden.

11. ADLER: Nimmt Spannung von den Hüften, dem Rücken und den Schultern, lässt so die Rumpfmuskulatur zur wichtigsten Kraftquelle werden.

12. TÄNZER: Kombiniert Balance mit Kraft. Führt dazu, dass Wirbelsäule und Rücken Spannung loslassen.

13. BAUM: Fördert den Fokus, aktiviert den Rumpf und bessert die Balance.

14. KRÄHE: Erfordert Stärke der tiefen Rumpfmuskulatur, Überwindung der Furcht vor dem Vorwärtsfallen.

15. FROSCH: Setzt toxische Emotionen frei, die, so glaubt man, im Fettgewebe gespeichert sind, besonders an den Hüften; lockert Wirbelsäule und Steißbein; schmiert knirschende Gelenke, besonders die Hüften.

16. PFLUG: Streckt Nacken und Wirbelsäule, fördert so die Entspannung des Nervensystems.

17. NACH UNTEN SCHAUENDER HUND, EIN BEIN ANHEBEND: Erweitert diese erholsame, die Spannung des gesamten Körpers verbessernde Haltung um ein kräftigendes Element.

18. SEITLICHER LIEGESTÜTZ MIT EINBEINSTRECKUNG: Lässt den Körper dynamisch arbeiten, verbessert

die Spannkraft an Beininnenseiten, Rumpf und Armen und festigt die Bauchmuskeln.

19. STEHENDER HALBMOND MIT ANGEWINKEL-TEM BEIN: Erfordert gezielte Aufmerksamkeit auf Balance sowie die Kraft, auf einem Bein zu stehen; lädt zur Rückbeuge ein, um die Offenheit der Körpervorderseite zu erhöhen.

20. WECHSELATMUNG: Bringt rechte und linke Gehirnhälfte ins Gleichgewicht; fördert die Kreativität.

Yogaübungen für den Pitta-Typ

Hauptziel der Yogaübungen für den Ausgleich des Pitta-Typs ist das Ablegen des Konkurrenzstrebens. In Yoga können Sie mit Ihrer Fähigkeit, der/die Beste zu sein, letztlich keinen Preis gewinnen. Für Sie bedeutet es einen Triumph, die HALTUNG DES KINDES einzunehmen statt auf Kosten Ihrer Gelenke noch einen SONNENGRUSS herauszuschinden. Pitta-Typen glänzen, wo Ziele offensichtlich sind und Herausforderungen überwunden werden können. Anstatt so zu tun, als ob Ihnen Ziele nichts bedeuten würden, sollten Sie diese neu definieren. Anstatt die biegsamste oder kräftigste anwesende Yogini zu sein, wetteifern Sie lieber heftig darum, wie sehr Sie sich zurückhalten können oder wie sorgfältig Sie eine langsame Serie von präzisen Bewegungen ausführen können. Langsame Bewegungen lenken Ihr Bewusstsein auf Ihren Körper und verleihen den Übungen eine Energie, die bleibt, anstatt Sie zu erschöpfen.

Das Leben eines Pitta-Typs ist voller Feuer; auf der Yoga-matte sollte jedoch aus dem Kochen ein Köcheln werden. Die echte Aufgabe besteht darin, weniger zu tun und sich dabei gut zu fühlen. Wenn der Lehrer eine Haltung für Fortgeschritte-ne anbietet, wagen Sie diese möglichst erst dann, wenn Sie das vorherige Niveau ausgereizt haben. Geben Sie sich den Emp-findungen des Moments hin, gehen Sie erst dann tiefer. Wenn diese Methode der Übung die Spannung nimmt, dann wagen Sie den nächsten Schritt; aber machen Sie diesen langsam, nicht wie ein Zehnkämpfer.

In ihren Yogaübungen sollten sich Pitta-Typen auf Vorwärts-beugen und sitzende Haltungen konzentrieren. Vorwärtsbeu-gen fördern die Introspektion; Sie sehen in Ihr Inneres, fragen sich, was dort vorgeht und was Sie wirklich wollen. (Außerdem können Sie sich dann nicht mit Ihrem Nachbarn auf der nächs-ten Matte vergleichen.) Das Nervensystem kann sich entspan-nen, wenn es weniger Stimuli erhält. Wenn Sie lange, dehnen-de sitzende Stellungen halten, kommt das der Intensität zugute und gleichzeitig der Wahrnehmung einer Lockerung tiefer Ge-webeschichten.

Wenn die Wahrnehmung intensiver wird, versuchen Sie mit Hilfe der Atmung – langsames, tiefes Ein- und Ausatmen durch die Nase – länger und ruhiger in dieser Haltung zu verweilen. Je mehr Geist und Körper eines Pitta-Typs loslassen, desto mehr profitiert er von der Haltung. Außerdem lässt diese Methode dem Stress keine Chance. Nur ein Pitta-Typ ist in der Lage, aus Yoga Stress zu machen. Tun Sie es nicht.

Wenn Sie Ausschau nach Yogakursen in Ihrer Nähe halten,

wird ein Kurs für Yin-Yoga am Ende der Woche so viel Erholung bieten, als hätten Sie ein Jahrzehnt geschlafen. Diese Art von aktivem Ausruhen ist genau das Richtige für Sie. Eine andere Möglichkeit bieten Yogarichtungen wie *Iyengar* oder *Anusara*. Diese legen das Hauptaugenmerk auf die genaue Ausrichtung des Körpers, was Sie von Ihrem zielorientierten Denken abhalten wird. Anstatt Ihre Kurskollegen zu übertreffen oder den besten NACH OBEN SCHAUENDEN HUND zu schaffen, werden Sie sich darauf konzentrieren, dass Ihr Bauchnabel zur Wirbelsäule zieht und Ihre Schulterblätter in jeder Haltung nach unten gehen.

Wenn Sie die Feinheiten der Geist-Körper-Übungen verstehen lernen – etwa wie man die inneren Oberschenkel und großen Zehen zur Stabilisierung einsetzt oder das dritte Auge als Kreativitätsquelle nützt –, erweitern Sie die Übung um eine geistige Herausforderung, wodurch Sie sich von Ihrem Tagespensum lösen und auf die dynamischen Bewegungen einstimmen können, die erforderlich sind, um Ihren Körper die Präzision zu lehren, die Sie für Ihre Gesundheit von Kopf bis Fuß brauchen.

Sie wissen, jede Yogastellung ist gut für Sie, aber die 20 Stellungen für Ihren Typ halten Sie an, auf eine andere Art der Perfektion hinzuarbeiten: jene Art, die das Unvollkommene vollkommen akzeptiert.

20 Stellungen für den Pitta-Typ*

Wenn diese Stellungen im Yogakurs an die Reihe kommen oder Sie zu Hause einige Minuten übrig haben (Sie sind ein Pitta-Typ, Sie finden die Zeit dafür), achten Sie besonders darauf, wie Sie diese ausführen und ob sie Ihnen ein stärkeres Gefühl der Präsenz, der Offenheit geben. Denn das sollten sie. Setzen Sie diese Haltungen ein, wenn Ihr rasender Puls Panikgefühle hervorruft oder wenn Sie spüren, dass Sie zusätzliche Stärkung gegen entstehenden Stress benötigen. Setzen Sie sich auf die Matte und versuchen Sie es mit Yoga als Medizin. Sie würden sich zwar in einem flotten Vinyasa-Flow-Kurs gut schlagen oder eindrucksvoll beim Bikram Yoga mithalten, Ihre Herausforderung besteht jedoch darin, Ihre Übungen langsamer zu gestalten, um Kraft und Beweglichkeit zu gewinnen.

Wie Sie die Liste zu Hause verwenden

Normalerweise steht die Abkühlphase am Ende einer Yogastunde, Pitta-Typen müssen jedoch damit anfangen. Am empfehlenswertesten ist der Beginn in der Rückenlage. Legen Sie sich auf den Rücken, schließen Sie die Augen, ziehen Sie die Fußsohlen zueinander und legen Sie Ihre Hände auf den Bauch. Entspannen Sie den gesamten Körper und achten Sie auf die Atmung. Bleiben Sie so zehn Atemzüge lang. Rollen Sie dann auf die rechte Seite und kommen Sie durch Aufstützen der Hände in eine sitzende Haltung. Gehen Sie in den Schneider-

---

* Darstellungen all dieser Haltungen finden Sie im Kapitel »Die Yogastellungen« (Seite 350). Die Anweisungen für die WECHSELATMUNG erhalten Sie auf Seite 191.

sitz, mit Ihrem nicht dominanten Fuß zuoberst, und legen Sie Ihre rechte Hand mit der Handfläche nach oben in die linke, ebenfalls nach oben gerichtete Hand in Ihrem Schoß. Atmen Sie natürlich und wählen Sie eine bestimmte Intention aus. Ein einfacher Gedanke, von »Geduld« bis zu »heute Abend etwas Gesundes kochen«, trägt schon viel dazu bei, einen geschäftigen Geist zur Ordnung zu rufen. Wenn Ihre Gedanken von den Yogaübungen abschweifen, kommen Sie wieder zu diesem Gedanken zurück. Während Sie eine Stellung halten, können Sie sich meditativ auf das Wort oder den Satz konzentrieren.

Wenn Geist und Körper bereit sind und sich Ruhe breitmacht, wählen Sie fünf der im Folgenden aufgeführten Übungen. Halten Sie jede Stellung mindestens fünf bis zehn Atemzüge lang. Je länger Sie ausharren, desto mehr wirkt sie gegen Stress und Speck. Wenn Sie merken, dass Sie sich verspannen oder den Atem anhalten, gehen Sie in die HALTUNG DES KINDES und kehren Sie danach zu der Übung zurück. Wenn Sie fünf bis zehn Atemzüge die Stellung halten und gleichmäßig atmen können, erzielen Sie die beabsichtigte Wirkung.

Das Programm erfordert etwa 20 bis 30 Minuten Zeit. Beginnen Sie immer mit zehn SONNENGRÜSSEN (siehe Darstellung des SONNENGRUSSES auf Seite 410 ff.). Der erste sollte langsam und von der Atmung geprägt sein. Nehmen Sie sich in jeder einzelnen Bewegung des SONNENGRUSSES mindestens für einen vollständigen Atemzug (Ein- und Ausatmen) Zeit. Denken Sie weniger an die Form und mehr an die Öffnung spürbar verspannter Stellen im Körper. Beginnen Sie beim fünften SONNENGRUSS, etwas genauer auf die Form zu achten. Atmen Sie nun zu jeder Bewegung (beispielsweise NACH OBEN oder UNTEN SCHAUENDER HUND) jeweils entweder ein oder aus. Führen Sie Ihre letzten vier SONNENGRÜSSE entsprechend rascher und dynamischer aus. Je schneller Sie sich bewegen, desto mehr scheinen Sie Ihren Körper unter Kontrolle zu haben.

Das Gegenmittel für feurige Pitta-Tendenzen sind Haltungen, die ruhige Intensität fördern, die Trumpfkarte der Pitta-Typen. Tiefe, lang gehaltene Stellungen können Jahre aufgestauter Spannung auflösen. Perfekte Haltungen für den Pitta-Typ sind jene, die den Körper dazu bringen loszulassen, anstatt ihn zu überhitzen, und lang gehaltene Stellungen, bei denen durch Anspannung, Dehnung und Beugung verspanntes Muskelgewebe gelockert wird.

1. NACH UNTEN SCHAUENDER HUND: Dient als Abkühlung während rascher Abfolgen; diese Umkehrung bietet Ruhe und Verlängerung des ganzen Körpers.

2. KRIEGER II: Ermöglicht eine Öffnung der Hüfte und ein Freisetzen angesammelter Spannung in der Wirbelsäule.

3. GEDREHTES DREIECK: Öffnet und streckt Beine, Hüften und Flanken; die Drehung fördert zusätzlich die Verdauung.

4. BAUM MIT HALBEM LOTUS: Stärkt die Fußknöchel und Beine, öffnet die Hüften und verlangt Balance.

5. KRÄHE: Erfordert kräftige Rumpfmuskeln; lehrt den Körper, manche Muskelgruppen loszulassen und andere in einem dynamischen Gleichgewicht einzusetzen.

6. BOOT MIT GEHALTENEN ZEHEN: Erfordert eine Verlängerung der Wirbelsäule und der Beine.

7. HEUSCHRECKE: Kräftigt die Körperrückseite und verbessert deren Muskeltonus.

8. KAMEL: Verbessert die Stimmung und öffnet die Körpervorderseite, die Schultern und den oberen Rücken.

9. BRÜCKE (MIT ROLLE): Hebt die Stimmung wie eine Rückbeuge, die zusätzliche Beinaktivität stärkt den Rumpf und den geistigen Fokus.

10. UNTERSTÜTZTER FISCH: Öffnet die Brust, bessert die Stimmung, stützt die Wirbelsäule und öffnet die Hüften.

11. LIEGENDER WINKEL: Lockert die Innenseite der Lenden und Beine und nimmt Stress von der Wirbelsäule.

12. KUHGESICHT: Hilft gegen Cellulite durch Förderung des Lymphflusses.

13. FROSCH: Setzt toxische Emotionen frei, die, so glaubt man, im Fettgewebe gespeichert sind, besonders an den

Hüften; lockert Wirbelsäule und Steißbein; schmiert knirschende Gelenke, besonders die Hüften.

14. PFLUG: Streckt Nacken und Wirbelsäule, fördert so die Entspannung des Nervensystems.

15. GLÜCKLICHES KIND: Öffnet die Hüften; fördert Entspannung.

16. DOPPELTE TAUBE: Drückt Spannung aus den tiefen Hüften; fördert Ruhe, Lockerung und Introspektion.

17. SITZENDER HELD: Bekämpft Müdigkeit; steigert die Durchblutung der Beine und der Wirbelsäule.

18. EINFACHE UMKEHRHALTUNG: Lässt Schwellungen und Entzündungen in den Beinen zurückgehen und lockert die Wirbelsäule.

19. BOGEN: Eine Rückbeuge, welche die Öffnung der Schulter und die Dehnung des gesamten Körpers fördert.

20. WECHSELATMUNG: Bringt rechte und linke Gehirnhälfte ins Gleichgewicht; fördert Kreativität.

Yogaübungen für den Kapha-Typ

Die Kapha-Übungen wirken wärmend und schweißtreibend – mehr als bei jedem anderen Typ. Primäres Ziele für Kapha-Typen sollte es sein, in Bewegung zu kommen und aus der Routine auszubrechen, um massige Muskeln schlanker erscheinen und Fett schmelzen zu lassen. Das beste Yoga für Sie produziert Hitze (*Tapas* in Sanskrit) im Körper und verbrennt die gespeicherten Giftstoffe. Wenn Sie in hohem Maße aufheizen, Ihren Puls erhöhen und Ihr geistiges Feuer anfachen, können Ihre Yogaübungen der Verschleimung in Ihrem Körper abhelfen.

Während Kapha-Typen sonst vielleicht zu eleganter Routine und organisierter Planung und Ausführung neigen, müssen sie auf der Yogamatte zur Naturgewalt werden. Wenn Sie bereits seit drei Jahren Kickboxen trainieren, aber immer noch nicht die definierten Muskeln haben, die Sie sich wünschen, wird dieses Programm ernsthaft etwas bewirken. Wahrscheinlich wurden bisher nur jene Körperteile beansprucht, auf deren Einsatz Sie konditioniert sind. Bei Yoga brauchen Sie Abwechslung und Spontaneität. Im Gegensatz zu Ihrer gewohnten, ureigenen Trainingsweise werden Ihre Yogaübungen rasch und dynamisch sein. Jede Minute, die Sie Yoga betreiben, sollte Sie dazu anhalten, loszulassen und in den Fluss zu kommen.

Kapha-Typen sollten kreativen Mischungen den Vorzug geben, Vinyasa, Yogakombinationen wie Ball-Yoga oder Yogilates, und raschen Flow-Kursen. Gut geeignet ist auch Bikram Yoga, weil die hohe Raumtemperatur die innere Hitze begünstigt, was Blähungen verringern und Sie in Bewegung setzen kann. Yogaeinheiten, in denen die Haltungen rasch wechseln, die Choreographie unerwartete Elemente enthält und der Puls kräftig ansteigt, sind gut für die Fettverbrennung, Cellulite-Bekämpfung und die geistige Flexibilität, die einen Rückfall in alte Gewohnheiten vermeiden hilft.

Welche Übungen verhelfen Kapha-Typen zu Gewichtsabnahme und besserem Muskeltonus? Die meisten Haltungen in Ihrer Liste der 20 Stellungen für Ihren Typ zielen auf große Muskelgruppen wie Beine und Gesäß ab. Spaß sollte dabei Vorrang haben. Wenn Sie Ihre Stellungen so richtig in Angriff nehmen, wird das Herz-Kreislauf-System stärker trainiert und mehr Fett verbrannt.

Sie wissen, jede Yogaübung ist gut für Sie, doch die 20 Stellungen für Ihren Typ katapultieren Sie aus Ihrer Komfortzone und setzen verstärkt die großen Muskelgruppen in Ihrem Körper für eine schnellere Fettverbrennung ein.

20 Stellungen für den Kapha-Typ[*]

Wenn diese Übungen im Yogakurs an die Reihe kommen oder Sie zu Hause einige Minuten dafür übrig haben (am besten schaffen Sie sich dafür eine heimische Routine), ist das ein Zeichen für Sie, so richtig loszulegen. Diese Haltungen sind genau das Richtige für Sie! Sie sind besser als Vorwärtsbeugen, die die Introspektion fördern und die körpereigenen Systeme langsa-

---

[*] Darstellungen all dieser Haltungen finden Sie im Kapitel »Die Yogastellungen« (Seite 350). Die Anweisungen für die WECHSELATMUNG erhalten Sie auf Seite 191.

mer arbeiten lassen, nämlich großzügig und athletisch. Kapha-Yoga fordert den Körper so sehr, dass er gar nicht anders kann, als Fett zu verbrennen und Muskeln aufzubauen.

Wie Sie die Liste zu Hause verwenden

Das Programm erfordert etwa 20 bis 30 Minuten Zeit. Beginnen Sie immer mit zehn SONNENGRÜSSEN (siehe Darstellung des SONNENGRUSSES auf Seite 410 ff.). Der erste sollte langsam und von der Atmung geprägt sein. Nehmen Sie sich in jeder einzelnen Bewegung des SONNENGRUSSES mindestens für einen vollständigen Atemzug (Ein- und Ausatmen) Zeit. Denken Sie weniger an die Form und mehr an die Öffnung spürbar verspannter Stellen im Körper. Beginnen Sie beim fünften SONNENGRUSS, etwas genauer auf die Form zu achten. Atmen Sie nun zu jeder Bewegung (beispielsweise NACH OBEN oder UNTEN SCHAUENDER HUND) jeweils entweder ein oder aus. Führen Sie Ihre letzten vier SONNENGRÜSSE rascher und dynamischer aus. Je schneller Sie sich bewegen, desto mehr scheinen Sie Ihren Körper unter Kontrolle zu haben.

Erdtypen schleichen auf ihre Matte, sie brauchen dringend ein wenig mehr Pepp. Versuchen Sie, die Routine aus Ihrer Übungseinheit zu vertreiben, nicht unbedingt, indem Sie Zeit und Ort variieren, sondern indem Sie sich selbst mehr fordern. Bleiben Sie zehn Minuten länger auf der Matte, wenn Sie können; ziehen Sie noch einige Stellungen durch; geben Sie sich einen Ruck. Sie werden erfreut feststellen, dass Ihre Bewegungen größer werden – das ist nicht peinlich, es erhöht die Wirkungskraft. Es ist gut, wenn ein bodenständiger Kapha-Typ mit einer gewagten Intention beginnt: Gehen Sie dazu in den Schneidersitz, mit Ihrem nicht dominanten Fuß zuoberst, und legen Sie Ihre rechte Hand mit der Handfläche nach oben in die linke, ebenfalls nach oben gerichtete Hand in Ihrem Schoss. Atmen Sie natürlich und wählen Sie eine Intention aus. Ein einfacher Gedanke, von »Geduld« bis zu »heute Abend etwas Gesundes kochen«, trägt schon viel dazu bei, einen geschäftigen Geist zur Ordnung zu rufen. Wenn Ihre Gedanken von den Yogaübungen abschweifen, konzentrieren Sie sich wieder auf diesen Gedanken. Während Sie eine Stellung halten, können Sie sich meditativ auf das Wort oder den Satz konzentrieren.

Wenn Geist und Körper nach den SONNENGRÜSSEN aufgewärmt sind und sich Ruhe breitmacht, wählen Sie fünf der im folgenden angeführten Übungen. Halten Sie jede Stellung mindestens fünf bis zehn Atemzüge lang. Je länger Sie ausharren, desto mehr wirkt sie gegen Stress und Speck. Wenn Sie merken, dass Sie sich verspannen oder den Atem anhalten, gehen Sie in die HALTUNG DES KINDES und kehren Sie danach zu der Übung zurück. Wenn Sie fünf bis zehn Atemzüge die Stellung halten und gleichmäßig atmen können, erzielen Sie die beabsichtigte Wirkung.

Warum haben wir die folgenden Haltungen für den Kapha-Typ gewählt? Sie alle dienen drei Zielen, die für Erdtypen auf der Matte und im Leben entscheidend sind: Kraft aufbauen, aus dem Trott ausbrechen und den Stoffwechsel steigern.

1. SONNENGRUSS: Mehr Energie, bessere Spannkraft und Konditionierung des gesamten Körpers; entspannt das Nervensystem.

2. BRETT: Wirkt auf die Rumpfmuskulatur, entwickelt die emotionale Stärke und fördert das Selbstvertrauen.

3. KOBRA: Bessert die Stimmung; öffnet und kräftigt die Brust; kräftigt Rücken und Schultern.

4. NACH OBEN SCHAUENDER HUND: Öffnet die Brust und kräftigt den Rücken; bessert die Stimmung, bekämpft Depressionen und Ängste.

5. LIEGESTÜTZ: Erhöht das Selbstvertrauen, baut Kraft in Rumpf und Armen auf, verlängert die Beine.

6. DELFIN: Fördert die Durchblutung, baut Kraft im Oberkörper und Rumpf auf, bereitet den Körper auf Kopf- und Handstand vor.

7. STUHLHALTUNG: Kräftigt den gesamten Körper.

8. TÄNZER: Setzt Kraft und Gleichgewicht des gesamten Körpers ein; verbessert Spannkraft in Beinen, Rücken und Rumpf und öffnet die Brust; verlängert und kräftigt die Wirbelsäule.

9. KRIEGER III: Das Stehen auf einem Bein erfordert einen kräftigen Rumpf; wirkt auf die Rückenmuskeln.

10. UMGEKEHRTER KRIEGER: Öffnet die Körpervorderseite (Lende, Beine, Brust); verleiht Macht und Erdung; bekämpft Müdigkeit.

11. KRÄHE: Erfordert kräftige Rumpfmuskeln; lehrt den Körper, manche Muskelgruppen loszulassen und andere in einem dynamischen Gleichgewicht einzusetzen.

12. BOOT: Erfordert Gleichgewicht, Kraft in den Beinen und starke Rumpfmuskeln.

13. BOGEN: Regt das Verdauungs- und Atemsystem an und massiert Unterleib und Wirbelsäule.

14. SCHULTERSTAND: Entspannt das Nervensystem; streckt Wirbelsäule und Steißbein; stärkt Selbstvertrauen; erhöht Scharfsinn.

15. BRETTHALTUNG AUFWÄRTS: Öffnet die Brust; streckt die Körpervorderseite von Kopf bis Fuß; wirkt auf Arme, Gesäß und Rumpf.

16. AUFGESTÜTZTER STOCKSITZ: Verbessert die Konzentration; stärkt Arme, Rumpf und Beine.

17. ROCK 'N' ROLL PUSHUP: Erfordert Ganzkörperkontrolle und besondere Kraft in den Bauchmuskeln.

18. NACH UNTEN SCHAUENDER HUND, EIN BEIN ANHEBEND: Erweitert diese erholsame, die Spannung des gesamten Körpers verbessernde Haltung um ein kräftigendes Element.

19. AUSFALLSCHRITT MIT VORWÄRTS GESTRECKTEN ARMEN: Kräftigt den Rumpf; erzeugt Feuer im Unterleib; zielt auf die großen Muskelgruppen zwecks Fettverbrennung ab.

20. WECHSELATMUNG: Bringt rechte und linke Gehirnhälfte ins Gleichgewicht; fördert Kreativität.

3. Woche: Gesunde Gewohnheiten zur schnelleren Fettverbrennung

Verwirf, was deine Seele beleidigt.
Walt Whitman

In zwei Wochen haben Sie Ihren Körper gelehrt, wieder Fett zu verbrennen. Sie haben den Stress mit einfachen Methoden ein wenig reduziert, durch ruhige Mahlzeiten und auf Ihren Typ zugeschnittenes Yoga. Mittlerweile sollten Sie sich von Natur aus reiner, gesünder und leichter fühlen.

Stellen Sie sich die ersten beiden Wochen als Vorbereitung für die letzten beiden vor. Anders ausgedrückt, Sie haben sich selbst darauf programmiert, zu einer Fettverbrennungsmaschine zu werden, und nun werden Sie Ihrem Körper noch mehr abverlangen – weil er dazu bereit ist. Nun ist es Zeit, Ihren

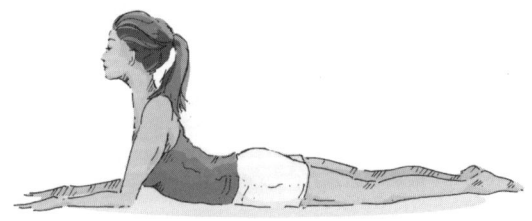

Blutzuckerspiegel absolut zuverlässig einzustellen. Durch eine einfache Veränderung werden wir Ihnen dadurch helfen, Ihre Gesundheit zu optimieren sowie eine tägliche Gewichtsabnahme (oder Erhaltung des Idealgewichts) zu erreichen.

Der Faktor Blutzucker

Was Sie essen, wird in Glukose umgewandelt, den bevorzugten Treibstoff für Körper und Gehirn. Wenn Sie mit einer Mahlzeit jedoch zu viel Stärke oder zu viel Zucker aufnehmen, erhält der Körper mehr Glukose, als er benötigt. Also schüttet er Insulin aus, ein in der Bauchspeicheldrüse hergestelltes Hormon, um den Blutzuckerspiegel wieder zu senken. Insulin leitet den Zucker in die Zellen und speichert ihn in Muskeln. Bei mäßigen Mengen ist dieser Vorgang ziemlich stabil. Wenn Sie jedoch eine Riesenpizza, einen Teller Pommes frites oder einen Berg Kartoffelpüree essen, muss Ihr Körper mit einem Blutzucker-Tsunami fertig werden.

Was macht er? Er überschwemmt den Körper mit *mehr* Insulin, um den Blutzuckerspiegel zu senken. Das Problem ist, dass die Bauchspeicheldrüse so viel Insulin ausschüttet, dass der Blutzuckerspiegel abstürzt. Er kann sogar tiefer absinken, als er vor dem Essen war. Auch wenn Sie Kalorien für zwei Mahlzeiten aufgenommen haben, kann es daher passieren, dass der Körper bald wieder Anzeichen für Nahrungsmangel wahrnimmt und das Gehirn Hungersignale aussendet. Sie werden auf Nahrungssuche geschickt, obwohl Sie eigentlich noch mit einem

Zuviel an Zucker fertig werden müssen. Ihr Körper befindet sich in ständiger Panik. Dieses Chaos in Körper und Geist verursacht ein Gefühl der Erschöpfung und Niedergeschlagenheit. Infolge der Blutzuckerspitzen und -abfälle haben wir mit einem unklaren Hungergefühl, gestilltem und nicht gestilltem Heißhunger, Müdigkeit und gleichzeitig mit einem Gefühl der Getriebenheit zu kämpfen.

Außerdem verbrennt der Körper kein Fett mehr, wenn die Bauchspeicheldrüse so viel Insulin ausschüttet, sodass er stattdessen Glukose verwertet. Das macht eine Gewichtsabnahme praktisch unmöglich.

Atmen Sie tief durch. Sie wissen nun, was läuft, also können Sie eine Ernährungslösung für Ihren Typ wählen, die Ihr Befinden und Ihre Leistungsfähigkeit stabilisiert und Sie wieder klar denken lässt. Snacks zu streichen war dabei die erste Maßnahme.

In den nächsten beiden Wochen werden wir weiter gegen die Blutzuckerschwankungen angehen und den Wert noch konstanter halten, mit besonderem Augenmerk auf Fettverbrennung über längere Zeiträume. Sie müssen weder hungern noch fasten. Der größte Vorteil an dieser Umstellung ist der gute Schlaf. Wenn Sie die nächsten Schritte umsetzen, werden Sie die ganze Nacht Fett verbrennen. Und Ihr Körper verbrennt Fett schneller, weil er nicht mit dem Blutzucker-Tsunami und den Verdauungsvorgängen, die während des Schlafes die Energien im Körper beanspruchen, beschäftigt ist. Gemäß Ayurveda kommt nachts die »Putzkolonne« und reinigt Ihr Inneres, damit Sie außen gut aussehen. Wenn sie ihre Aufgabe nicht verrichten kann, weil in den Körper-Büros noch gearbeitet wird, werden Sie nicht gründlich für den nächsten Tag vorbereitet sein.

Im Folgenden finden Sie den Schlüssel zu schnellerer und längerer Fettverbrennung sowie einige Richtlinien, wie Sie das trotz übervollem Terminplan umsetzen können. Wir stellen diese Schritte in der Mitte dieses Programms vor, weil Sie nun dazu bereit sind. Ihr Körper ist bereit.

Die Hauptmahlzeit mittags und weniger zu Abend

In dieser Woche werden Sie das Mittagessen zur größten Mahlzeit des Tages machen. Warum? Laut Ayurveda sind Ihr Stoffwechsel und Ihre Verdauung zwischen 10 Uhr und 14 Uhr am aktivsten. Daher sollten Sie mittags die meisten Kalorien zu sich nehmen, denn dann verdaut der Körper die Mahlzeit am effizientesten. Wenn die Uhr zwölf schlägt, haben wir außerdem noch einen Großteil des Tages vor uns. Essen wir entsprechend.

Natürlich leben wir in einer beschleunigten Welt, in der die Mittagspause immer mehr das Schicksal zahlreicher »langsamerer« Sitten teilt, aber gerade hier sollten wir die Gewohnheit, in Ruhe zu essen, auf jeden Fall wieder in unseren Tagesablauf aufnehmen. *Die Yoga-Diät* berücksichtigt, dass Sie nicht häufig die Möglichkeit haben werden, sich mitten am Tag in aller Ruhe ein großes Mahl zuzubereiten, und dass es wahrscheinlich auch niemanden gibt, der den ganzen Tag für Sie kocht.

Aber wir raten Ihnen, nach Möglichkeit mehr zu Mittag und

weniger zu Abend zu essen, mindestens dreimal unter der Woche und definitiv am Wochenende. Sie werden das Ergebnis spüren. Beobachten Sie, was um die Zeit passiert, zu der Sie gewöhnlich Ihr nachmittägliches Tief haben (bei den meisten von uns ist das zwischen 15 und 16 Uhr). Die 20 Minuten, die Sie sich für eine ausgiebige Mahlzeit Zeit genommen haben, werden Sie mit Schwung durch den Nachmittag kommen lassen, ohne Absturz. Wenn Sie dagegen von den letzten Resten Ihres Müslis zehren müssen, werden Sie es nur mit intravenösem Espresso bis zum Abendessen schaffen.

Schon das Wort »Abendbrot« klingt nicht unbedingt nach einem opulenten Mahl, oder? Es ist das Mittagessen, das die wichtigste Mahlzeit des Tages sein sollte.

Mahlzeiten für die 3. Woche

Diese Vorschläge beziehen sich auf das Kapitel »Rezepte« (Seite 193).

- Wählen Sie ein beliebiges Frühstück aus den Rezepten ab Seite 196.
- Zu Mittag wählen Sie eines der Rezepte für Mittag- oder Abendessen. Essen Sie mittags auch ein Dessert. Wenn Sie, je nach Ihrem individuellen Grad der Aktivität und Ihrem Hunger, meinen, Sie müssten zu dieser Mahlzeit mehr essen, erhöhen Sie die Menge, fügen Sie eine Suppe hinzu oder wählen Sie zusätzliches Gemüse aus Ihrer Liste. Wenn das nun wie eine große Mahlzeit aussieht – es ist eine, und das ist gut so!

• Abends essen Sie entweder Suppe oder Salat. Vata-Typen sollten sich immer für Suppe entscheiden, weil sie warm und feucht ist. Pitta- und Kapha-Typen können wählen.

Stressfreie Ernährung

Vata

Stressfaktor: »Ich möchte immer noch ein großes Abendessen.«

Lösung: Vielleicht sind Sie noch nicht bereit, das Abendessen kleiner werden zu lassen, und das ist in Ordnung. Sie haben den größten Schritt bewältigt, als Sie von ganz vielen Mahlzeiten auf drei oder vier umstiegen. Konzentrieren Sie sich in dieser Woche darauf, die vierte Mahlzeit wegzulassen und drei große zu essen. Mittlerweile ist Ihr Blutzucker so stabil, dass Sie gut von einer Mahlzeit zur nächsten kommen, ohne schlimmen Hunger oder Leistungsabfall zu verzeichnen. Wenn Sie nicht befriedigt sind, essen Sie zwischendurch Obst oder Nüsse.

Pitta

Stressfaktor: »Warum soll ich mir überhaupt die Mühe mit dem Abendessen machen, wenn es so klein sein soll? Dann kann ich es doch gleich weglassen.«

Lösung: Der effiziente Pitta-Typ neigt dazu, Extras wegzulassen. Doch dreimal pro Tag zu essen ist kein Übermaß, es ist unerlässlich. In der nächsten Woche dürfen Sie das

Abendessen weglassen, wenn Sie wollen (Sie haben nach-gesehen, nicht wahr?), doch in dieser Woche bleiben wir bei drei Mahlzeiten, machen das Mittagessen größer und das Abendessen kleiner. Wenn Sie jetzt auf das Abendbrot verzichten, signalisieren Sie Ihrem Nervensystem, dass Be-lastungen drohen; es wird darauf wahrscheinlich mit Stress und Ängsten reagieren. Bleiben Sie ruhig und gelassen und mäßigen Sie Ihre Essgewohnheiten. Wir wissen, dass Sie gleich das volle Programm durchziehen könnten, doch nehmen Sie diesmal den leichteren Weg. Vertrauen Sie uns.

Kapha

Stressfaktor: »Diese Mahlzeiten sind zu leicht. Ich vermis-se Sahne und Käse!«

Lösung: Kapha-Typen lieben ihre reichhaltigen »Seelen-tröster«, besonders jene mit Sahne und Käse. Milchpro-dukte sind jedoch für einen großen Teil ihrer Gewichtszu-nahme verantwortlich, denn diese Neigung hängt mit der übermäßigen Schleimproduktion zusammen. Wenn Sie der Heißhunger überfällt oder wenn Sie eine Mahlzeit (in die-ser Woche besonders das Abendessen) als unbefriedigend empfinden, schaffen Sie Abhilfe, indem Sie die Menge er-höhen. Essen Sie zwei Schalen Suppe, wenn Sie dies brau-chen. Definieren Sie »befriedigt« für sich persönlich neu. Um 22 Uhr vor dem Fernseher eine große Portion Eis zu verschlingen, muss nicht unbedingt sein. Wenn Sie mer-ken, dass Sie nach einem Salat noch hungrig sind, fügen

Sie mageres Eiweiß hinzu, zum Beispiel gegrilltes Hähnchen, Fisch oder Tofu. Wenn der Heißhunger abklingt, wissen Sie, dass Sie befriedigt sind. Probieren Sie es mal mit heißem Wasser und einem Esslöffel Honig. Honig hat Fett verbrennende Eigenschaften.

Yoga für Ihr Dosha

Menschen erzählen oft, wie ihr Körper sich neu formte, nachdem sie mit Yoga begonnen hatten. Das stimmt. Die Stärkung des ganzen Körpers und die Leichtigkeit der Übungen machen Yoga zu einer einfachen, leicht zugänglichen und wirksamen Trainingsmethode.

Sie haben die Übungen mit einfachen Atemtechniken begonnen; und nachdem Sie die 20 Stellungen für Ihren Typ ausprobiert haben, haben Sie ein halbes Dutzend Haltungen gefunden, die Ihrem Körper bei Stress helfen. Doch nun ist es Zeit für ein Yoga-Workout. Wir haben für jedes Dosha drei Einheiten zusammengestellt, die jeweils auf den Typ abgestimmt sind. War die Kräftigung der Rumpfmuskulatur oberstes Ziel für einen flatterhaften Vata-Typ, stellen wir ein Programm zusammen, das gegen die schwache, wackelige Körpermitte ankämpft. Für feurige Pitta-Typen, die einen Teil ihrer Ruhelosigkeit ablegen müssen, gibt es Abfolgen, bei denen sie sitzen und ruhig bleiben müssen. Und für erdverbundene, routineliebende

Kapha-Typen gibt es drei Einheiten, die sie aus ihrer Komfortzone herausreißen und ihren Stoffwechsel anfeuern.

Wie setzen Sie diese Workouts ein? Jede der drei Trainingseinheiten für Ihren Typ dauert 30, 60 oder 90 Minuten. Wir empfehlen Ihnen, dreimal pro Woche zu trainieren, dann können Sie glücklich und zufrieden sein.

Sie können die Einheiten auch verkürzen, indem Sie jede Stellung nur die halbe Zeit halten. Damit erhalten Sie auf Basis der längeren Versionen eine 15-minütige, eine 30-minütige und eine 45-minütige Abfolge.

Seien Sie kreativ, gestatten Sie sich, Verschiedenes auszuprobieren. Wenn Sie bei einer Übung hängenbleiben, bitte schön! Und wenn Sie abwechseln und eine Vata-Sequenz einbauen möchten, obwohl Sie ein eingefleischter Kapha-Typ sind, tun Sie es! Yoga jeder Art fördert die Gewichtsabnahme, die Stressreduktion und einen schlankeren Körperbau. Wir bieten Ihnen Abfolgen, die das Gleichgewicht Ihres Typs optimieren sollen, doch Sie dürfen gerne ausprobieren, was Ihnen gefällt, und beibehalten, was sich bewährt. Jede andere Einstellung würde dem Yogaprinzip widersprechen. Ihre Workouts sollten individuell zugeschnitten sein. Sie wissen besser als jeder andere, was Ihr Körper braucht.

Yoga-Workouts für den Vata-Typ

Für den Vata-Typ ist es entscheidend, dass er hochaufgerichtet und fest stehen kann. Haltungen, welche die Balance fördern, sind gut für Sie. Wenn Sie auf einem Bein so sicher stehen können wie ein Baum, fest in Körper und Geist, können Sie etwas von dieser neuen Stabilität von der Matte mit ins Leben nehmen. Stehende Haltungen wirken auf die Rumpfmuskulatur und stärken die Beine. Vielleicht spüren Sie, dass Sie, wenn Sie Ihre großen Zehen fest im Boden verankern, die inneren Beinmuskeln einsetzen müssen – dadurch werden Ihre schwer trainierbaren inneren Oberschenkel weniger wabbelig. Und diese Workouts 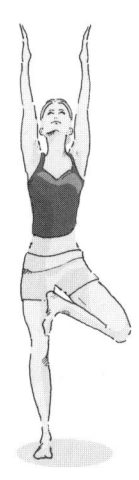 zielen auf einen knackigen Po ab. Egal, was gerade in Ihrem Leben passiert, diese Haltungen helfen Ihnen, mit dem Geist bei der Sache zu bleiben und an der Taille nicht zuzunehmen.

Machen Sie weiterhin an fünf Tagen in der Woche zehn Minuten lang die Atemübung von Seite 51.

Das Workout-Programm für den Vata-Typ

Workout 1: 30 Minuten für Fettverbrennung und Gleichgewicht
Workout 2: 60 Minuten für mehr Erdverbundenheit
Workout 3: 90 Minuten zum Ganzkörpertraining

---

30 Minuten für Fettverbrennung und Gleichgewicht (Vata)

Stellung	Atemzüge (Ein- und Ausatmung)	Anzahl
KUH/KATZE	4	4
KATZENBUCKEL/BEINSTRECKER (jede Seite)	4	4
STEHENDE VORWÄRTSBEUGE	5	1
SONNENGRUSS A	9	1
NACH OBEN SCHAUENDER HUND	8	1
NACH UNTEN SCHAUENDER HUND	8	1
LIEGESTÜTZ	4	1
NACH UNTEN SCHAUENDER HUND	8	1
LIEGESTÜTZ	4	1
SONNENGRUSS B	9	1
KRIEGER I (jede Seite)	8	1
STEHENDE VORWÄRTSBEUGE	8	1
BAUM (linkes Bein)	5	1
BAUM MIT HALBEM LOTUS (linkes Bein)	5	1
BAUM (rechtes Bein)	5	1
BAUM MIT HALBEM LOTUS (rechtes Bein)	5	1
ADLER (jede Seite)	10	1
TÄNZER (jedes Bein)	10	1
TAUBE (jede Seite)	10	1
DOPPELTE TAUBE (jede Seite)	10	1

FROSCH	10	1
DREHUNG IM LIEGEN MIT ÜBER-KREUZTEN BEINEN (jede Seite)	8	1
TOTENSTELLUNG	10	1
Gesamtzeit: 30 Minuten		

60 Minuten für mehr Erdverbundenheit (Vata)

Stellung	Atemzüge (Ein- und Ausatmung)	Anzahl
LIEGENDER WINKEL	10	1
KUH/KATZE	1	4
SONNENGRUSS A	4	5
BRETT zu NACH UNTEN SCHAUEN-DER HUND	1	10
DELFIN	5	1
SONNENGRUSS A	4	5
DELFIN	5	1
SONNENGRUSS B	5	1
BRETT zu NACH UNTEN SCHAUEN-DER HUND	1	10
DELFIN	5	1
SONNENGRUSS B	5	1
KRIEGER II (rechtes Bein)	8	1
SONNENGRUSS B	5	1
KRIEGER II (linkes Bein)	8	1
SONNENGRUSS B	5	1

KRIEGER I (rechtes Bein)	8	1
SONNENGRUSS B	5	1
KRIEGER I (linkes Bein)	8	1
SONNENGRUSS B	5	1
SEITLICHER LIEGESTÜTZ (jede Seite)	8	2
SONNENGRUSS B	5	1
DREIECK (rechte Seite)	8	1
GEDREHTES DREIECK (rechte Seite)	8	1
SONNENGRUSS B	5	1
DREIECK (linke Seite)	8	1
GEDREHTES DREIECK (linke Seite)	8	1
SONNENGRUSS B	5	1
BAUM (rechte Seite)	5	1
BAUM MIT HALBEM LOTUS (rechte Seite)	5	1
BAUM (linke Seite)	5	1
BAUM MIT HALBEM LOTUS (linke Seite)	5	1
BOOT	4	1
BRETTHALTUNG AUFWÄRTS	4	1
BOOT	4	1
BRETTHALTUNG AUFWÄRTS	4	1
TAUBE (jedes Bein)	10	1
KUHGESICHT (jede Seite)	10	1
SITZENDE EINBEINIGE VORWÄRTS-BEUGE (jede Seite)	10	1
BRÜCKE	8	3

UNTERSTÜTZTER FISCH	10	1
KROKODIL A (jede Seite)	10	1
TOTENSTELLUNG	20	1

Gesamtzeit: 60 Minuten

90 Minuten zum Ganzkörpertraining (Vata)

Stellung	Atemzüge (Ein- und Ausatmung)	Anzahl
LOTUS	20	1
BERG	10	1
SONNENGRUSS A	9	3
NACH UNTEN SCHAUENDER HUND, EIN BEIN ANHEBEND	8	1
SONNENGRUSS B	9	1
DELFIN	8	1
KRÄHE	8	2
DELFIN	8	1
KRÄHE	8	2
BRETTHALTUNG AUFWÄRTS	8	2
SONNENGRUSS B	4	3
KOBRA	8	2
SONNENGRUSS A & B	9	3
KRIEGER I (jede Seite)	8	1
KRIEGER II (jede Seite)	10	1
KRIEGER III (jede Seite)	10	1

STEHENDE VORWÄRTSBEUGE	10	1
BAUM (jede Seite)	10	1
TÄNZER (jede Seite)	20	1
SONNENGRUSS A & B	9	3
KRIEGER III (rechtes Bein)	8	1
STEHENDER HALBMOND (rechtes Bein)	8	1
GEDREHTER HALBMOND (rechtes Bein)	8	1
BAUM (rechtes Bein)	4	1
SONNENGRUSS A	9	3
KRIEGER III (linkes Bein)	8	1
STEHENDER HALBMOND (linkes Bein)	8	1
GEDREHTER HALBMOND (linkes Bein)	8	1
BAUM (linkes Bein)	4	1
SONNENGRUSS B	9	3
HEUSCHRECKE	8	2
SONNENGRUSS A	4	1
FROSCH	10	1
BRÜCKE	8	3
BRÜCKE (MIT ROLLE)	8	3
SCHULTERSTAND	10	1
PFLUG	10	1
KROKODIL A (jede Seite)	10	1
TOTENSTELLUNG	25	1
Gesamtzeit: 90 Minuten		

Yoga-Workouts für den Pitta-Typ

Pitta-Typen können durch Yoga aufblühen, doch sie müssen sorgfältig darauf achten, dass die Übungen nicht einige ihrer Alphatendenzen verschärfen. Am besten bauen Sie vor der Yogaeinheit zehn Minuten Entspannung ein. Feuertypen sind besonders gut darin, Spannungen tief im Gewebe zu speichern und sich dann so zu geben, als wären sie ganz locker und lässig. Die Aufgabe für den Pitta-Typ lautet, sich wirklich zu entspannen – in die hintersten Winkel des Körpers vorzudringen und aufgestaute Spannung abzubauen, aber auch den Geist ruhiger werden zu lassen. Wenn Sie merken, dass Ihre Fingerknöchel weiß werden oder die Stirn gerunzelt ist, lassen Sie los. Versuchen Sie nicht, perfekt zu sein; wichtiger ist die Lockerheit. Übermäßiger Ernst und Zielstrebigkeit mögen zwar bei der Jobsuche helfen, bei Yoga können Sie damit jedoch Geist und Körper unter Leistungsdruck setzen. Wenn Sie Ihren Perfektionsdrang ablegen können, werden Sie Ihre Yogaübungen gut machen. Wenn Ihre Handgelenke zu zittern beginnen, weil die Übungen nicht so laufen wie gewohnt, begeben Sie sich in die HALTUNG DES KINDES. Sehen Sie das als Sieg an. Ihr Mantra lautet: »Sitzen, ruhig bleiben, *heilen.*« Sie müssen dabeibleiben und einen Ort finden, an dem Sie sich beruhigen und tiefer atmen können. Hören Sie auf, nach

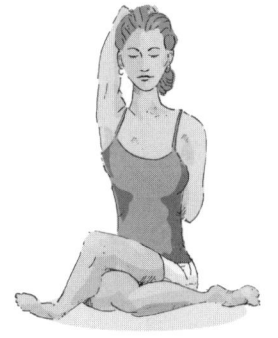

perfekter Haltung zu streben. Hören Sie auf Ihren Atem, versorgen Sie Ihren Körper mit Sauerstoff. Sie werden sich besser fühlen und besser aussehen, wenn Sie mit Ausdauer an der tiefen Entspannung arbeiten, anstatt schwierige Bewegungen oder gymnastikähnliche Abläufe zu bewältigen.

Machen Sie weiterhin an fünf Tagen in der Woche zehn Minuten lang die Atemübung von Seite 51.

Das Workout-Programm für den Pitta-Typ

Workout 1: 30 Minuten für mehr Ruhe
Workout 2: 60 Minuten zur Ausrichtung auf die Mitte
Workout 3: 90 Minuten für Entspannung

30 Minuten für mehr Ruhe (Pitta)

Stellung	Atemzüge (Ein- und Ausatmung)	Anzahl
LIEGENDER WINKEL	10	1
NACH UNTEN SCHAUENDER HUND	5	1
BRETT	4	1
LIEGESTÜTZ	4	1
NACH UNTEN SCHAUENDER HUND	5	1
SONNENGRUSS A	9	2
KRIEGER II (linkes Bein)	4	1
DREIECK (linke Seite)	4	1
STEHENDER HALBMOND (linkes Bein)	4	1
SONNENGRUSS B	9	1
KRIEGER II (rechtes Bein)	4	1
DREIECK (rechte Seite)	4	1
STEHENDER HALBMOND (rechtes Bein)	4	1
SONNENGRUSS A	9	1
KUHGESICHT (rechtes Bein)	8	1
TAUBE (rechtes Bein)	4	1
DOPPELTE TAUBE (rechtes Bein)	8	1
KUHGESICHT (linkes Bein)	8	1
TAUBE (linkes Bein)	4	1
DOPPELTE TAUBE (linkes Bein)	8	1
KAMEL	8	1
UNTERSTÜTZTER FISCH	4	1
TOTENSTELLUNG	10	1
Gesamtzeit: 30 Minuten		

60 Minuten zur Ausrichtung auf die Mitte (Pitta)

Stellung	Atemzüge (Ein- und Ausatmung)	Anzahl
KUH/KATZE	1	4
KATZENBUCKEL/BEINSTRECKER (jede Seite)	1	4
SONNENGRUSS A	4	5
KOBRA	4	1
NACH OBEN SCHAUENDER HUND	4	1
NACH UNTEN SCHAUENDER HUND	4	1
BRETT	4	1
NACH UNTEN SCHAUENDER HUND	4	1
KOBRA	8	1
NACH OBEN SCHAUENDER HUND	8	1
NACH UNTEN SCHAUENDER HUND	8	1
BRETT	8	1
NACH UNTEN SCHAUENDER HUND	8	1
SONNENGRUSS A	4	2
SONNENGRUSS B	5	2
TAUBE (jede Seite)	8	1
SONNENGRUSS A	4	2
KRIEGER II (jede Seite)	5	2
GEDREHTE STUHLHALTUNG (jede Seite)	8	1
KRIEGER II (jede Seite)	8	1
KRIEGER III (rechtes Bein)	8	1

STEHENDER HALBMOND (rechtes Bein)	8	1
KRIEGER III (linkes Bein)	8	1
STEHENDER HALBMOND (linkes Bein)	8	1
SONNENGRUSS B	5	2
SEITLICHER LIEGESTÜTZ (jede Seite)	8	1
STEHENDER SPAGAT (jede Seite)	10	1
HOCKE	10	2
KAMEL	10	3
TAUBE (jede Seite)	10	1
DOPPELTE TAUBE (jede Seite)	10	1
KUHGESICHT (jede Seite)	10	1
PFLUG	10	1
LIEGENDER WINKEL	10	1
KROKODIL B (jede Seite)	8	1
TOTENSTELLUNG	20	1

Gesamtzeit: 60 Minuten

90 Minuten für Entspannung (Pitta)

Stellung	Atemzüge (Ein- und Ausatmung)	Anzahl
LOTUS	10	1
STOCKSITZ	5	1
KUH/KATZE	4	4
KATZENBUCKEL/BEINSTRECKER	4	4

SONNENGRUSS A	9	5
LIEGESTÜTZ	4	1
BRETT	4	1
LIEGESTÜTZ	4	1
BRETT	4	1
LIEGESTÜTZ	4	1
BRETT	4	1
SONNENGRUSS B	9	5
KRIEGER II (linkes Bein)	4	1
DREIECK (linke Seite)	4	1
SONNENGRUSS A	9	5
KRIEGER II (rechtes Bein)	4	1
DREIECK (rechte Seite)	4	1
SONNENGRUSS B	9	5
KRIEGER I (linkes Bein)	4	1
UMGEKEHRTER KRIEGER (linkes Bein)	4	1
SONNENGRUSS A	9	5
KRIEGER I (rechtes Bein)	4	1
UMGEKEHRTER KRIEGER (rechtes Bein)	4	1
SONNENGRUSS B	9	5
AUSFALLSCHRITT MIT VORWÄRTS GE-STRECKTEN ARMEN (linkes Bein)	8	1
GEDREHTE WINKELSTRECKUNG (linkes Bein)	8	1
SONNENGRUSS B	9	1

AUSFALLSCHRITT MIT VORWÄRTS GE-STRECKTEN ARMEN (rechtes Bein)	8	1
GEDREHTE WINKELSTRECKUNG (rechtes Bein)	8	1
AUFGESTÜTZTER STOCKSITZ (jedes Bein)	8	2
DREHSITZ (jede Seite)	8	1
STOCKSITZ	10	1
BRETTHALTUNG AUFWÄRTS	8	1
SEITLICHER LIEGESTÜTZ (jede Seite)	8	2
TAUBE (jede Seite)	10	1
KÖNIGSTAUBE (jede Seite)	10	1
SITZENDER HELD	5	1
KAMEL	5	1
STELLUNG DES KINDES B	5	1
LIEGENDER WINKEL	10	1
KROKODIL A (jede Seite)	10	1
TOTENSTELLUNG	20	1

Gesamtzeit: 90 Minuten

Yoga-Workouts für den Kapha-Typ

Kapha-Typen tendieren dazu, sich von einer Yogastellung zur nächsten zu mogeln, Sie sollten jedoch wesentlich mehr Konzentration in jede Übung hineinlegen. Da Ihr Stoffwechsel träge und Sie von Natur aus entspannt sind, müssen Sie die Abläufe ein wenig in Schwung bringen.

Stimmen Sie sich von Anfang an auf eine energischere Linie ein. Bringen Sie Ihre Muskeln schneller auf Trab. Halten Sie das Tempo mittels Atmung im verträglichen Bereich. Sie sollten die Stellung NACH UNTEN SCHAUENDER HUND nicht mit feuerrotem Kopf und heftig schnaufend ausführen, Sie sollten jedoch schon spüren, wie das Herz in Ihrer Brust schlägt. Wenn dem nicht so ist, geben Sie Gas!

Aktivieren Sie Ihre kräftigen Muskeln, setzen Sie sie in Bewegung. Wenn Sie Ihren Körper intensiver und rascher arbeiten lassen, werden Sie im Spiegel feststellen können, wie sich Ihre Ausstrahlung verbessert, der Körper von Kopf bis Fuß geschmeidig wirkt. Und Sie werden nicht mehr so in der Routine verhaftet sein. Vielleicht bremst diese Sie ein wenig?

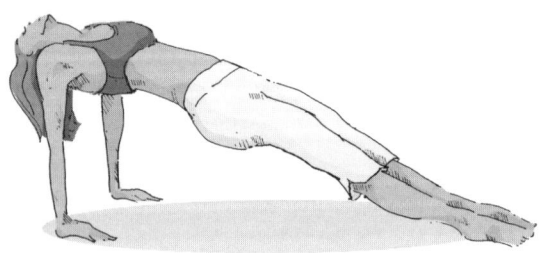

Machen Sie im Anschluss an die Stellung NACH UNTEN SCHAUENDER HUND noch eine KRÄHE, um den Bizeps in Form zu bringen. Kombinieren Sie langsame und rasche Bewegungen, und wenn Sie bei der letzten Stellung, *Savasana* (TOTENSTELLUNG), angelangt sind, können Sie sich wieder in den völlig entspannten Zustand zurückziehen, den Sie gewohnt sind.

Machen Sie weiterhin an fünf Tagen in der Woche zehn Minuten lang die Atemübung von Seite 51.

Das Workout-Programm für den Kapha-Typ

Workout 1: 30 Minuten Kickstart
Workout 2: 60 Minuten für die Rumpfmuskulatur
Workout 3: 90 Minuten Kampf dem Fett

30 Minuten Kickstart (Kapha)

Stellung	Atemzüge (Ein- und Ausatmung)	Anzahl
KUH/KATZE	1	4
KATZENBUCKEL/BEINSTRECKER (jede Seite)	1	4
SONNENGRUSS A	4	3
BRETT zu NACH UNTEN SCHAUEN-DER HUND	1	5
SONNENGRUSS A	4	1
KOBRA	4	2
SONNENGRUSS A	4	1
KRIEGER I (rechtes Bein)	4	1
SONNENGRUSS A	4	1
KRIEGER I (linkes Bein)	4	1
SONNENGRUSS A	4	1
KRIEGER II (rechtes Bein)	4	1
GEDREHTE WINKELSTELLUNG (rechtes Bein)	4	1
SONNENGRUSS A	4	1
KRIEGER II (linkes Bein)	4	1
GEDREHTE WINKELSTELLUNG (linkes Bein)	4	1
SONNENGRUSS A	4	1
ADLER (jede Seite)	4	2
TÄNZER (jede Seite)	4	2
SONNENGRUSS A	4	1

BOOT MIT GEHALTENEN ZEHEN	8	3
FESTGEHALTENER WINKEL	5	1
KUHGESICHT (jede Seite)	5	2
FROSCH	5	1
BRÜCKE	5	3
KROKODIL B (jede Seite)	5	2
PFLUG	5	1
TOTENSTELLUNG	20	1

Gesamtzeit: 30 Minuten

60 Minuten für die Rumpfmuskulatur (Kapha)

Stellung	Atemzüge (Ein- und Ausatmung)	Anzahl
LIEGENDER WINKEL	10	1
SONNENGRUSS A	4	5
BRETT zu NACH UNTEN SCHAUEN-DER HUND	1	10
SONNENGRUSS B	5	5
BRETT zu NACH UNTEN SCHAUEN-DER HUND	1	10
SONNENGRUSS B	5	1
KRIEGER II (rechtes Bein)	4	1
SONNENGRUSS B	5	1
KRIEGER II (linkes Bein)	4	1
SONNENGRUSS B	5	1
KRIEGER I (rechtes Bein)	4	1

SONNENGRUSS B	5	1
KRIEGER I (linkes Bein)	4	1
SONNENGRUSS B	5	1
SEITLICHER LIEGESTÜTZ (jede Seite)	4	2
SONNENGRUSS B	5	1
DREIECK (rechte Seite)	4	1
GEDREHTES DREIECK (rechte Seite)	4	1
SONNENGRUSS B	5	1
DREIECK (linke Seite)	4	1
GEDREHTES DREIECK (linke Seite)	4	1
SONNENGRUSS B	5	1
BAUM (rechte Seite)	10	1
BAUM MIT HALBEM LOTUS (rechte Seite)	10	1
BAUM (linke Seite)	10	1
BAUM MIT HALBEM LOTUS (linke Seite)	10	1
BOOT	8	1
BRETTHALTUNG AUFWÄRTS	8	1
BOOT	8	1
BRETTHALTUNG AUFWÄRTS	8	1
TAUBE (jede Seite)	10	1
BRÜCKE	8	3
FISCH	8	3
UNTERSTÜTZTER FISCH	10	1
TOTENSTELLUNG	20	1
Gesamtzeit: 60 Minuten		

90 Minuten Kampf dem Fett (Kapha)

Stellung	Atemzüge (Ein- und Ausatmung)	Anzahl
LOTUS	10	1
KUH/KATZE	4	2
KATZENBUCKEL/BEINSTRECKER (jede Seite)	4	2
SONNENGRUSS A	9	5
BRETT	4	1
LIEGESTÜTZ	4	1
BRETT	4	1
SEITLICHER LIEGESTÜTZ (jede Seite)	4	1
KRÄHE	4	2
SONNENGRUSS B	9	5
BRETT	4	1
LIEGESTÜTZ	4	1
BRETT	4	1
SEITLICHER LIEGESTÜTZ (jede Seite)	4	1
KRÄHE	4	2
SONNENGRUSS A	9	5
KRIEGER II (rechtes Bein)	8	1
UMGEKEHRTER KRIEGER (rechtes Bein)	8	1
KNIENDER HALBMOND (rechtes Bein)	8	1
KRIEGER III (rechtes Bein)	8	1
NACH UNTEN SCHAUENDER HUND	10	1

TAUBE (rechtes Bein)	8	1
SONNENGRUSS A	9	5
KRIEGER II (linkes Bein)	8	1
UMGEKEHRTER KRIEGER (linkes Bein)	8	1
KNIENDER HALBMOND (linkes Bein)	8	1
KRIEGER III (linkes Bein)	8	1
NACH UNTEN SCHAUENDER HUND	8	1
TAUBE (linkes Bein)	8	1
SONNENGRUSS B	9	5
BRÜCKE (MIT ROLLE)	8	1
BOOT	8	1
BRÜCKE (MIT ROLLE)	8	1
BOOT	8	1
KAMEL	8	1
SITZENDER HELD	8	1
KUHGESICHT (jede Seite)	10	1
TAUBE (jede Seite)	10	1
DOPPELTE TAUBE (jede Seite)	10	1
FROSCH	10	1
FISCH	8	1
UNTERSTÜTZTER FISCH	8	1
SCHULTERSTAND	8	1
GLÜCKLICHES KIND	5	1
LIEGENDER WINKEL	5	1
KROKODIL A	5	1
TOTENSTELLUNG	20	1
Gesamtzeit: 90 Minuten		

4. Woche: Essen, Schlafen und Trainieren für mehr Energie

Ich bewundere und liebe die großzügige und spontane Erde,
die zu allen Zeiten Blumen und Früchte hervorbringt.
Ralph Waldo Emerson

Sie haben die letzten drei Wochen Ihrem Körper wieder beigebracht, Fett zu verbrennen. Nun ist er – anstatt jedes Zuckermolekül aufzusaugen, das er finden kann – damit beschäftigt, sein eigenes Fett als Treibstoff zu verwenden. Vergangene Woche haben Sie dazu beigetragen, indem Sie ein großes Mittag- und ein kleineres Abendessen zu sich nahmen. Wenn Sie mittags viel essen und mühelos ohne Hunger durch den Nachmittag kommen, verbrennt Ihr Körper auf natürliche Weise Fett.

Das Schlüsselwort lautet »mühelos«. Sobald Sie sich zwingen, nichts zu essen, setzt die körpereigene Stressreaktion ein und verlangt nach Nottreibstoff – in Form von Zucker oder Koffein. Das führt dazu, dass Sie genau das Fett, das Sie verbrennen möchten, speichern. Wie Yoga beruht auch die Ernährung auf dem Prinzip des *Ahimsa* (»nicht verletzen«). Wenn Sie in der vergangenen Woche auf Widerstände stießen, gehen Sie

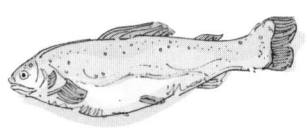

einen Schritt zurück. Sie können jede einzelne Woche wiederholen, sooft es nötig ist, auch wenn das bedeutet, dass Sie wieder mit heißem Wasser und langsamem, bewusstem Essen beginnen. Das ist das, was *Die Yoga-Diät* auszeichnet: Sie profitieren von jedem einzelnen Teil des Plans.

Aber wir würden wetten, dass Sie sich inzwischen umwerfend gut fühlen. In dem Fall können Sie in dieser Woche Folgendes umsetzen.

Essen Sie früher zu Abend

Je länger Sie zwischen den Mahlzeiten nichts essen, desto mehr Zeit hat Ihr Körper für die Fettverbrennung. Denn wenn Sie etwas essen, stellt der Körper seine Fettverbrennungsmission ein und wendet sich dem eben aufgenommenen Zucker zu. Doch Sie müssen natürlich essen. Nichts zu essen versetzt Ihren Körper in den Hungermodus, der für alle Systeme Stress bedeutet und tatsächlich dazu führt, dass Sie anstelle von Fett Muskelmasse abbauen.

Sie können diese Reaktionen jedoch verhindern und Ihren Körper auf andere Weise mit den benötigten Nährstoffen versorgen, ohne zu verhungern – oder auch nur hungrig zu sein. Wie? Indem Sie ein wenig früher zu Abend essen. Mit dieser winzigen Veränderung versetzen Sie Ihren Körper in seinen optimalen Fettverbrennungszustand, während Sie fest schlafen. Es könnte nicht einfacher sein. Und bedenken Sie: Sie schlafen sogar besser, wenn Ihr Körper Fett verbrennt, anstatt Kohlenhydrate zu verdauen. Fett ist ein ruhiger, stabiler Treibstoff. Es wirkt entspannend und beruhigend. Kohlenhydrate dagegen stören Ihren Schlafrhythmus und wecken Sie, wenn der Blutzuckerspiegel abfällt. (Wenn Sie mitten in der Nacht aufwachen und am Verhungern sind, liegt das daran.)

Versuchen Sie, zwischen Abendessen und Frühstück mindestens zwölf Stunden vergehen zu lassen. Die erste Mahlzeit des Tages wird dann wieder wichtiger. Wenn Sie also normalerweise um 7 Uhr frühstücken, achten Sie darauf, dass Sie den letzten Bissen Ihrer letzten Mahlzeit vor 19 Uhr verdrückt haben. Sie dürfen gerne länger als zwölf Stunden aushalten, wenn Sie das können. Falls Ihnen diese Zeit erschreckend lang erscheint, gehen Sie in kleinen Schritten vor. Wenn Sie beispielsweise derzeit die letzte Mahlzeit um 21 Uhr beenden und gewöhnlich um 6 Uhr frühstücken, verlängern Sie die Zeit zwischen diesen beiden Mahlzeiten um eine Stunde pro Tag. Beenden Sie das Abendessen also bei gleichbleibender Frühstückszeit an einem Tag um 20 Uhr, am nächsten um 19 Uhr und dann um 18 Uhr. Bleiben Sie dann bei dieser Zeit oder gehen Sie noch eine Stunde weiter, auf 17 Uhr, für die übrigen Tage. Vergessen Sie nicht: Dies sollte mühelos, kampflos gehen. Im Folgenden noch einige Tipps, die die Sache erleichtern.

Auf lange Sicht

Bei diesem Programm geht es darum, eine wunderbare Verbindung zwischen Ihrem Körper und Ihrem Geist herzustellen, und es liegt an Ihnen, diese Beziehung zu achten. Vielleicht überrascht es Sie, wenn Ihr Körper Ihnen in der 4. Woche signalisiert, er bräuchte kein Abendessen. Ihr Körper ist weise. Hören Sie auf ihn. (Auch umgekehrt gilt, wenn er sagt: »Gib mir mehr!«, müssen Sie ihm größere Portionen zugestehen.)

Sie werden vielleicht feststellen, dass Sie bereit sind, auf das Abendessen zu verzichten, oder dass Sie zur Abendbrotzeit einfach nicht hungrig sind, weil Sie den ganzen Tag über langsam und methodisch Nahrung verbrannt haben. Bedenken Sie, dass das weder alleiniges Ziel noch eine feste Regel oder eine Bedingung ist. (Damit sind Sie gemeint, Pitta-Typen.) Lassen Sie das Abendessen nur weg, wenn Sie keines möchten. Das kann auch nur einmal vorkommen oder gar nicht. Nehmen Sie zu der vorgesehenen Essenszeit Kontakt mit Ihrem Körper auf. Wenn Sie hungrig sind, essen Sie. Wenn Sie nicht essen, aber hungrig sind, setzen Sie sich selbst unter Stress und machen die gesamte Fettverbrennung zunichte. Doch wenn Sie nicht hungrig sind, verzichten Sie auf das Abendessen und gehen Sie früher zu Bett. Ihr Körper wird so noch mehr Zeit in seiner Fettverbrennungszone zubringen.

Stressfreie Ernährung

Vata

Stressfaktor: »Zwölf Stunden ohne Essen? Ich brauche mein Betthupferl!«

Lösung: Überlegen Sie zunächst, wie viel Zeit zwischen Ihrem Abendessen und dem Schlafengehen liegt. Sind es mehr als drei Stunden (wenn Sie beispielsweise um 19 Uhr Ihr Abendessen beenden und nicht vor 23 Uhr ins Bett gehen), kann das der Grund sein, warum Sie hungrig sind. Fällt es Ihnen schwer, früher einzuschlafen, als Sie es gewohnt sind? Probieren Sie es mit einem warmen Bad oder einer warmen Dusche vor dem Schlafengehen. Danach stellt die kühlere Luft Ihren inneren Thermostat niedriger ein, was der kühleren Körpertemperatur während des Schlafens entspricht. Vielleicht trägt auch ein Becher Kräutertee mit einigen Tropfen Honig zu Ihrer Beruhigung und Befriedigung bei.

Pitta

Stressfaktor: »Ich wurde um 2 Uhr morgens munter und war hellwach!«

Lösung: Vorsicht, wenn Sie dazu neigen, sich in den Schlaf zu essen. Der kleine Imbiss vor dem Schlafengehen scheint zwar tiefen Schlaf zu begünstigen, Nahrung kann jedoch auch anregend wirken. Anstatt die Verdauung abzuschließen und die ganze Nacht Fett zu verbrennen, geht der

Zuckervorrat einige Stunden nach dem Einschlafen zur Neige; und wenn die inneren Sirenen losgehen, wachen Sie auf und verlangen nach Nachschub. Die versteckten Fettreserven, die wir beim Schlafen als Brennstoff für die Körperfunktionen heranziehen, stehen nicht zur Verfügung. Beugen Sie dem Betthupferl, das den Schlaf stört, vor, indem Sie zum Abendbrot mehr essen. Wenn Ihr Magen sich dennoch vor dem Schlafengehen meldet, trinken Sie 20 Minuten vor dem Zubettgehen schluckweise heißes Wasser mit Honig. Und wenn es gar nicht anders geht, essen Sie eine Handvoll Nüsse, bevor Sie sich hinlegen. Bauen Sie diese Gewohnheit langsam ab, indem Sie die Nüsse früher und in kleineren Mengen essen. Sie werden dadurch ungestörter, tiefer und länger schlafen.

Kapha

Stressfaktor: »Ich kann nicht glauben, dass das funktioniert.«

Lösung: Das ist nicht wirklich ein Problem, würden wir sagen. Kapha-Typen werden in dieser Woche vermutlich nicht auf viele Hindernisse stoßen, da sie die Nahrung von Natur aus langsamer verarbeiten als andere und so länger ohne Essen durchhalten. Wir würden Ihnen jedoch Folgendes raten: Achten Sie darauf, wann Sie satt sind, und hören Sie auf zu essen. Dies hilft Ihnen, sich nicht einfach aus Gewohnheit oder Ihren Mitmenschen zuliebe zu überessen.

1. Denken Sie daran, tagsüber viel Wasser zu trinken. Besonders wichtig ist es, nach dem Mittagessen stündlich einen Viertelliter Wasser zu sich zu nehmen. Das trägt zur Reinigung Ihres Körpers bei. Es macht Sie auch satt. In dieser Phase kann das Wasser entweder warm oder zimmerwarm sein, denn das können Sie leichter in großen Mengen trinken.

2. Ändern Sie Ihre Schlafgewohnheiten – die sind in unserer Gesellschaft ein Alptraum. Wir schlafen im Durchschnitt nicht mehr als sechs Stunden und 40 Minuten pro Nacht während der Woche, doch die meisten von uns brauchen acht bis neun Stunden, um vollständig ausgeruht zu sein. Und je mehr Sie beim Schlaf knausern, desto schwerer können Sie das Defizit ausgleichen. Kein Wunder, dass wir alle herumlaufen wie die Zombies aus *Die Nacht der lebenden Toten*.

Wenn Sie bei Schlafmangel mehr Hunger haben, ist das nicht bloß Einbildung. Und doch spielt es sich in Ihrem Kopf ab, denn Schlafmangel hebt den Spiegel des Hormons Ghrelin an. Das veranlasst uns, mehr zu essen, und mindert die Ausschüttung des Hormons Leptin, das uns aufhören lässt zu essen. Menschen, die zwei Nächte hintereinander nur jeweils vier Stunden geschlafen hatten, sind nicht bloß hungriger. Eine Studie der Universität Chicago stellte fest, dass bei ihnen das Verlangen nach Nahrungsmitteln, die reichlich Zucker, Salz, Stärke und – wenig überraschend – Kalorien enthielten, anstieg. Eine weitere Studie ergab, dass Menschen, die ausreichend schliefen, auch eher gesunde Nahrungsmittel auswählten.

Mehr Nachtschlaf kann Ihren Körper mit einem Schlag vor den Stressfaktoren schützen, die zu schlechten Essgewohnheiten führen. Aber wenn Sie um 18 Uhr zu Abend essen und dann noch weitere sechs Stunden wach bleiben, werden Sie dann natürlich hungrig. Wenn Sie jedoch einige Stunden früher schlafen gehen, etwa um 22 Uhr, ist die Umstellung völlig problemlos. Sie werden tatsächlich im Schlaf abnehmen.

Drei Yoga-Workouts pro Woche

In der 3. Woche ging es um Stabilität. In der 4. Woche möchten wir bewahren, was sich bewährt hat, und unsere Energie darauf richten, die Veränderung dauerhaft werden zu lassen. Was bedeutet das für Ihr typgerechtes Yoga? Sie sollten bei den drei Workouts pro Woche bleiben, die wir in der 3. Woche im Kapitel »Yoga für Ihr Dosha« (Seite 109) beschrieben haben. Wenn Sie ein Programm für zu Hause gefunden haben, das Sie leistungsfähig und optimistisch macht und Ihren Muskeltonus verbessert, bleiben Sie dabei.

Das Ziel für diese Woche lautet: drei Yogaeinheiten. Vielleicht müssen Sie sich, um zu drei Workouts zu kommen, in die Hände eines guten Lehrers begeben. Jetzt sollen Sie die Formel finden, die für Sie funktioniert. Wir möchten es Ihnen einfach machen, daher haben wir Workouts für zu Hause entwickelt, doch Yogastunden im Studio können viel Energie bringen. Wir empfehlen Ihnen, sich zumindest einmal im Monat von einem Lehrer betreuen zu lassen, wenn Sie dazu bereit sind.

Einen Yogalehrer finden

Wenn Sie ein Pitta-Typ sind, denken Sie vermutlich: »Das kann doch noch nicht alles sein.« Der Kapha-Typ wünscht sich vielleicht, die 4. Woche würde genauso aussehen wie die 1. Woche. Vata-Typen wissen unter Umständen noch nicht, wie sie das bisher beschriebene Programm umsetzen sollen. Für jedes Dosha gilt: In der 4. Woche sollten Sie Ihre Komfortzone verlassen. Wenn Sie das noch nicht getan haben, ist es an der Zeit, ein Yogastudio aufzusuchen, einen Lehrer und ein oder zwei Kurse zu finden, die für Sie geeignet scheinen.

Es liegt an Ihnen, die nötige Unterstützung für die Verbesserung Ihrer Yogaübungen zu erhalten, indem Sie Studio, Lehrer und Termin geschickt aussuchen. Wenn Sie diese drei Faktoren optimal lösen, erhalten Sie nicht nur Anleitung und Verbesserungsvorschläge von jemandem, der mehr Erfahrung und Einblick hat, sondern beugen auch häufigen Ausrichtungsfehlern, möglichen Yogaverletzungen und Gefühlen wie Unbehagen oder Langeweile vor. Hier sind einige Tipps, wie Sie einen geeigneten Kurs finden.

• **Sie brauchen keine spezielle Ausrüstung.** Wer Ihnen erzählt, Sie bräuchten eine Yogamatte für 100 Euro, ist verrückt. Die »Grundausstattung« besteht aus einer Matte (die man in vielen Studios umsonst gestellt bekommt oder gegen wenig Geld mieten kann) und bequemer (Sport-)Kleidung (Sie haben sicher schon etwas Brauchbares). Wenn Sie lieber auf einer eigenen Matte trainieren, können Sie sich aber selbstverständlich eine zulegen.

- **Sehen Sie Ihre erste Stunde als »Blind Date«.** Sie müssen nicht wieder hingehen. Natürlich war dann all die Mühe, einen Kurs zu finden, der in Ihren Terminkalender passt, und die Anfahrt umsonst, aber betrachten Sie auch die Suche als Teil des Yoga. Machen Sie sich wirklich bewusst, ob Sie nochmals hingehen möchten. Wenn die Begeisterung nur mäßig ist, war es nicht das Richtige für Sie. Wenn sich Ihr Körper aber noch 24 Stunden danach erstaunlich gut anfühlt, können Sie von diesem Kurs enorm profitieren.

- **Erkundigen Sie sich ausführlich.** Es lohnt sich, nach guten Lehrern zu suchen. Da so viele Studios Lehrer beschäftigen, die alle Formen unterrichten, rufen Sie im Büro an und fragen Sie konkret nach, etwa so: »Ich fange neu mit Yoga an und suche eine anstrengende, schweißtreibende Form.« Fragen Sie den Mitarbeiter an der Anmeldung, was er empfehlen würde. Sie können sogar sagen: »Ich möchte unbedingt viele Umkehrhaltungen im Programm. Gibt es jemanden, der in seinem Unterricht großen Wert darauf legt?« Wenn Sie spirituelle Vorbehalte haben, lassen Sie diese nicht unerwähnt. Wenn Ihnen Chanting oder Meditation unangenehm sind, sagen Sie von Anfang an: »Ich mag keinen Hokuspokus. Ich weiß, dass das nicht sein muss, können Sie mir also einen Kurs empfehlen, in dem der Schwerpunkt mehr auf den Haltungen liegt?« Befragen Sie den Lehrer wie einen angehenden Babysitter. Wenn die Chemie stimmt, werden Sie sich willkommen fühlen, wenn Sie Ihre Matte ausrollen.

- **Beharren Sie nicht auf einer bestimmten Richtung.** Manche Studios bieten eine Vielzahl an Yogakursen mit griffigen

Bezeichnungen für diverse Richtungen und Grade an. Für Sie persönlich den optimalen Kurs zu finden, ist ein organischer Prozess, der auch vom Stil des Lehrers und der Erreichbarkeit des Studios abhängt.

Im Folgenden finden Sie die häufigsten Richtungen des Yoga. Bedenken Sie, dass verschiedene Lehrer ihre jeweils eigene Interpretation des Yogastils haben können, legen Sie sich also nicht auf eine einzige Richtung fest. Sammeln Sie Erfahrungen.

- **Iyengar:** Ein alter Klassiker, streng durchorganisiert, bei dem Sie immer in guten Händen sind. Die Kurse enthalten reichlich Ausrichtungsanweisungen und eignen sich gut für Personen mit Verletzungen.

- **Anusara:** Die Haltungen sind nicht so wichtig, das Hauptaugenmerk liegt auf einer Befreiung der Bewegungen und einfachen, herzzentrierten Stellungen.

- **Bikram Yoga:** Yoga bei erhöhter Raumtemperatur, bei dem »heiße« Stellungen je zweimal wiederholt werden. Es ist einfach, klar und sportlich.

- **Kundalini Yoga:** Dieser Ausdruck bezieht sich auf die schlummernden inneren Kräfte, symbolisiert durch die am unteren Ende der Wirbelsäule zusammengerollte Schlange Kundalini. Die Kurse zielen darauf ab, ruhende Energien freizusetzen.

- **Hatha:** Diese Bezeichnung passt auf alle westlichen Yogarichtungen, denn sie meint die Abstimmung von Atem und Bewegung.

- **Vinyasa Yoga:** Bedeutet Fluss, also eine rasche Abfolge.

171

- **Yin-Yoga:** Langsamer im Tempo. Die meisten Kurse verwenden Stützhilfen für lange, schwierige Stellungen.
- **Power-Yoga:** Von Natur aus sportlich, Abfolgen wirken kräftigend und schweißtreibend und lassen die Rumpfmuskulatur auf ihre Kosten kommen.

Auch mit DVDs funktioniert das Üben gut. Wenn Sie etwas Motivation brauchen, sich beim Erlernen der Haltungen aber keinem Druck aussetzen wollen, suchen Sie (im Internet) nach DVDs und Podcasts dieser erfahrenen Fachleute:

- Seane Corn
- Baron Baptiste
- Ana Forrest
- Rodney Yee
- Kelly Morris
- Yoga to the People

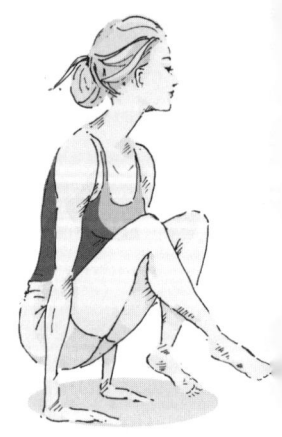

Viele von uns gehen an einen Yogakurs heran, als müssten sie sich anpassen, doch in Wahrheit ist es so: Sollte ein Lehrer oder ein Studio Ihnen nicht entgegenkommen, ist es vielleicht nicht die beste Wahl für Sie. Glücklicherweise gibt es heute viele Yogastudios und -lehrer. Forschen Sie nach, bis Sie einen Kurs gefunden haben, der zu Ihnen passt.

Erreichtes bewahren: Ihr Yogakörper fürs Leben

Namaste

»Möge das Licht in mir das Licht in dir begrüssen.«

Verbeugen Sie sich vor sich selbst für Ihren Erfolg während der letzten vier Wochen.

Wie bereits zu Anfang erwähnt, ist die Wirkung unseres Programms sowohl oberflächlich als auch tiefgreifend. Wenn Sie vorher Schlafschwierigkeiten hatten, sollten Sie mittlerweile leichter einschlafen, tiefer schlafen und erholter aufwachen. Die Stressfaktoren in Ihrem Leben sind zwar vermutlich dieselben wie vor vier Wochen, es fällt Ihnen jedoch leichter, im ruhigen Auge des Sturms zu verweilen. Ihre Haut ist reiner. Ihr Gemüt ist ausgeglichener. Und Verdauungsprobleme – Sodbrennen, Verstopfung und Durchfall – sind beseitigt. Sie sehen äußerlich gut aus, weil Sie innerlich Erhaltungsarbeiten durchgeführt haben.

Ein knackiger Yoga-Po und etwas mehr Frieden im Leben sind zwei sehr unterschiedliche Ziele, doch beide zusammen haben Sie hierhergebracht. Und da wir weiter wachsen möchten, ist es an der Zeit zu fragen, was nun kommt.

Wenn Sie noch mehr Gewicht abnehmen müssen, essen Sie weiter für Ihr Dosha, bis Sie ein gesundes Zielgewicht erreicht haben. Und wenn Sie ungewöhnliche Stimmungsschwankungen verzeichnen oder spüren, dass in Ihrem Leben eine Veränderung anrollt wie eine Gewitterfront, bleiben Sie bei Ihrer Dosha-ausgleichenden Ernährung. Im Gegensatz zu den kommerziell ausgerichteten Programmen hat Dosha-Ernährung nichts mit Entbehrung zu tun. Das heißt, man kann sie bedenkenlos langfristig einhalten.

Wenn Sie mehr in die Tiefe gehen möchten, lesen Sie nun, wie Sie sich ein Leben lang einen schlanken Körper erhalten.

Schlank und gesund bleiben

Schön und gesund werden Sie nicht über Nacht. Denken Sie an Personen mit Yogakörpern, die Sie kennen – Christy Turlington, Reese Witherspoon oder vielleicht Ihre Schwägerin. Sie arbeiten wahrscheinlich bereits seit Jahren auf und abseits der Matte an ihrem perfekten Körper und ihrer gesunden Ausstrahlung. Die folgenden Grundsätze führen auch Sie weiter auf diesem Weg und bringen mehr Abwechslung in Ihre Ernährung.

1. Halten Sie sich weiterhin an die Richtlinien aus der 1. Woche.

2. Essen Sie jahreszeitgemäß.

3. Entgiften Sie zweimal jährlich.

4. Vertiefen Sie Ihre Yogapraxis.

1. Grundsatz: Halten Sie sich weiterhin an die Richtlinien aus der 1. Woche

Sie haben mittlerweile erkannt, wie wichtig richtiges Essen für die Gewichtsabnahme ist. Sie konnten auch beobachten, wie die Richtlinien für die 1. Woche einzigartige physische und psychische Vorteile für Ihr Dosha bewirkten. Sie spielen weiterhin eine wichtige Rolle beim Halten des Körpergewichts. Das liegt daran, dass regelmäßige, befriedigende Mahlzeiten Ihren Stoffwechsel ankurbeln und gleichzeitig Hungerattacken vorbeugen. Und zusätzlich können Sie, wenn Sie Ablenkungen minimieren, gedankenloses Essen vermeiden. Wenn Sie vorwiegend auf diese Weise essen, werden Ihre Mahlzeiten ordnungsgemäß verdaut und ausgeschieden. Ausrutscher wirken sich nicht mehr so stark aus, weil Ihr Körper in puncto Fettverbrennung bestens in Form ist.

2. Grundsatz: Essen Sie jahreszeitgemäß

Saisonprodukte zu essen hält nicht nur Ihr Gewicht stabil, es kommt auch der Umwelt und der Geldtasche zugute, Sie sparen Geld und entgiften sich mühelos.

In Ayurveda korrespondiert jedes Dosha mit einer Jahreszeit. Es ist kein Zufall, dass die Konstitution jedes Typs die Eigenschaften der Jahreszeit widerspiegelt:

- Die Vata-Konstitution ist kalt, wie der Winter.
- Die Pitta-Konstitution ist warm, wie der Sommer.
- Die Kapha-Konstitution ist mit Feuchtigkeit und dem Frühling verbunden.

Dieselbe Ernährungsweise, die ein gestörtes Gleichgewicht im Dosha beseitigt, kann während dieser spezifischen Jahreszeiten Gleichgewicht für jede/jeden bewirken – egal welches Dosha. Es ist auch kein Zufall, dass die Ernährung, die das Dosha ins Gleichgewicht bringt, mit jenen Nahrungsmitteln arbeiten, welche die Natur uns in der dem Dosha entsprechenden Jahreszeit gibt. So bevorzugt die Pitta-Ernährung beispielsweise frisches Obst und Gemüse, das es während der langen Wachstumsperiode des Sommers im Überfluss gibt. In ähnlicher Weise betont die Vata-Ernährung fettreiche, eiweißreiche Nahrungsmittel, die im kalten Winter häufig anzutreffen sind. Und der Frühling liefert natürlich einen Schatz an grünem Gemüse und Sprossen, die wichtiger Bestandteil der Kapha-Ernährung sind.

Gemäß Ayurveda sorgt das Essen im Rhythmus der Jahreszeiten auf natürliche Weise für Balance und ein stabiles Körpergewicht das ganze Jahr über. Das bedeutet, dass Sie nun, da das Projekt Gewichtsabnahme abgeschlossen ist, im Winter wie ein Vata-Typ, im Sommer wie ein Pitta-Typ und im Frühling wie ein Kapha-Typ essen werden.

Und was ist mit dem Herbst? Streng genommen essen wir die Nüsse, Getreide und Wurzelgemüse, die im Herbst geerntet werden, während der Wintermonate, wenn die Natur wenig hergibt. Die Herbstmonate teilen sich in Sommer (Pitta), solange das Wetter noch warm ist, und Winter (Vata) gegen Ende der Jahreszeit, wenn das Thermometer fällt. Gemäß Ayurveda ernten wir nur in drei Jahreszeiten; und der Winter ist eine Phase der Ruhe, auch für die Natur – also gibt es Ernten im Frühling, Sommer und Herbst. Die späte Herbsternte nährt uns im Winter.

- Halten Sie die Kapha-Ernährung (Frühling) in den Monaten März, April, Mai und Juni ein.
- Halten Sie die Pitta-Ernährung (Sommer) im Juli, August, September und Oktober ein.
- Halten Sie die Vata-Ernährung (Winter) im November, Dezember, Januar und Februar ein.

Das Wunderbare an jahreszeitgemäßer Ernährung ist die Tatsache, dass keine Nahrungsmittel verboten sind. Das bedeutet, dass Sie sich niemals eingeschränkt fühlen werden. Sie können alles essen – warten Sie nur auf die geeignete Jahreszeit. Je genauer Sie sich an die einzelnen Dosha-Ernährungsgrundsätze während der entsprechenden Jahreszeiten halten, desto mehr Verlangen werden Sie nach den Nahrungsmitteln haben, auf denen dann das Schwergewicht liegt. Vermutlich werden Sie im Winter ohnehin bereits Lust auf warme Suppen und Eintöpfe haben, auf Salate im Frühling und auf frisches, saftiges Obst im Sommer.

Beachten Sie bei jahreszeitgemäßer Ernährung zwei Dinge: Halten Sie das Ernährungsprogramm, das Ihrem persönlichen Dosha entspricht, während der diesem Dosha entsprechenden Jahreszeit besonders sorgfältig ein. Ein Vata-Typ kann während der kalten, trockenen Wintermonate besonders leicht aus dem Gleichgewicht geraten. Doch die Vata-Ernährung bietet warme, feuchte Speisen, mit denen Vata-Typen während dieser

Jahreszeit leichter ihre Balance halten können. Dasselbe gilt für Pitta-Typen im Sommer und Kapha-Typen im Frühling. Das bedeutet auch, dass Sie sich einmal im Jahr automatisch neu einstellen und bei Bedarf einige Kilos loswerden können, die sich heimlich angesammelt haben, als Sie nicht auf Ihre Ernährung achteten.

Der zweite wichtige Punkt ist: Geben Sie die zentralen Grundsätze der Ernährung für Ihr Dosha auch dann nicht auf, wenn Sie jahreszeitgemäß essen. Wenn Sie ein Pitta-Typ sind, wissen Sie, dass Sie möglichst wenig Gewürze verwenden sollten, doch diese sind in der Frühlingsnahrung reichlich enthalten. Es ist zwar in Ordnung, wenn Sie im Frühling mehr Gewürze verwenden als im heißen Sommer (und Sie dürfen auch viele Ihrer heißgeliebten würzigen Gerichte essen), versuchen Sie jedoch, dabei Maß zu halten. Gönnen Sie sich beispielsweise ein würziges Gericht pro Woche und verwenden Sie sonst zum Kochen nur eine Prise Würze. Ebenso wissen Kapha-Typen, dass sie schwere, fettige Speisen meiden sollten, genau jene Gerichte, die die Winternahrung auszeichnen. Genießen Sie im Winter ruhig Öle, Nüsse und Fleisch, halten Sie die Portionen jedoch klein.

3. Grundsatz: Entgiften Sie zweimal jährlich

Im Kapitel »Stress ist für Fett eine willkommene Einladung« (Seite 22 f.) wurde bereits erwähnt, dass sich unter Stressbelastung eine Schleimschicht im Darm bildet, die den Körper daran hindert, Fette und andere Nährstoffe richtig aufzunehmen, was zu Verdauungsbeschwerden, zu Heißhunger und letztlich zu Gewichtszunahme führt. Wenn Sie richtig und Ihrem Dosha entsprechend essen, verschwindet dieser Belag.

Aber das ist nicht alles. Giftstoffe – Schwermetalle, Karzinogene, Konservierungsmittel und Pestizide, um nur einige zu nennen – gelangen in unseren Körper. Sie sind überall, in der Atemluft, im Trinkwasser und in der Nahrung. Bestimmte Giftstoffe, sogenannte freie Radikale, entstehen sogar auf natürliche Weise durch Vorgänge wie Verdauung und Atmung.

Ihr Körper ist mit einem eigenen Entgiftungssystem ausgestattet, denn Ihre Organe sind jede Minute jedes Tages damit beschäftigt, toxischen Abfall des Stoffwechsels und aus Umweltsubstanzen auszuscheiden. Doch Ihre Organe können überfordert werden, und Stress lässt den Entgiftungsvorgang noch langsamer werden. Wenn dies passiert, zirkulieren die Toxine im Blut und siedeln sich in Fettzellen an (auch im Gehirn!). Sie schwächen die Abwehr des Körpers, was zunächst zu Störungen wie Allergien, Hautausschlägen, Kopfschmerzen, Erkältungen, Depressionen, PMS und dergleichen führt – letztlich aber zu ernsthaften Erkrankungen.

Die Lösung? Zweimal im Jahr vier Tage Entgiftungskur.

Es sind zahllose extreme Entgiftungsprogramme im Umlauf, die versprechen, Ihr Inneres zu säubern. Die Methoden sind häufig ungesund. Sie entziehen dem Körper wesentliche Nährstoffe und versetzen ihn im Grunde in den Hungerzustand. Das ist sicher nicht das, was wir hier erreichen möchten. Ziel der Entgiftung ist es, den Körper dazu anzuhalten, sich selbst von Fettzellen zu befreien, in denen sich Toxine angesiedelt haben. (Fett ist tatsächlich nicht nur in einer Hinsicht giftig.) Sie werden Ihren Körper daran erinnern, wofür er gebaut ist: Benötigtes aufnehmen, nicht Benötigtes ausscheiden. Die Entgiftung ist ein liebevoller Schubs in die richtige Richtung.

Ayurveda empfiehlt eine als *Panchakarma* bezeichnete, umfassende Entgiftung, bei der sich Patienten für eine Woche oder länger zurückziehen, um Geist, Körper, Seele und Emotionen zu reinigen und zu verjüngen. Eine solche Kur umfasst zwei bis drei Stunden ayurvedische Therapie durch zwei Therapeuten, ein individuell zugeschnittenes Yogaprogramm, Atemübungen und Meditation bis zu fünf Stunden pro Tag, eine spezielle Diät, Selbstbefragung, emotionale Entspannung und die Option, dabei durchgehend zu schweigen. Dr. Douillard führt Panchakarma seit 1987 durch. Studien über Panchakarma zeigen, dass während der Behandlung 13 der wichtigsten krebserregenden fettlöslichen chemischen Toxine aus den Fettzellen entfernt wurden und auch drei Monate nach Therapieende noch abgegeben wurden. Extrem toxische Substanzen, wie Dioxin, die zum Teil schon 20 Jahre gespeichert worden waren, wurden ausgeschieden.

Deswegen ist es für uns so wichtig, unsere Fähigkeit zur Fettverbrennung wiederzuerlangen. Es geht nicht nur um Gewichtsabnahme; Fettverbrennung ist ein wesentlicher Aspekt guter Gesundheit. Die hier beschriebenen Anwendungen wurden zur Einleitung des Panchakarma eingesetzt und über Tausende von Jahren als einfaches und wirksames Entgiftungsprogramm erprobt. Konsultieren Sie wie bei jeder Entgiftung Ihren Arzt, bevor Sie beginnen.

Wann sollen Sie entgiften?

Im Frühjahr oder Herbst oder vor Einsetzen jahreszeitlich bedingter Beschwerden. Die beste Zeit zum Entgiften ist jene, in der die Erde dasselbe tut: im Frühjahr (April) und Herbst (Oktober). Im Frühjahr bringt die Erde rasch neues Wachstum und neues Leben hervor. Und im Herbst lässt die Erde die Früchte ihrer Arbeit los. Wenn Sie zu bestimmten Zeiten des Jahres üblicherweise an bestimmten Beschwerden leiden (etwa Allergien im Frühjahr oder Depressionen im Winter), entgiften Sie etwa einen Monat, bevor diese Symptome einsetzen, und beobachten Sie, was passiert. Die Giftstoffe selbst sind teilweise für Ihre Beschwerden verantwortlich. Und die Ansammlung von Giftstoffen kann die Fähigkeit Ihres Körpers zur richtigen Aufnahme von Nährstoffen aus der Nahrung stören. Ein Mangel an bestimmten Nährstoffen – auch wenn diese in der Nahrung vorhanden sind, aber vom Körper nicht verarbeitet werden – kann die Ursache jahreszeitlich bedingter Beschwerden sein. Die Entgiftung wird hier Abhilfe schaffen.

Die Kur wird kein Gefühl des Mangels hervorrufen. Sie werden weder verhungern noch irgendein verrücktes Gebräu von Säften hinunterwürgen. Sie werden weiterhin drei Mahlzeiten pro Tag essen. Dennoch ist es wichtig zu betonen, dass Sie während der Entgiftung ein wenig Zeit für sich selbst reservieren sollten. Wofür sind Ihre Bemühungen gut, wenn Sie weiterhin mit einer Million Stundenkilometer durch den Tag rasen, total unter Stress? Ihr Verdauungssystem wird die Botschaft nicht vernehmen, dass es an der Zeit ist, sich zurückzulehnen und loszulassen. Wenn Sie Ihr Verdauungssystem durch Entgiftung neu starten, lohnt es sich, wenn möglich, auch den Geist miteinzubeziehen. Entgiften Sie nach Möglichkeit, wenn Sie von der Arbeit ein paar Tage frei nehmen können oder wenn es zumindest im Beruf ruhiger zugeht. Genehmigen Sie sich vier Tage Entspannung.

Anleitung zur viertägigen Entgiftungskur

Wichtiger Hinweis: Sie dürfen diese Kur nicht durchführen, wenn Sie Störungen der Gallenblase oder der Fettverdauung haben. Wenn Sie nicht sicher sind, ziehen Sie bitte Ihren Arzt zu Rate.

1. Trinken Sie morgens auf nüchternen Magen Ghee (geklärte Butter) oder Sesamöl. Siehe Rezepte (Seite 210) für Anweisungen zur Herstellung von Ghee.

- 1. Tag: 2 TL Ghee oder Sesamöl
- 2. Tag: 4 TL Ghee oder Sesamöl
- 3. Tag: 6 TL Ghee oder Sesamöl
- 4. Tag: 8 TL Ghee oder Sesamöl

Warum Ghee? Zweck dieser Anwendung ist, Ihren Körper dazu zu bewegen, dass er Fettzellen entfernt, die Giftstoffe enthalten. Während dieser vier Tage werden Sie sich *mit Ausnahme von Ghee* fettfrei ernähren. Wenn Sie auf nüchternen Magen Ghee einnehmen, stellen Sie Ihren Körper automatisch auf Fettverbrennungsmodus, und dort bleibt er auch. Weil Sie keine anderen Fette aufnehmen, greift der Körper auf seine eigenen Fettzellen zur Energiegewinnung zurück.

Wenn Sie Ghee nicht hinunterkriegen, probieren Sie es mit Sesamöl, das einen angenehmen Geschmack hat. Lassen Sie nach dem morgendlichen Ghee oder Sesamöl bis zum Frühstück mindestens 30 Minuten vergehen.

2. Ernähren Sie sich fettfrei. Nun, wo Ihr Stoffwechsel auf Touren kommt, sollten Sie ihm Nahrung ohne Fett zuführen. Essen Sie weiterhin drei Mahlzeiten pro Tag. Trinken Sie weiterhin Ihr warmes Wasser, was nun besonders wichtig ist. Es hilft, die Fettzellen und Giftstoffe aus dem System zu spülen.

Was sollten Sie essen?

Frühstück: fettfrei gegartes Getreide, wie geschnittene Haferflocken oder Grießbrei. Rührei (nur Eiweiß) mit Gemüse. Frisches saisonales Obst, wenn Sie möchten.

Mittagessen und Abendessen: Vollkornreis mit schwarzen Bohnen (Rezept siehe Seite 242) ist in dieser Woche Ihr treuer Begleiter. Vergessen Sie nicht, es sind nur vier Tage, also auch, wenn Sie das Gericht jeden Tag, manchmal zweimal am Tag, essen, hat die Langeweile bald ein Ende. Vollkornreis mit schwarzen Bohnen basiert auf einem indischen Standardgericht, dem *Kicharee*, das aus püriertem Reis und Bohnen mit kräftigen Gewürzen besteht. Geschmack und Konsistenz (beinahe wie Babynahrung) sind für Leute aus dem Westen gewöhnungsbedürftig, notfalls funktioniert ein einfaches Gericht aus Reis und

Bohnen ebenso gut. Die Kombination ist ideal, um den Blutzucker stabil zu halten, weil sie reichlich Ballaststoffe enthält, also langsam verdaut wird; Bohnen liefern das Eiweiß, aus dem Sie Ihre Energie beziehen. Andere mögliche Begleiter für diese Woche wären fettfreie Gemüsesuppe (wie Minestrone) und Salat mit fettfreiem Dressing (zum Beispiel etwas Zitronensaft und Honig).

3. Trinken Sie am vierten Tag abends eineinhalb Gläser Pflaumensaft. Dieses natürliche Abführmittel wird Ihr Verdauungssystem nochmals durchputzen, bevor Sie wieder eine größere Bandbreite an Nahrungsmitteln zu sich nehmen. Wahrscheinlich ist es unnötig, das zu sagen, aber: Sie sollten sich für diesen Abend nichts vornehmen.

4. Meiden Sie die folgenden Nahrungsmittel, sie stören die Entgiftung:

• Brot und alle Backwaren
• Fleisch, Fette und fettige Speisen (wie Butter, Joghurt, Nüsse, Öle, Käse, Pizza)
• Sprossen, eingelegtes Gemüse, Essig
• kalte Getränke, kalte Speisen, Koffein und Alkohol
• weißer Zucker
• sahnige oder würzige Gerichte

4. Grundsatz: Vertiefen Sie Ihre Yogapraxis

Bei allen Dingen, denen Sie sich bisher verschrieben haben –
was Ernährung und Training angeht –, wissen Sie, dass Sie, sobald Sie damit aufhören, nicht mehr davon profitieren werden.
Und Sie wissen, dass es in der Gesundheit und im Leben Pha-
sen gibt, in denen sich nichts bewegt, obwohl man viel dafür tut.

Bei Yoga ist das nicht anders. Je mehr Sie an Ihrem Yogakörper arbeiten, desto stärker wird Ihr Geist, desto sichtbarer wird
Ihr Bizeps, desto straffer Ihr Po und desto flacher Ihr Bauch.
Wenn Sie bereits regelmäßig Yoga machen, bleiben Sie dabei.
Wir empfehlen zu Anfang ein Minimum von insgesamt drei
Stunden pro Woche. Wenn Sie dadurch den Stress unter Kontrolle bringen, werden Sie merken, dass Geist und Körper, sobald
keine Spannungen mehr vorhanden sind, immer mehr nach diesem entspannten Zustand verlangen.

Was genau bedeutet die Anweisung »Vertiefen Sie Ihre Yoga-
praxis«? Sie bedeutet: Probieren Sie aus! Vielleicht ist die Meditation Ihr nächstes Abenteuer. Ein Wochenend-Workshop in
einer Yoga-Schule in Ihrer Nähe könnte sich dafür eignen, vielleicht kaufen Sie aber auch lieber eine DVD und informieren
sich zu Hause weiter. Wir haben uns hier nicht viel mit Meditation befasst, werden Ihnen auf den folgenden Seiten jedoch
eine kurze Einleitung geben, wie Sie ganz vorsichtig hinein-
schnuppern können.

Warum meditieren?

Yogastellungen, besonders die im Westen nun so beliebten
schweißtreibenden Abfolgen, haben sich eigentlich aus uralten

östlichen Meditationsübungen entwickelt. Yoga wurde als Reaktion auf die Unfähigkeit einer Kultur zur Meditation erfunden. Menschen, die saßen und ihren Geist zur Ruhe brachten, wurden abgelenkt. Man hatte den Handel kennengelernt, und die mönchsartige Disziplin ging zurück, als der Markt zu florieren begann. Als Reaktion auf den Verlust der Disziplin wurden Übungssysteme geschaffen, die geistige und körperliche Spannung abarbeiteten, damit der oder die Meditierende besser und länger sitzen konnte.

Neuland betreten

Nein, Sie müssen nicht meditieren, um ein echter Yogi zu sein. Ja, Sie sollten es versuchen. Wenn Sie so weit gekommen sind, könnten Sie tatsächlich einen Punkt erreicht haben, an dem Sie bereit sind für etwas Neues.

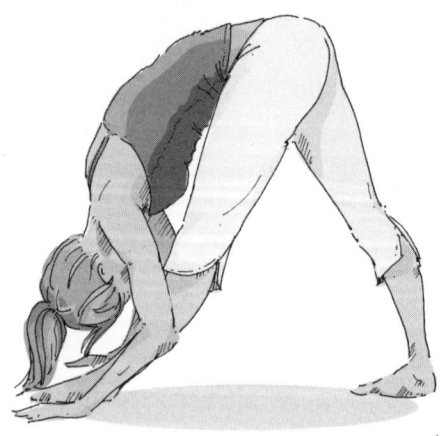

Gehen wir an diese Übung also mit völliger Offenheit heran. Im Folgenden finden Sie eine einfache, aber perfekte Abfolge von Yogaübungen, die Ihren Körper auf die Meditation vorbereitet.

Sie haben bereits tiefgreifende Veränderung erzielt. Wenn Sie jetzt fortfahren und die Fähigkeit erwerben, still zu sitzen und Gleichgewicht in Geist und Körper herbeizuführen, werden Sie davon profitieren. Gemäß Yoga ist alles möglich, wenn Sie wirklich auf Ihren Körper achten. *Namaste!*

Meditationsvorbereitung

Manchmal ist es angenehm, den Körper aufzuwärmen, bevor man mit der Meditation beginnt. Dieses Aufwärmen sollte fünf Minuten dauern, beziehungsweise so lange, bis sich Ihre Wirbelsäule wärmer und geschmeidiger anfühlt als zu Beginn. Wählen Sie eine der drei folgenden Optionen, je nach Zielsetzung. Egal, welche Abfolge Sie wählen, jede Vorbereitung zur Meditation endet in der TOTENSTELLUNG.

1. Fettverbrennung (Jede Stellung zehn Atemzüge lang halten.)
BRETT
ROCK 'N' ROLL PUSHUP (beide Seiten)
DELFIN
KRÄHE

---

2. Mehr Energie (Jede Stellung auf jeder Seite 20 Atemzüge lang halten.)
DREIECK
TAUBE
KUHGESICHT

3. Erholung (Jede Stellung volle fünf Minuten halten.)
LIEGENDER WINKEL
FISCH
EINFACHE UMKEHRHALTUNG

Meditation

Wenn Sie die vorbereitende Abfolge abgeschlossen haben, begeben Sie sich in die TOTENSTELLUNG, bis Ihr Rücken entspannt ist und Sie fühlen, dass Ihre Wirbelsäule und die parallel dazu verlaufenden Muskeln wirklich weich werden. Halten Sie Ihre Kehle offen, Ihren Kiefer entspannt und den Bereich zwischen den Augenbrauen locker. Bleiben Sie so je nach Bedarf so von zehn Atemzügen lang bis zu fünf Minuten.

In den Sitz kommen

Rollen Sie auf die rechte Seite und schieben Sie sich mit den Händen in eine sitzende Haltung, Knöchel überkreuzt.

Meditieren

Ihr Körper wurde durch die oben angeführten Haltungen entspannt. Gehen wir nun einen Schritt weiter.

Sie sitzen bequem mit überkreuzten Beinen.

Beginnen Sie mit einem Durchgang WECHSELATMUNG (siehe Seite 191), denn diese soll die Aktivität in den beiden Gehirnhälften ausgleichen. Sie wirkt beruhigend und stabilisiert das Gemüt.

Verwenden Sie einen Wecker. Wenn Sie bequem sitzen, stellen Sie ihn auf 18 Minuten und beginnen Sie.

1. Sie sitzen mit überkreuzten Beinen, die Hände im Schoß, mit den Handflächen nach oben, übereinanderliegend. Wenn der linke Fuß vorne liegt, sollte die rechte Handfläche oben sein, und umgekehrt.
2. Entspannen Sie den Bereich zwischen Ihren Augenbrauen.
3. Lassen Sie Ihren Kiefer locker hängen.
4. Schließen Sie sanft die Augen.
5. Machen Sie sich bewusst, dass Sie Ihren Atem auf Ihrer Oberlippe spüren.
6. Lassen Sie jede Spannung aus Ihrem Gesicht und dem übrigen Körper weichen.
7. Wiederholen Sie still für sich acht- bis zehnmal das Mantra *Om namah Shivaya,* als ob es ein sanftes Wiegenlied wäre.

Und was sagen Sie da? »Ich verbeuge mich vor dem Göttlichen in mir selbst.« Das ist eine einfache Möglichkeit, kundzutun, dass Sie in sich hineinschauen möchten. Wenn Sie sich mit einer anderen Formel leichter tun, verwenden Sie diese.

- Lassen Sie sich von den Worten oder Klängen in einen ruhigeren Geisteszustand wiegen. Wenn Gedanken auftauchen, nehmen Sie sie zur Kenntnis, aber lassen Sie sie ziehen. Lassen Sie sich nicht von der Einkaufsliste ablenken und haben Sie kein schlechtes Gewissen, dass sie Ihnen eingefallen ist; schicken Sie sie einfach weiter.
- Ziehen Sie sich von der eben gemachten Sinneserfahrung zurück, indem Sie sich meditativ auf das stille Mantra in Ihrem Kopf konzentrieren. Wenn Sie wissen, dass Sie bereit sind, noch mehr loszulassen und an nichts zu denken, lassen Sie das Mantra wegdriften und sitzen Sie nur ruhig da.
- Warten Sie, was kommt.
- Wenn der Wecker klingelt, öffnen Sie langsam die Augen. Wenn Sie noch ein wenig Zeit brauchen, verbleiben Sie in der Haltung.
- Um Ihre Energie zu erden, beugen Sie sich nach vorne über Ihre Beine und atmen einige Male tief ein und aus.
- Rollen Sie Wirbel für Wirbel hoch, bewegen Sie so Ihre Wirbelsäule, während Sie sich Ihrer Umwelt bewusst werden.
- Genießen Sie das neue Gefühl von Ruhe und Frieden in Ihrem Geist und Körper.

WECHSELATMUNG

1. Halten Sie Ihre rechte Hand mit der Handfläche nach oben.

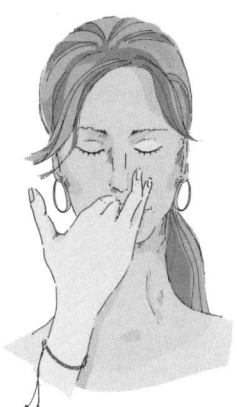

2. Strecken Sie den Daumen, Ringfinger und kleinen Finger aus, Zeige- und Mittelfinger sind gebeugt.
3. Ziehen Sie den Ringfinger entlang des linkes äußeren Randes des Nasenrückens bis über das Nasenloch am Ende des Knorpels.
4. Verschließen Sie mit dem Ringfinger der rechten Hand Ihr linkes Nasenloch.
5. Schließen Sie die Augen und atmen Sie durch das rechte Nasenloch ein, zählen Sie dabei bis vier.
6. Verschließen Sie mit Ihrem Daumen das rechte Nasenloch.
7. Nehmen Sie gleichzeitig den Ringfinger vom linken Nasenloch und atmen Sie vollständig durch das linke Nasenloch aus. (Das ist die erste Hälfte dieser Atmung.)
8. Halten Sie den Daumen am rechten Nasenloch, atmen Sie durch das linke ein und zählen Sie bis vier.
9. Verschließen Sie das linke Nasenloch mit dem Ringfinger.

10. Nehmen Sie gleichzeitig den Daumen vom rechten Nasenloch und atmen Sie vollständig durch das rechte Nasenloch aus. (Das ist die zweite Hälfte dieser Atmung.)
11. Wiederholen Sie die gesamte Atmung dreimal, um einen vollständigen Durchgang zu absolvieren.
12. Arbeiten Sie auf sechs Durchgänge, oder 18 Atemzüge, hin (drei vollständige Atemzüge sechsmal).

Rezepte

Ich war 32 Jahre alt, als ich zu kochen begann;
bis dahin aß ich nur.
JULIA CHILD

Nahrungsmittel auszuwählen, die Ihr Dosha ins Gleichgewicht bringen, mag Ihnen äußerst schwierig erscheinen. Doch hier ist die Lösung. Vata-Typ, was halten Sie von Crêpes mit Zitronen-Ricotta-Füllung? Und wie steht es mit gebratenem Reis mit Ananas und Kokosnuss für Pitta-Typen? Kapha-Typ, haben Sie Lust auf Hähnchen-Pilz-Quesadilla mit Chipotle-Limetten-Mais-Salsa? Läuft Ihnen das Wasser im Mund zusammen? Willkommen im Klub!

Jedes Rezept gibt es in drei Versionen: für den Vata-Typ, für den Pitta-Typ und für den Kapha-Typ. Jede ist sorgfältig darauf ausgelegt, die optimalen Nahrungsmittel für jeden Typ

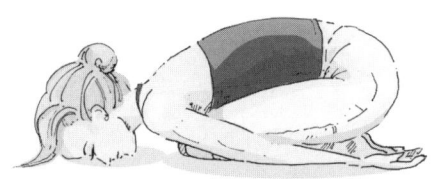

einzusetzen und gleichzeitig jede Menge Nährwert zu liefern. Außerdem lassen sich die meisten dieser Rezepte binnen 30 Minuten oder weniger zubereiten, sodass sie eine schnelle Lösung für hektische Arbeitstage sind. Trotz der ausgefallenen Namen braucht man dafür keine ungewöhnlichen Zubereitungsmethoden, Werkzeuge oder schwer aufzutreibenden Zutaten. Für die meisten sind nur eine Handvoll frischer Zutaten erforderlich, die Sie auf dem Wochenmarkt oder in Ihrem bevorzugten Supermarkt finden, sowie Kräuter und Gewürze, die Sie bereits in Ihrer Küche haben. Jede Mahlzeit verbindet Fett, Eiweiß und Kohlenhydrate im richtigen Verhältnis und wird daher langsam verdaut, was wiederum den Blutzuckerspiegel konstant und den Hunger in Grenzen hält.

Kurz und gut, wir haben die Grundsätze des ayurvedischen Wissens mit westlicher Ernährungswissenschaft kombiniert, um mit jedem Bissen das Optimum zu erzielen. Sie müssen nur noch essen!

Noch ein Hinweis: Verwenden Sie zum Anbraten in der Pfanne sowie zum Einfetten von Backblechen vorzugsweise Öl. Das ist gesünder als Butter und lässt sich sparsamer dosieren, wenn Sie eine Flasche mit Sprühaufsatz verwenden.

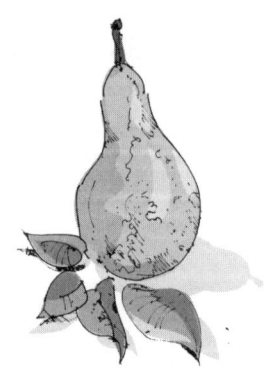

Biokost

Kaufen Sie, wann immer es geht, Produkte aus ökologischem Anbau. Biowaren werden ohne Pestizide, Herbizide und Fungizide kultiviert, die in der konventionellen Landwirtschaft Einsatz finden. Tiere aus ökologischer Haltung bekommen Futter ohne Zusatz von Antibiotika, Hormonen und anderen Medikamenten. Wer Obst, Gemüse, Getreide, Milchprodukte und Fleisch aus ökologischer Landwirtschaft isst, vermeidet fragwürdige Zusatzstoffe, die dem Körper schaden könnten.

Bioware ist nicht nur gesünder für Sie, sie ist auch weniger schädlich für die Natur. In der konventionellen Landwirtschaft eingesetzte Chemikalien verschmutzen die Umwelt und können auch lokale Gewässer kontaminieren, Meeresbewohnern schaden und möglicherweise den Weg in unsere Trinkwasserversorgung finden. Biobauern dagegen sorgen dafür, dass das Ökosystem intakt bleibt.

Zwei Richtlinien, die Sie beim Einkauf der Zutaten beachten sollten: Kaufen Sie Waren aus der Gegend und passend zur Saison. Nahrungsmittel aus der Region schaden der Umwelt am wenigsten, da sie nicht über weite Strecken transportiert werden müssen, bis sie in unseren Kühlschrank gelangen. Außerdem hat Saisonware den höchsten ernährungsphysiologischen Wert. (Dieser sinkt bei Obst und Gemüse bei langer Lagerung.) Der optimale Weg zu jahreszeitgemäßen, regionalen Lebensmitteln? Gehen Sie zum Bauernmarkt – dort werden Sie nichts anderes finden.

Frühstück

Hausgemachtes Knuspermüsli

Knuspermüsli ist eine köstliche Möglichkeit, Vollkorn in die Ernährung einzubringen. Es hat sich gezeigt, dass Vollkorn das Risiko für Herzerkrankung verringert, möglicherweise zur Krebsvorbeugung beiträgt und mithilft, das Gewicht zu halten. Viele gekaufte Müslimischungen sind zwar schmackhaft, jedoch voller Fett, Konservierungsstoffe und Zucker – Dinge, die Sie nicht vermissen werden, wenn Sie diese selbstgemachte Version erst einmal versucht haben! Jede dieser Varianten enthält die besten Nüsse, Trockenfrüchte, Samen, Süßungsmittel und Gewürze für Ihren Typ.

5 Portionen

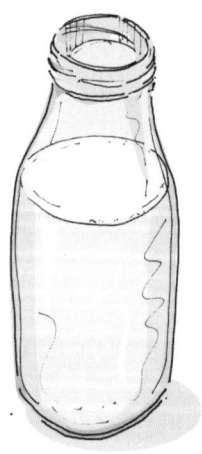

Vata

Dattel-Nuss-Knuspermüsli

150 g Haferflocken
2 EL Ahornsirup
2 EL gemahlene Leinsamen
1 EL Rapsöl
1 TL Zimt
½ TL Kardamom
30 g Haselnüsse, gehackt
45 g Datteln, gehackt
Sojamilch

Backofen auf 190 °C vorheizen.

Ein großes Backblech (mit Rand) mit Öl besprühen. In einer großen Schüssel Haferflocken, 70 Milliliter Wasser, Ahornsirup, Leinsamen, Öl, Zimt und Kardamom mischen. Gut durchrühren. Gleichmäßig auf dem Backblech verteilen und 20 Minuten backen, dabei ein- oder zweimal vorsichtig umrühren. Haselnüsse und Datteln zufügen und weitere 5 Minuten backen. Aus dem Ofen nehmen und vollständig erkalten lassen. Hält sich in einem luftdichten Behälter bei Zimmertemperatur bis zu einer Woche. Mit Sojamilch servieren.

Pitta
Kokos-Kürbiskern-Knuspermüsli

150 g Haferflocken
2 EL Ahornsirup
2 EL gemahlene Leinsamen
1 EL Vanilleextrakt
1 EL Sonnenblumenöl
1 TL Zimt
½ TL Kardamom
20 g Kokosflocken
35 g Kürbiskerne
Sojamilch

Backofen auf 190 °C vorheizen.

Ein großes Backblech (mit Rand) mit Öl besprühen. In einer gro-ßen Schüssel Haferflocken, 70 Milliliter Wasser, Ahornsirup, Lein-samen, Vanilleextrakt, Öl, Zimt und Kardamom mischen. Gut durchrühren. Gleichmäßig auf dem Backblech verteilen und 20 Minuten backen, dabei ein- oder zweimal vorsichtig umrühren. Kokosflocken und Kürbiskerne zufügen und weitere 5 Minuten backen. Aus dem Ofen nehmen und vollständig erkalten lassen. Hält sich in einem luftdichten Behälter bei Zimmertemperatur bis zu einer Woche. Mit Sojamilch servieren.

Kapha
Cranberry-Rosinen-Knuspermüsli

150 g Haferflocken
1 EL Melasse
2 EL gemahlene Leinsamen
1 EL Maiskeimöl
1 TL Zimt
½ TL Kardamom
etwas gemahlene Gewürznelken
2 EL getrocknete Cranberrys
2 EL Rosinen
Sojamilch

Backofen auf 190 °C vorheizen.

Ein großes Backblech (mit Rand) mit Öl besprühen. In einer großen Schüssel Haferflocken, 70 Milliliter Wasser, Melasse, Leinsamen, Öl, Zimt, Kardamom und Gewürznelken mischen. Gut durchrühren. Gleichmäßig auf dem Backblech verteilen und 20 Minuten backen, dabei ein- oder zweimal vorsichtig umrühren. Getrocknete Cranberrys und Rosinen zufügen und weitere 5 Minuten backen. Aus dem Ofen nehmen und vollständig erkalten lassen. Hält sich in einem luftdichten Behälter bei Zimmertemperatur bis zu einer Woche. Mit warmer Sojamilch servieren.

Luftig-leichte Crêpes

Diese luftig-leichten Crêpes werden mit herzhaft-gesundem, naturbelassenem Vollkornmehl zubereitet. Die Füllung enthält Beeren mit vielen Antioxidantien, die die Bauchspeicheldrüse stärken und den Blutzucker stabilisieren.

14 Crêpes (2 pro Portion)

Vata
Beeren-Zitrone-Crêpe

Crêpeteig
   150 g Weizenvollkornmehl
   375 ml Sojamilch
   3 Eiweiß
   2 EL Rapsöl
   Salz

Füllung
   150 g frische Beeren, etwa Himbeeren oder Blaubeeren
   2 EL Honig
   240 g Ricottakäse, vorzugsweise fettreduziert
   etwas abgeriebene Schale einer unbehandelten Zitrone

Mehl, Sojamilch, Eiweiß, Öl und Salz im Mixer oder in der Küchenmaschine zu einem glatten Teig ohne Klümpchen verrühren. Abdecken und im Kühlschrank mindestens 1 und bis zu 8 Stunden ruhen lassen.

Eine Crêpepfanne (oder beschichtete Pfanne) mit Öl besprühen. Auf mittlerer Stufe erhitzen. 3 Esslöffel Teig in die Pfanne geben, diese sofort schwenken, bis der gesamte Boden mit Teig bedeckt ist. Wenn die Ränder zu bräunen beginnen und an der Oberfläche Blasen entstehen, den Rand lösen und die Crêpe wenden. Weitere 15–20 Sekunden backen, dann auf einen Teller gleiten lassen. Mit dem übrigen Teig ebenso verfahren. Die Crêpes übereinanderstapeln, abdecken und warm halten.

Die Beeren mit 70 Milliliter Wasser in einem kleinen Topf auf hoher Stufe erhitzen, bis sie zu zerfallen beginnen. Vom Herd nehmen und 5 Minuten abkühlen lassen, dann 1 Esslöffel Honig einrühren. Ricottakäse, den übrigen Honig und die Zitronenschale in der Küchenmaschine oder einem Mixer glattrühren.

Eine Crêpe auf eine ebene Fläche legen. Einen gehäuften Esslöffel Ricottafüllung in der Mitte des Crêpes verteilen. Zigarrenförmig einrollen. 2 Esslöffel der Beerenmischung darübergeben. Mit allen Crêpes so verfahren.

Pitta
Beeren-Orange-Crêpe

Crêpeteig

    150 g Weizenvollkornmehl
    375 ml Sojamilch
    2 Eiweiß
    2 EL Rapsöl
    Salz

Füllung

    150 g frische Beeren, etwa Himbeeren oder Blaubeeren
    2 EL Agavensirup
    240 g Ricottakäse, vorzugsweise fettreduziert
    etwas abgeriebene Schale einer unbehandelten Orange

Mehl, Sojamilch, Eiweiß, Öl und Salz im Mixer oder in der Küchenmaschine zu einem glatten Teig ohne Klümpchen verrühren. Abdecken und im Kühlschrank mindestens 1 und bis zu 8 Stunden ruhen lassen.

Eine Crêpepfanne (oder beschichtete Pfanne) mit Öl besprühen. Auf mittlerer Stufe erhitzen. 3 Esslöffel Teig in die Pfanne geben, diese sofort schwenken, bis der gesamte Boden mit Teig bedeckt ist. Wenn die Ränder zu bräunen beginnen und an der Oberfläche Blasen entstehen, den Rand lösen und die Crêpe wenden. Weitere 15–20 Sekunden backen, dann auf einen Teller gleiten lassen. Mit dem übrigen Teig ebenso verfahren. Die Crêpes übereinanderstapeln, abdecken und warm halten.

Die Beeren mit 70 Milliliter Wasser in einem kleinen Topf auf hoher Stufe erhitzen, bis sie zu zerfallen beginnen. Vom Herd nehmen und 5 Minuten abkühlen lassen, dann 1 Esslöffel Agavensirup einrühren. Ricottakäse, den übrigen Agavensirup und die Orangenschale in der Küchenmaschine oder einem Mixer glattrühren.

Eine Crêpe auf eine ebene Fläche legen. Einen gehäuften Esslöffel Ricottafüllung in der Mitte des Crêpes verteilen. Zigarrenförmig einrollen. 2 Esslöffel der Beerenmischung darübergeben. Mit allen Crêpes so verfahren.

Kapha
Beeren-Honig-Crêpe

<u>Crêpeteig</u>

120 g Dinkelvollkornmehl

30 g Buchweizenmehl

375 ml Sojamilch

3 Eiweiß

2 EL Sonnenblumenöl

½ TL Zimt

Muskatnuss

Salz

gemahlene Gewürznelken

<u>Füllung</u>

600 g frische Beeren, etwa Blaubeeren, Erdbeeren und Himbeeren

4 EL Honig

Dinkelmehl, Buchweizenmehl, Sojamilch, Eiweiß, Öl, Zimt, je eine Prise Muskatnuss, Salz und Gewürznelken im Mixer oder in der Küchenmaschine zu einem glatten Teig ohne Klümpchen verrühren. Abdecken und im Kühlschrank mindestens 1 und bis zu 8 Stunden ruhen lassen.

Eine Crêpepfanne (oder beschichtete Pfanne) mit Öl besprühen. Auf mittlerer Stufe erhitzen. 3 Esslöffel Teig in die Pfanne geben, diese sofort schwenken, bis der gesamte Boden mit Teig bedeckt ist. Wenn die Ränder zu bräunen beginnen und an der Oberfläche Blasen entstehen, den Rand lösen und die Crêpe wenden. Weitere

15–20 Sekunden backen, dann auf einen Teller gleiten lassen. Mit dem übrigen Teig ebenso verfahren. Die Crêpes übereinanderstapeln, abdecken und warm halten.

Die Beeren in einer Pfanne auf mittlerer Stufe erhitzen und garen, dabei mit einem Holzlöffel oder einem Bratenwender zerdrücken. 125 Milliliter Wasser zufügen und kochen lassen, bis die Masse dickflüssig wird und Blasen wirft, die Beeren zerfallen. Vom Herd nehmen und 5 Minuten abkühlen lassen, dann den Honig einrühren.

Eine Crêpe auf eine ebene Fläche legen. Einen gehäuften Esslöffel Beerenmischung in der Mitte des Crêpes verteilen. Zigarrenförmig einrollen. 2 Esslöffel der Beerenmischung darübergeben. Mit allen Crêpes so verfahren.

Gemüseomelette

Die meisten Menschen finden es schwierig, genug Gemüse in ihrem Speiseplan unterzubringen. Wenn Sie den Tag schon mit ein oder zwei Portionen beginnen, kommen Sie viel näher an Ihr Ziel heran. Wenn Sie das Gemüse mit Eiern kombinieren, die reichlich Protein enthalten, sind Sie länger satt. Eine neuere Studie ergab sogar, dass Menschen, die zum Frühstück ein Eigericht aßen, auf den Tag gerechnet weniger Kalorien zu sich nahmen.

4 Portionen

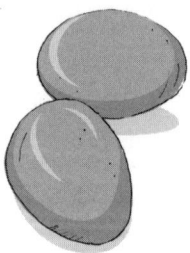

Vata
Spargel-Paprika-Omelette

4 Eiweiß
2 ganze Eier
Salz
frisch gemahlener schwarzer Pfeffer
etwas gehackter frischer Koriander
1 TL Ghee (siehe Seite 210)
4 Stangen Spargel, in kleine Stücke geschnitten
1 kleine Zwiebel, fein gehackt
½ Paprikaschote, gewürfelt
½ kleine Zucchini, gewürfelt

In einer kleinen Schüssel Eiweiß, ganze Eier, Salz, Pfeffer und Koriander miteinander verquirlen. Das Ghee in einer mittelgroßen Pfanne auf mittlerer Stufe erhitzen. Spargel, Zwiebel, Paprika und Zucchini zufügen und braten, bis das Gemüse weich zu werden beginnt. Die Eimischung dazugießen, abdecken und auf mittlerer Stufe garen, bis die Eier gestockt sind, etwa 5 Minuten. Das Omelette an den Rändern mit einem Bratenwender lösen, in der Mitte zusammenklappen und auf einen Teller gleiten lassen. Sofort servieren.

Pitta
Spargel-Pilz-Omelette

4 Eiweiß
2 ganze Eier
Salz
frisch gemahlener schwarzer Pfeffer
etwas gehackter frischer Koriander
1 TL Ghee (siehe Seite 210)
4 Stangen Spargel, in kleine Stücke geschnitten
1 kleine Zwiebel, fein gehackt
1 Handvoll Pilze, in feine Scheiben geschnitten
½ kleine Zucchini, gewürfelt

In einer kleinen Schüssel Eiweiß, ganze Eier, Salz, Pfeffer und Koriander miteinander verquirlen. Das Ghee in einer mittelgroßen Pfanne auf mittlerer Stufe erhitzen. Spargel, Zwiebel, Pilze und Zucchini zufügen und braten, bis das Gemüse weich zu werden beginnt. Die Eimischung dazugießen, abdecken und auf mittlerer Stufe garen, bis die Eier gestockt sind, etwa 5 Minuten. Das Omelette an den Rändern mit einem Bratenwender lösen, in der Mitte zusammenklappen und auf einen Teller gleiten lassen. Sofort servieren.

Kapha
Spargel-Pilz-Omelette

4 Eiweiß

2 ganze Eier

Salz

frisch gemahlener schwarzer Pfeffer

etwas gehackter frischer Koriander

1 TL Ghee (siehe Seite 210)

4 Stangen Spargel, in kleine Stücke geschnitten

1 kleine Zwiebel, fein gehackt

1 Handvoll Pilze, in feine Scheiben geschnitten

½ Paprikaschote, gewürfelt

In einer kleinen Schüssel Eiweiß, ganze Eier, Salz, Pfeffer und Koriander miteinander verquirlen. Das Ghee in einer mittelgroßen Pfanne auf mittlerer Stufe erhitzen. Spargel, Zwiebel, Pilze und Paprika zufügen und braten, bis das Gemüse weich zu werden beginnt. Die Eimischung dazugießen, abdecken und auf mittlerer Stufe garen, bis die Eier gestockt sind, etwa 5 Minuten. Das Omelette an den Rändern mit einem Bratenwender lösen, in der Mitte zusammenklappen und auf einen Teller gleiten lassen. Sofort servieren.

Ghee

Bei uns ist Ghee besser bekannt als Butterschmalz bzw. geklärte Butter. Es handelt sich um Butter, aus der Wasser, Milcheiweiß und Milchzucker durch Erhitzen entfernt wurden. Ghee kann jedoch für dieselben Zwecke verwendet werden wie Butter, etwa als Brotaufstrich oder zum Braten von Gemüse. Ghee ist für Vata- und Pitta-Typen geeignet, sollte von Kapha-Typen jedoch sparsam eingesetzt werden, weil die Kapha-Ernährung möglichst wenig Fett und Milchprodukte vorsieht.

250 g ungesalzene Butter

Die Butter in einem mittelgroßen Topf langsam schmelzen lassen. Dann die Hitze erhöhen und die Butter einmal schäumend aufkochen lassen. Auf eine niedrige Stufe zurückschalten. Der erste Schaum verschwindet, nach sieben bis acht Minuten bildet sich ein zweiter Schaum, diesen abschöpfen. Wenn die Butter eine goldgelbe Farbe annimmt und die festen Milchbestandteile leicht gebräunt am Topfboden zurückbleiben, den Topf vom Herd nehmen. Die geklärte Butter abkühlen lassen und anschließend vorsichtig durch ein feines Sieb oder durch Käseleinen in ein hitzebeständiges Gefäß filtern. Kann in einem luftdichten Behälter, geschützt vor Feuchtigkeit, bei Zimmertemperatur bis zu einen Monat gelagert werden.

Obstsalat

Jeder dieser originellen (aber leicht zuzubereitenden) Obstsalate stellt die absolut besten Früchte für Ihren Typ in den Mittelpunkt. Mangos im Vata-Rezept wirken beruhigend auf das Nervensystem, während Ananas beim Pitta-Typ kühlend und entzündungshemmend wirken und Grapefruits die einzigartige Fähigkeit haben, Schleim abzubauen, der dem Kapha-Typ häufig zu schaffen macht.

4 Portionen

Vata
Mango-Pfirsich-Salat

1 Stück Ingwer (1–1,5 cm), geschält und gehackt
1 EL Honig
1 TL Zimt
2 Mangos, in kleine Stücke geschnitten
2 Pfirsiche, in kleine Stücke geschnitten

Ingwer, Honig, Zimt und 50 Milliliter Wasser in den Mixer geben. Auf hoher Stufe laufen lassen, bis der Ingwer fein zerkleinert ist. Das Obst in eine Schüssel geben, die Sauce darübergießen. Gut durchrühren und sofort servieren.

Pitta
Ananas-Melonen-Salat

1 Handvoll frische Minze
1 Handvoll frischer Koriander
1 EL Rohzucker
1 dicke Scheibe Ananas (7–8 cm), in kleine Stücke geschnitten
¼ Cantaloupe-Melone (groß), in kleine Stücke geschnitten

50 Milliliter Wasser, Minze, Koriander und Zucker im Mixer zu einer glatten Masse verarbeiten. Ananas und Cantaloupe-Melone mit der Sauce in einer Schüssel gut verrühren und sofort servieren.

Kapha
Grapefruit-Erdbeer-Salat

2 große Grapefruits
600 g Erdbeeren, entstielt, in kleine Stücke geschnitten
1 EL Honig
gemahlene Gewürznelken
frisch gemahlener schwarzer Pfeffer

Mit einem scharfen Messer die Grapefruits schälen. Über einer großen Schüssel die Grapefruitspalten enthäuten, dabei den Saft in der Schüssel auffangen. Grapefruitspalten halbieren und mit den Erdbeeren in die Schüssel geben. 50 Milliliter Wasser, Honig, eine Prise Gewürznelken und Pfeffer zufügen und vorsichtig durchrühren, ohne die Grapefruitstücke zu zerdrücken. Sofort servieren.

Frische Säfte

Die Kombination von Früchten und Gemüse für diese frischen Säfte liefert eine Vielfalt an Vitaminen und Mineralstoffen, die für alles gut sind, von strahlend schöner Haut bis zur Immunabwehr. Sie enthalten nicht nur Superfoods für Ihr Dosha, sondern auch eine würzige Note speziell für Sie (Ingwer für Vata- und Kapha-, Minze für den Pitta-Typ) und für den zusätzlichen Dosha-Ausgleich.

ca. ½ Liter

Vata
Möhren-Kirsch-Saft

> *2 mittelgroße Möhren, in Stücke geschnitten*
> *1 Stück Ingwer (1–1,5 cm), geschält und gehackt*
> *75 g frische Kirschen, entsteint*
> *75 g kernlose rote oder grüne Weintrauben*

Möhren, Ingwer, Kirschen und Weintrauben im Entsafter laut Anleitung des Herstellers verarbeiten. Sofort servieren.

213

Pitta

Wassermelone-Gurken-Saft

125 g Wassermelone, in Stücke geschnitten
½ mittelgroße Salatgurke, gewürfelt
1 Handvoll frische Minze

Melone, Gurke und Minze im Entsafter nach Anweisungen des Herstellers verarbeiten. Sofort servieren.

Kapha

Apfel-Möhren-Saft

½ Kopfsalat, in drei Stücke geschnitten
1 Apfel, geviertelt
2 mittelgroße Möhren, in Stücke geschnitten
1 Stück Ingwer (1–1,5 cm), geschält und gehackt

Salat, Apfel, Möhren und Ingwer im Entsafter nach Anweisungen des Herstellers verarbeiten. Sofort servieren.

Chai-Tee

Chai, ein würziger Milchtee, ist ein traditionell von Yogis und Sherpas geschätztes Getränk, erfreut sich mittlerweile aber großer Beliebtheit. Falls Sie bislang die gekaufte Version mochten – diese hier ist wesentlich freundlicher zu Ihrer Taille und Ihrem Geldbeutel!

2 Portionen

Vata

1 Stück Ingwer (2,5 cm), geschält und gehackt
500 ml Sojamilch
1 EL frisch gebrühter feiner Schwarztee, etwa English Breakfast
1 EL Ahornsirup

Alle Zutaten in einem kleinen Topf langsam zum Kochen bringen. Durch ein Sieb gießen und sofort servieren.

Pitta

1 Stück Ingwer (2,5 cm), geschält und gehackt
500 ml Sojamilch
1 EL frisch gebrühter feiner Schwarztee, etwa English Breakfast
1 EL Ahornsirup

Alle Zutaten in einem kleinen Topf langsam zum Kochen bringen. Durch ein Sieb gießen und sofort servieren.

Kapha

1 Stück Ingwer (2,5 cm), geschält und gehackt
500 ml Sojamilch
1 EL frisch gebrühter feiner Schwarztee, etwa English Breakfast
1 EL Rohzucker

Alle Zutaten in einem kleinen Topf langsam zum Kochen bringen. Durch ein Sieb gießen und sofort servieren.

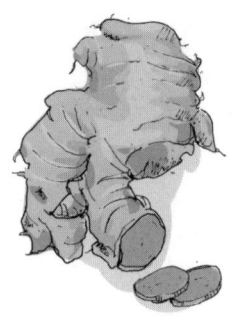

Zitruswaffeln

Das Geheimnis dieses Rezeptes ist die Zitrusschale (Grapefruit für Vata-, Zitrone für Pitta- und Orange für Kapha-Typen), weil sie viel Geschmack und praktisch kein Fett und keine Kalorien bringt.

4 Portionen

Vata
Grapefruit-Waffel

90 g Hafermehl
90 g feines Weizenvollkornmehl
1 TL Backpulver
½ TL Natron
1 EL Rohzucker
Salz
375 g griechischer Joghurt, vorzugsweise fettreduziert
abgeriebene Schale ½ großen unbehandelten rosa Grapefruit
2 EL Ghee (Seite 210)
4 Eiweiß

Waffelautomaten nach Anleitung des Herstellers vorheizen. Mehl, Backpulver, Natron, Zucker und Salz in einer großen Schüssel mischen. Joghurt, Grapefruitschale und Ghee zufügen und kurz durchrühren.

In einer weiteren Schüssel die Eiweiß mit einem Handrührgerät auf hoher Stufe zu Schnee schlagen. Den Eischnee in drei Etappen vorsichtig unter den Teig ziehen. Etwas Teig in den vorgeheizten Waffelautomaten geben und die Waffel nach Anleitung des Herstellers backen. Sofort servieren. Mit allen Waffeln so verfahren.

Pitta
Zitronen-Waffel

180 g feines Weizenvollkornmehl
1 TL Backpulver
½ TL Natron
1 EL Rohzucker
Salz
375 ml Sojamilch
abgeriebene Schale 1 großen unbehandelten Zitrone
2 EL Ghee (Seite 210)
4 Eiweiß

Waffelautomaten nach Anleitung des Herstellers vorheizen. Mehl, Backpulver, Natron, Zucker und Salz in einer großen Schüssel mischen. Sojamilch, Zitronenschale und Ghee zufügen und kurz durchrühren.

In einer weiteren Schüssel die Eiweiß mit einem Handrührgerät auf hoher Stufe zu Schnee schlagen. Den Eischnee in drei Etappen vorsichtig unter den Teig ziehen. Etwas Teig in den vorgeheizten Waffelautomaten geben und die Waffel nach Anleitung des Herstellers backen. Sofort servieren. Mit allen Waffeln so verfahren.

Kapha
Orangen-Waffel

180 g Amaranthmehl
1 TL Backpulver
½ TL Natron
1 EL Rohzucker
Salz
375 g griechischer Joghurt, vorzugsweise fettreduziert
abgeriebene Schale 2 kleiner unbehandelter Orangen (etwa
2 EL)
2 EL Rosinen
2 EL Ghee (Seite 210)
4 Eiweiß

Waffelautomaten nach Anleitung des Herstellers vorheizen. Mehl, Backpulver, Natron, Zucker und Salz in einer großen Schüssel mischen. Joghurt, Orangenschale, Rosinen und Ghee zufügen und kurz durchrühren.

In einer weiteren Schüssel die Eiweiß mit einem Handrührgerät auf hoher Stufe zu Schnee schlagen. Den Eischnee in drei Etappen vorsichtig unter den Teig ziehen. Etwas Teig in den vorgeheizten Waffelautomaten geben und die Waffel nach Anleitung des Herstellers backen. Sofort servieren. Mit allen Waffeln so verfahren.

Beerenpfannkuchen

Frisches Obst (Blaubeeren für den Vata-, Erdbeeren für den Pitta- und Himbeeren für den Kapha-Typ) macht Pfannkuchen schmackhafter und erhöht den Gehalt an sättigenden Ballaststoffen.

8 Pfannkuchen (2 Stück pro Portion)

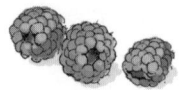

Vata
Blaubeerpfannkuchen

150 g feines Weizenvollkornmehl
2 EL gemahlene Leinsamen
½ TL Backpulver
½ TL Natron
½ TL Zimt
½ TL gemahlener Ingwer
frisch gemahlene Muskatnuss
Salz
250 ml Buttermilch
1 Eiweiß
150 g Blaubeeren

Mehl, Leinsamen, Backpulver, Natron, Zimt, Ingwer, eine Prise Muskatnuss und Salz in einer großen Schüssel mischen. In eine Vertiefung in der Mitte Buttermilch und Eiweiß gießen. Mit dem Schneebesen zu einer glatten Masse verrühren.

Eine beschichtete Pfanne mit Öl besprühen und auf hoher Stufe erhitzen. Eine kleine Kelle Teig in der Pfanne verteilen, mit jeweils ca. ⅛ der Blaubeeren belegen. 3–4 Minuten backen, bis sich an der Oberfläche Blasen bilden. Wenden und weitere 3–4 Minuten backen, bis die Pfannkuchen durch sind. Sofort servieren.

Pitta

Erdbeerpfannkuchen

150 g feines Weizenvollkornmehl
2 EL gemahlene Leinsamen
½ TL Backpulver
½ TL Natron
Salz
abgeriebene Schale 1 unbehandelten Orange (etwa 1 TL)
250 ml Sojamilch
1 Eiweiß
8 Erdbeeren, in Stücke geschnitten

Mehl, Leinsamen, Backpulver, Natron, Salz und Orangenschale in einer großen Schüssel mischen. In eine Vertiefung in der Mitte Sojamilch und Eiweiß gießen. Mit dem Schneebesen zu einer glatten Masse verrühren.

Eine beschichtete Pfanne mit Öl besprühen und auf hoher Stufe erhitzen. Eine kleine Kelle Teig in der Pfanne verteilen, jeden Pfannkuchen mit jeweils ca. ⅛ der Erdbeeren belegen. 3–4 Minuten backen, bis sich an der Oberfläche Blasen bilden. Wenden und weitere 3–4 Minuten backen, bis die Pfannkuchen durch sind. Sofort servieren.

Kapha

Himbeerpfannkuchen

75 g Hafermehl

75 g Buchweizenmehl

½ TL Backpulver

½ TL Natron

½ TL Zimt

gemahlene Gewürznelken

Salz

250 ml Buttermilch

1 Eiweiß

1 EL Butter, zerlassen

1 EL Honig

150 g Himbeeren

Mehl, Backpulver, Natron, Zimt, eine Prise gemahlene Gewürznelken und Salz in einer großen Schüssel mischen. In eine Vertiefung in der Mitte Buttermilch, Eiweiß, zerlassene Butter und Honig gießen. Mit dem Schneebesen zu einer glatten Masse verrühren.

Eine beschichtete Pfanne mit Öl besprühen und auf hoher Stufe erhitzen. Eine kleine Kelle Teig in der Pfanne verteilen, jeden Pfannkuchen mit jeweils ca. ⅛ der Himbeeren belegen. 3–4 Minuten backen, bis sich an der Oberfläche Blasen bilden. Wenden und weitere 3–4 Minuten backen, bis die Pfannkuchen durch sind. Sofort servieren.

Fruchtmuffins

Muffins? Ja, bitte! Diese sind leichter und wesentlich gesünder als die im Handel oder Café erhältlichen. Außerdem enthält jedes Rezept Dosha-Superfoods: wärmende Feigen für den Vata-, kühlende Kirschen für den Pitta-Typ und getrocknete Cranberrys, um der Kapha-Neigung zu Verschleimung zu begegnen.

12 Muffins (1 Muffin pro Portion)

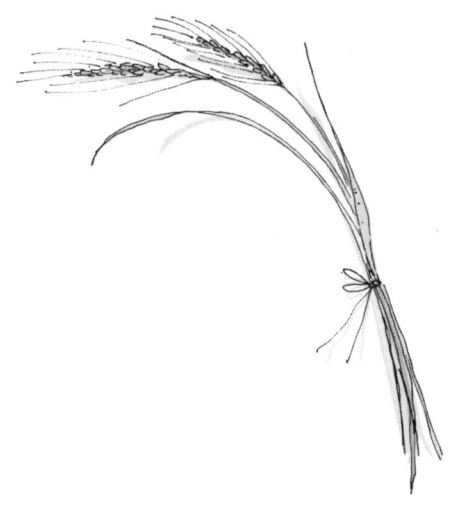

Vata
Zitronen-Feigen-Muffins

300 g feines Weizenvollkornmehl

1 TL Backpulver

1 TL Natron

Salz

abgeriebene Schale und Saft von 2 Zitronen

120 g Rohzucker

160 ml Magermilch

125 ml Rapsöl

2 Eiweiß

1 EL Vanilleextrakt

225 g getrocknete Feigen, gehackt, in heißem Wasser
eingeweicht und abgetropft

Backofen auf 160 °C vorheizen.

Papierförmchen in die zwölf Vertiefungen eines Muffinbleches setzen.

Mehl, Backpulver, Natron und Salz in einer mittelgroßen Schüssel mischen. Zitronenschale und -saft, Zucker, Milch, Öl, Eiweiß und Vanilleextrakt hinzugeben und alles zu einem glatten Teig verrühren. Mit einem Holzlöffel vorsichtig die gehackten Feigen unterheben.

Den Teig auf die Förmchen verteilen, diese fast bis zum Rand füllen. Die Muffins auf der mittleren Schiene 22 Minuten backen, dabei das Blech nach 15 Minuten um 180 Grad drehen. Die Muffins sind durch, wenn sie auf Druck leicht zurückfedern oder wenn bei der Garprobe kein Teig mehr am Holzstäbchen haftet.

Die Muffins aus dem Backofen nehmen und 15 Minuten abkühlen lassen; auf einem Kuchengitter vollständig erkalten lassen. In einem luftdichten Behälter bei Zimmertemperatur lassen sich die Muffins bis zu drei Tage lagern.

Pitta
Kirschmuffins

300 g feines Weizenvollkornmehl

1 TL Backpulver

1 TL Natron

Salz

abgeriebene Schale und Saft einer unbehandelten Zitrone

120 g Rohzucker

160 ml Sojamilch

125 ml Sonnenblumenöl

2 Eiweiß

1 EL Vanilleextrakt

1 TL Mandelextrakt

200 g frische Kirschen, entsteint

60 g Ricottakäse, vorzugsweise fettreduziert

Backofen auf 160 °C vorheizen.

Papierförmchen in die zwölf Vertiefungen eines Muffinbleches setzen.

Mehl, Backpulver, Natron und Salz in einer mittelgroßen Schüssel mischen. Zitronenschale und -saft, Zucker, Sojamilch, Öl, Eiweiß, Vanilleextrakt und Mandelextrakt hinzugeben und alles zu einem glatten Teig verrühren. Mit einem Holzlöffel vorsichtig Kirschen und Ricottakäse unterheben.

Den Teig auf die Förmchen verteilen, diese fast bis zum Rand füllen. Die Muffins auf der mittleren Schiene 22 Minuten backen, dabei das Blech nach 15 Minuten um 180 Grad drehen. Die Muffins sind durch, wenn sie auf Druck leicht zurückfedern oder wenn bei der Garprobe kein Teig mehr am Holzstäbchen haftet.

Die Muffins aus dem Backofen nehmen und 15 Minuten abkühlen lassen; auf einem Kuchengitter vollständig erkalten lassen. In einem luftdichten Behälter bei Zimmertemperatur lassen sich die Muffins bis zu drei Tage lagern.

Kapha
Cranberry-Limetten-Muffins

300 g Maismehl

2 TL Backpulver

2 TL Natron

Salz

abgeriebene Schale und Saft von 2 Limetten

120 g Rohzucker

160 ml Sojamilch

65 ml Maiskeimöl

2 Eiweiß

1 EL Vanilleextrakt

100 g getrocknete Cranberrys

Backofen auf 160 °C vorheizen.

Papierförmchen in die zwölf Vertiefungen eines Muffinbleches setzen.

Mehl, Backpulver, Natron und eine großzügige Prise Salz in einer mittelgroßen Schüssel mischen. Limettenschale und -saft, Zucker, Sojamilch, Öl, Eiweiß und Vanilleextrakt hinzugeben und alles zu einem glatten Teig verrühren. Mit einem Holzlöffel vorsichtig die Cranberrys unterheben.

Den Teig auf die Förmchen aufteilen, diese fast bis zum Rand füllen. Die Muffins auf der mittleren Schiene 22 Minuten backen, dabei das Blech nach 15 Minuten um 180 Grad drehen. Die Muffins sind durch, wenn sie auf Druck leicht zurückfedern oder wenn bei der Garprobe kein Teig mehr am Holzstäbchen haftet.

Die Muffins aus dem Backofen nehmen und 15 Minuten abkühlen lassen; auf einem Kuchengitter vollständig erkalten lassen. In einem luftdichten Behälter bei Zimmertemperatur lassen sich die Muffins bis zu drei Tage lagern.

Frühstücksburritos

Das perfekte Rezept, um den kleinen Rest Gemüse aufzubrauchen, der noch im Gemüsefach ist. Lässt sich auch leicht für eine Person oder eine Gruppe zum Brunch zubereiten. Heizen Sie einfach den Backofen vor und erwärmen Sie die Tortillas, sobald die Gäste da sind.

1 Portion

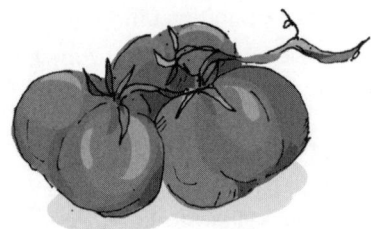

Vata
Kirsch-Mozzarella-Burrito

1 ganzes Ei
1 Eiweiß
½ kleine Jalapeño, entkernt und fein gehackt
Salz
frisch gemahlener schwarzer Pfeffer
1 Weizenvollkorntortilla (23 cm), erwärmt
4 Kirschtomaten oder 1 kleine Tomate, in Stücke geschnitten
2 EL Mozzarella, vorzugsweise fettreduziert
3–4 Blätter frisches Basilikum

Ei, Eiweiß, Jalapeño, Salz und Pfeffer in einer kleinen Schüssel verquirlen. Eine beschichtete Pfanne mit Olivenöl besprühen und auf mittlerer Stufe erhitzen. Die Eimischung hinzugeben. Ein- oder zweimal wenden, bis die Eier gestockt sind, etwa 45 Sekunden.

Die Eier in die Mitte der Tortilla geben, mit Tomaten, Mozzarella und auseinandergezupften Basilikumblättern belegen. Zusammenklappen und sofort servieren.

Pitta
Brokkoli-Feta-Burrito

1 ganzes Ei
1 Eiweiß
Salz
frisch gemahlener schwarzer Pfeffer
½ kleinen Kopf Brokkoli, in kleine Röschen zerteilt
1 Weizenvollkorntortilla (23 cm), erwärmt
2 EL Ziegenfeta
1 Frühlingszwiebel, in feine Ringe geschnitten

Ei, Eiweiß, Salz und Pfeffer in einer kleinen Schüssel verquirlen. Eine beschichtete Pfanne mit Olivenöl besprühen und auf mittlerer Stufe erhitzen. Brokkoli hineingeben und 4–5 Minuten unter gelegentlichem Rühren braten, bis er knackig gar ist. Die Eimischung hinzugeben. Ein- oder zweimal wenden, bis die Eier gestockt sind, etwa 45 Sekunden.

Die Eier in die Mitte der Tortilla geben, mit Ziegenkäse und Frühlingszwiebeln belegen. Zusammenklappen und sofort servieren.

Kapha
Champignon-Jalapeño-Burrito

1 ganzes Ei
1 Eiweiß
Salz
frisch gemahlener schwarzer Pfeffer
2 große Champignons, in feine Scheiben geschnitten
½ kleine Jalapeño, entkernt und fein gehackt
1 Weizenvollkorntortilla (23 cm), erwärmt

Das ganze Ei mit Eiweiß, Salz und Pfeffer in einer kleinen Schüssel verquirlen. Eine beschichtete Pfanne mit Olivenöl besprühen und auf mittlerer Stufe erhitzen. Pilze und Jalapeño darin 3–4 Minuten unter gelegentlichem Rühren braten, bis die Pilze weich sind. Die Eimischung hinzugeben. Ein- oder zweimal wenden, bis die Eier gestockt sind, etwa 45 Sekunden.

Die Eier in die Mitte der Tortilla geben. Zusammenklappen und sofort servieren.

Mittag- und Abendessen

Gemüsecremesuppen

Cremesuppen, werden Sie vielleicht denken, sind nicht gut für Sie, doch diese hier sind cremig durch leichte Zutaten wie Joghurt (Vata), Ziegenkäse (Pitta) und Sojamilch (Kapha). Ihr Gaumen wird den Unterschied nicht merken, Ihre Taille sehr wohl.

4 Portionen

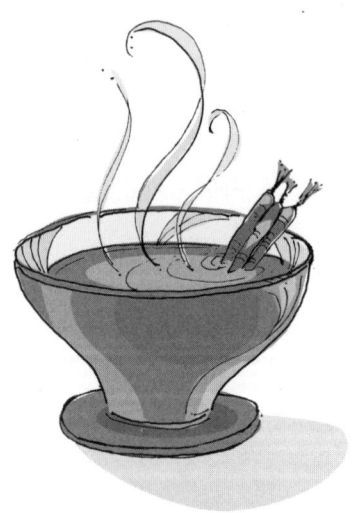

Vata

Spargelcremesuppe

1 großer Bund Spargel
1 EL Olivenöl, extra vergine
3 große Stangen Lauch, nur weiße Teile, in Scheiben geschnitten
2 Zweige frischer Thymian, nur Blätter
abgeriebene Schale 1 unbehandelten Zitrone (1 TL)
Salz
frisch gemahlener schwarzer Pfeffer
gemahlener Kardamom
gemahlene Gewürznelken
1 l Gemüse- oder Hühnerbrühe
200 g junger Blattspinat
75 g fettarmer Joghurt

Spargel waschen, schälen und in Stücke schneiden. Das Öl in einem großen Topf auf mittlerer Stufe erhitzen. Spargel hineingeben und 7–10 Minuten braten, bis er braun zu werden beginnt. Lauch, Thymian, Zitronenschale, Salz, Pfeffer und je eine Prise Kardamom und Gewürznelken zufügen. Weitere 10–15 Minuten braten, bis der Lauch weich wird und die Gewürze zu duften beginnen.

Die Brühe angießen und zum Kochen bringen. Herd auf niedrige Stufe schalten und alles 10–15 Minuten köcheln lassen. Spinat zufügen und 2 weitere Minuten kochen lassen, bis die Spinatblätter zusammenfallen. Joghurt zufügen. Mit einem Stabmixer direkt im Topf pürieren oder portionsweise im Mixer. Sofort servieren.

Pitta
Brokkolicremesuppe mit Ziegenfrischkäse

1 Kopf Brokkoli
1 EL Olivenöl, extra vergine
3 große Stangen Lauch, nur weiße Teile, in Scheiben
geschnitten
1 Zweig frischer Rosmarin, nur Blätter
1 TL Fenchelsamen
½ TL Kardamom
1 l Gemüse- oder Hühnerbrühe
½ TL Salz
3 EL Ziegenfrischkäse

Die Brokkoliröschen vom Stiel schneiden. Den Stiel schälen und in zwei bis drei Zentimeter lange Stücke schneiden. Das Öl in einem großen Topf auf mittlerer Stufe erhitzen. Brokkolistiel, Lauch, Rosmarin, Fenchelsamen und Kardamom hineingeben und 8–10 Minuten braten, bis der Lauch weich wird und die Gewürze duften.

Die Brühe angießen und zum Kochen bringen. Deckel auflegen und alles 10 Minuten kochen lassen, bis der Brokkolistiel weich ist. Die Brokkoliröschen zugeben und mit Deckel weitere 10 Minuten kochen, bis sie weich, aber noch hellgrün sind. Salz und Ziegenfrischkäse zufügen. Mit dem Stabmixer direkt im Topf pürieren oder portionsweise im Mixer. Sofort servieren.

Kapha

Brokkolicremesuppe mit Bohnen

1 Kopf Brokkoli
1 EL Sonnenblumenöl
3 große Stangen Lauch, nur weiße Teile, in Scheiben geschnitten
2 Zweige frischer Thymian, nur Blätter
1 Zweig Rosmarin, nur Blätter
½ TL edelsüßer Paprika
Cayennepfeffer
frisch gemahlener schwarzer Pfeffer
½ l Gemüse- oder Hühnerbrühe
½ l Sojamilch
150 g gekochte weiße Bohnen
½ TL Salz

Die Brokkoliröschen vom Stiel schneiden. Den Stiel schälen und in zwei bis drei Zentimeter lange Stücke schneiden. Das Öl in einem großen Topf auf mittlerer Stufe erhitzen. Brokkolistiel, Lauch, Thymian, Rosmarin, edelsüßen Paprika, eine Prise Cayennepfeffer und Pfeffer hineingeben und 8–10 Minuten braten, bis der Lauch weich wird und die Gewürze duften.

Die Brühe angießen und zum Kochen bringen. Deckel auflegen und alles 10 Minuten kochen lassen, bis der Brokkolistiel weich ist. Die Brokkoliröschen zugeben und mit Deckel weitere 10 Minuten kochen, bis sie weich, aber noch hellgrün sind. Sojamilch, Bohnen und Salz zufügen. Mit dem Stabmixer direkt im Topf pürieren oder portionsweise im Mixer. Sofort servieren.

Superfood-Sandwiches

Sandwiches sind längst ein Klassiker. Diese Version ist durch Gemüse, das für Ihr Dosha geeignet ist (Möhren und Zwiebeln für den Vata-Typ, Avocado, Brokkoli und Zucchini für den Pitta-Typ und Pilze, rote Paprika und grüne Gemüse für den Kapha-Typ) auch noch gesund. Da kann sich der Imbiss um die Ecke etwas abschauen!

4 Portionen

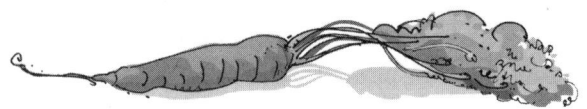

Vata
Thunfisch-Möhren-Pita

1 Thunfischsteak (etwa 450 g)
½ TL Salz
frisch gemahlener schwarzer Pfeffer
2 TL gehackter Rosmarin
abgeriebene Schale und Saft 1 unbehandelten Zitrone
2 EL Olivenöl, extra vergine
150 g entsteinte schwarze Oliven, etwa Kalamata
2 Möhren, geraffelt
3 EL gehackte frische Petersilie
1 kleine rote Zwiebel, fein gehackt
2 TL Tabasco
3 EL gehacktes frisches Basilikum
4 Weizenvollkornpitabrote
4 große Blätter Lollo rosso

Thunfisch in 2–3 Zentimeter große Würfel schneiden. Mit Salz, Pfeffer, Rosmarin und Zitronenschale bestreuen. Das Öl in einer beschichteten Pfanne auf mittlerer Stufe erhitzen. Die Thunfischwürfel darin 4–5 Minuten braten, dabei ein- oder zweimal wenden, bis sie leicht gebräunt, in der Mitte aber noch rosa sind. Vorsicht: Nicht zu lange braten, sonst wird der Thunfisch hart.

Inzwischen die Oliven mit Zitronensaft, Möhren, Petersilie, Zwiebel, scharfer Sauce und Basilikum mischen. Thunfisch zufügen und gut vermengen.

Die Pitabrote zur Hälfte aufschneiden und die Füllung auf sie verteilen, jeweils ein Salatblatt zufügen. Sofort servieren.

Pitta
Hähnchen-Avocado-Pita

2 Hähnchenbrustfilets
1 kleine Avocado (Sorte »Hass«)
1 Kopf Brokkoli, in kleine Röschen zerteilt
abgeriebene Schale und Saft 1 unbehandelten Limette
75 g saure Sahne, vorzugsweise fettreduziert
½ TL Worcestershiresauce
1 kleine rote Zwiebel, fein gehackt
½ TL Salz
Delikatess-Paprika
1 Dose Artischockenherzen (425 g), gut abgespült und
abgetropft
½ kleine Zucchini, gewürfelt
4 Weizenvollkornpitabrote

Eine beschichtete Pfanne mit Öl besprühen und auf mittlerer Stufe erhitzen. Die Hähnchenbrustfilets darin etwa 10 Minuten anbraten. Abkühlen lassen und in Würfel schneiden. Avocado, Brokkoli, Limettenschale und -saft, saure Sahne, Worcestershiresauce, Zwiebel, Salz und eine Prise Delikatess-Paprika in der Küchenmaschine zerkleinern. In einer großen Schüssel mit Hähnchen, Artischockenherzen und Zucchini mischen. Die Pitabrote zur Hälfte aufschneiden und die Füllung auf sie verteilen. Sofort servieren.

Kapha
Champignon-Ziegenfrischkäse-Roti

4 TL Maiskeimöl
4 große braune Champignons, ohne Stiele
4 Knoblauchzehen, fein gehackt
3 EL gehackte frische Petersilie
1 TL Salz
1 EL Ziegenfrischkäse
1 rote Paprikaschote, angeröstet
1 kleiner Bund Brunnenkresse, grobe Stiele entfernt und gehackt
100 g Blattspinat
4 Dinkel-Roti (siehe Seite 286)

Die Hälfte des Öls in einer großen Pfanne erhitzen. Die Pilze darin 5–6 Minuten braten, bis sie weich werden. Jeweils die Hälfte von Knoblauch, Petersilie und Salz zugeben. Deckel auflegen und vom Herd nehmen.

Das restliche Öl, Knoblauch, Petersilie und Salz mit Ziegenfrischkäse und einem Esslöffel Wasser im Mixer fein pürieren. Paprika mit Brunnenkresse und Spinat mischen. Die Rotis mit der Käsemasse bestreichen, Pilze und Paprikamischung darauf verteilen, Rotis in der Mitte zusammenklappen. Sofort servieren.

Reis mit Bohnen

Reis mit Bohnen scheint erst einmal kein Gericht zur Gewichtsreduktion zu sein, doch es wirkt sehr sättigend – dank der Ballaststoffe im Reis und des Proteins in den Bohnen – und enthält wenig Kalorien. Jedes dieser Rezepte wird durch die besten Gewürze für Ihr Dosha erst richtig interessant.

4 Portionen

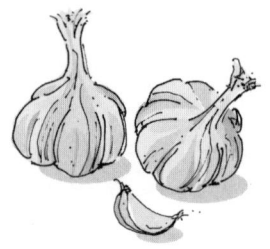

Vata

2 mittelgroße Süßkartoffeln, gewürfelt
2 TL Kreuzkümmel
½ TL mildes Chilipulver
edelsüßer Paprika
Cayennepfeffer
1 TL Salz
4 TL Olivenöl, extra vergine

1 kleine Zwiebel, fein gehackt
½ grüne Paprikaschote, gewürfelt
2 Knoblauchzehen, fein gehackt
150 g Mungbohnen, nach Packungsangabe eingeweicht
225 g brauner Rundkornreis
½ rote Paprikaschote, angeröstet und gewürfelt
2 EL Weißweinessig
1 EL scharfe Sauce, etwa Tabasco
1 EL fein gehackter frischer Oregano
frisch gemahlener schwarzer Pfeffer

Backofen auf 200 °C vorheizen.

Süßkartoffeln, Kreuzkümmel, Chilipulver, eine Prise edelsüßer Paprika und Cayennepfeffer sowie die Hälfte des Salzes und des Öls in einer großen Schüssel mischen. Ein großes Backblech mit Öl besprühen. Die Süßkartoffeln gleichmäßig darauf verteilen und 20–25 Minuten backen.

Das restliche Öl in einer großen Pfanne erhitzen. Zwiebel, grüne Paprika und Knoblauch darin 4–5 Minuten braten, bis das Gemüse weich zu werden beginnt. Bohnen, Reis, 650 Milliliter Wasser und das übrige Salz zugeben. Abdecken und zum Kochen bringen. Den Herd auf niedrige Stufe zurückschalten und 45–60 Minuten köcheln lassen, bis Reis und Bohnen gar sind. Röstpaprika, Essig, Tabasco, Oregano und schwarzen Pfeffer unterrühren. Mit den Süßkartoffeln mischen und sofort servieren.

Pitta

1 große Zucchini, gewürfelt

2 TL Kreuzkümmel

½ TL mildes Chilipulver

edelsüßer Paprika

1 TL Salz

3 TL Olivenöl

1 kleine Zwiebel, fein gehackt

500 g Blumenkohl

½ kleine Yamswurzel, gewürfelt

½ grüne Paprikaschote, gewürfelt

1 Stange Staudensellerie, in feine Scheiben geschnitten

2 Knoblauchzehen, fein gehackt

150 g Mungbohnen, nach Packungsangabe eingeweicht

225 g brauner Rundkornreis

1 EL Tomatenmark

100 g Zuckererbsenschoten, in Stücke geschnitten

2 EL Weißweinessig

1 EL fein gehackte frische Minze

frisch gemahlener schwarzer Pfeffer

Backofen auf 200 °C vorheizen.

Zucchini, Kreuzkümmel, Chilipulver, eine Prise edelsüßer Paprika, die Hälfte des Salzes und des Öls in einer großen Schüssel durchmischen. Ein großes Backblech mit Öl besprühen. Die Zucchini gleichmäßig darauf verteilen und 20–25 Minuten backen.

Das restliche Öl in einer Pfanne erhitzen. Zwiebel, Blumenkohlröschen, Yamswurzel, grüne Paprika, Staudensellerie und Knoblauch darin 4–5 Minuten braten, bis das Gemüse weich zu werden beginnt. Bohnen, Reis, 650 Milliliter Wasser, Tomatenmark und das übrige Salz zufügen. Abdecken und zum Kochen bringen. Den Herd auf niedrige Stufe schalten und 40–55 Minuten köcheln lassen, bis Reis und Bohnen fast gar sind. Zuckererbsen zufügen und weitere 5 Minuten kochen. Essig, Minze und schwarzen Pfeffer unterrühren. Mit Zucchini vermischen und sofort servieren.

Kapha

2 mittelgroße Süßkartoffeln, gewürfelt
2 TL Kreuzkümmel
½ TL Chilipulver
edelsüßer Paprika
Cayennepfeffer
1 TL Salz
2–3 TL Distelöl
1 kleine Zwiebel, fein gehackt
½ grüne Paprikaschote, gewürfelt
2 Knoblauchzehen, fein gehackt
150 g Mungbohnen, nach Packungsangabe eingeweicht
250 g Graupen
½ rote Paprikaschote, angeröstet und gewürfelt
2 EL Weißweinessig
1 EL Tabasco
1 EL fein gehackter frischer Oregano
frisch gemahlener schwarzer Pfeffer

Backofen auf 200 °C vorheizen.

Süßkartoffeln, Kreuzkümmel, Chilipulver, eine Prise edelsüßer Paprika und Cayennepfeffer sowie die Hälfte des Salzes und des Öls in einer großen Schüssel mischen. Ein großes Backblech mit Öl besprühen. Die Süßkartoffeln gleichmäßig darauf verteilen und 20–25 Minuten backen.

Das restliche Öl in einer großen Pfanne erhitzen. Zwiebeln, grüne Paprika und Knoblauch darin 4–5 Minuten braten, bis das Gemüse weich zu werden beginnt. Bohnen, Graupen, 650 Milliliter Wasser und das übrige Salz zufügen. Abdecken und zum Kochen bringen. Herd auf niedrige Stufe zurückschalten und 45–60 Minuten kochen lassen, bis Reis und Bohnen gar sind. Röstpaprika, Essig, Tabasco, Oregano und schwarzen Pfeffer unterrühren. Mit den Süßkartoffeln vermischen und sofort servieren.

Kräuterrisotto

Die original italienische Version dieses Gerichts verlangt nach fettreicher Mascarpone. Sie können jedoch cremigen Risotto auch ohne all das Fett zubereiten – nämlich mit püriertem Gemüse und frisch geriebenem Parmesan.

4 Portionen

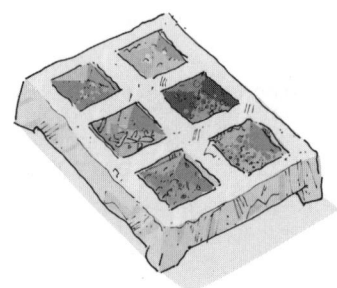

Vata

750 ml Hühner- oder Gemüsebrühe (ohne Geschmacksverstärker)
300 g Kürbis, fein gewürfelt
1 EL Butter
2 EL Olivenöl, extra vergine
3 Knoblauchzehen, gehackt

*2 mittelgroße Schalotten oder 1 kleine Zwiebel, sehr fein
gehackt*
200 g brauner Rundkornreis
4 EL frisch geriebener Parmesan
½ TL Salz
frisch gemahlener schwarzer Pfeffer
2 EL gehacktes frisches Basilikum

Die Brühe in einem mittelgroßen Topf auf mäßig hoher Stufe aufkochen lassen. Herd auf sehr niedrige Stufe schalten und Brühe
warm halten.

Kürbiswürfel in einem Sieb über Wasserdampf bissfest vorgaren.

Butter und Öl in einem großen Topf auf mittlerer Stufe erhitzen.
Knoblauch und Schalotten oder Zwiebel darin etwa 3 Minuten glasig braten. Den Reis darin unter Rühren etwa 2 Minuten braten,
bis er ebenfalls ein wenig glasig ist.

Einen Viertelliter warme Brühe angießen und auf mäßig hoher Stufe unter Rühren köcheln lassen, bis die Brühe fast aufgesogen ist.
Nach und nach schöpfkellenweise den Rest Brühe zugeben und
dabei jeweils weiterrühren, bis der Reis die Flüssigkeit aufgenommen hat. Wenn der Reis gar, aber noch fest ist (nach etwa 20 bis
25 Minuten), Kürbiswürfel und Parmesan einrühren, bis der Parmesan geschmolzen ist. Mit Salz und Pfeffer würzen, Basilikum
darüberstreuen und sofort servieren.

Pitta

750 ml Hühner- oder Gemüsebrühe (ohne Geschmacksverstärker)
300 g TK-Erbsen, aufgetaut
1 EL Butter
2 EL Olivenöl, extra vergine
3 Knoblauchzehen, gehackt
2 mittelgroße Schalotten oder 1 kleine Zwiebel, sehr fein
gehackt
200 g brauner Rundkornreis
4 EL frisch geriebener Parmesan
½ TL Salz
frisch gemahlener schwarzer Pfeffer
2 EL gehacktes frisches Basilikum

Die Brühe in einem mittelgroßen Topf auf mäßig hoher Stufe aufkochen lassen. Herd auf sehr niedrige Stufe schalten und Brühe
warm halten.

Die Erbsen mit 65 Milliliter Wasser im Mixer pürieren.

Butter und Öl in einem großen Topf auf mittlerer Stufe erhitzen.
Knoblauch und Schalotten oder Zwiebeln darin etwa 3 Minuten
glasig braten. Den Reis darin unter Rühren etwa 2 Minuten braten, bis er ebenfalls ein wenig glasig ist.

Einen Viertelliter warme Brühe angießen und auf mäßig hoher Stufe unter Rühren köcheln lassen, bis die Brühe fast aufgesogen ist.
Nach und nach schöpfkellenweise den Rest Brühe zugeben und
dabei jeweils weiterrühren, bis der Reis die Flüssigkeit aufgenommen hat. Wenn der Reis gar, aber noch fest ist (nach etwa 20–25
Minuten), Erbsenpüree und Parmesan einrühren, bis der Parmesan
geschmolzen ist. Mit Salz und Pfeffer würzen, Basilikum darüberstreuen und sofort servieren.

Kapha

1 l Hühner- oder Gemüsebrühe (ohne Geschmacksverstärker)

1 EL Butter

1 EL Maiskeimöl

3 Knoblauchzehen, gehackt

2 mittelgroße Schalotten oder 1 kleine Zwiebel, sehr fein gehackt

200 g Graupen

1 TL scharfe Chiliflocken

1 Bund Spargel, in 2–3 cm lange Stücke geschnitten

150 g frischer Blattspinat

4 EL frisch geriebener Parmesan

½ TL Salz

frisch gemahlener schwarzer Pfeffer

2 EL gehacktes frisches Basilikum

Die Brühe in einem mittelgroßen Topf auf mäßig hoher Stufe schwach kochen lassen. Herd auf sehr niedrige Stufe schalten und Brühe warm halten.

Butter und Öl in einer großen, tiefen Pfanne auf mäßiger Stufe erhitzen. Knoblauch und Schalotten oder Zwiebeln etwa 3 Minuten darin glasig braten. Graupen und Chiliflocken darin unter Rühren etwa 2 Minuten braten, bis die Graupen mit Öl überzogen sind.

Einen Viertelliter warme Brühe angießen und auf mäßig hoher Stufe unter Rühren köcheln lassen, bis die Brühe fast aufgesogen ist. Nach und nach unter weiterem Rühren schöpfkellenweise die restliche Brühe zugeben, bis die Graupen al dente sind und eine cremige Sauce entstanden ist (etwa 30 Minuten). Den Spargel zufügen und noch etwa 5 Minuten köcheln lassen, bis der Spargel gar ist. Dann den Spinat unterrühren und 1 weitere Minute köcheln lassen, bis er zusammenfällt. Parmesan zufügen, mit Salz und Pfeffer würzen. Basilikum darüberstreuen und sofort servieren.

Hähnchensalat

Jede Version dieses köstlichen Hähnchensalates enthält die optimalen Früchte, Gemüsesorten und Gewürze für den Ausgleich Ihres Doshas.

4 Portionen

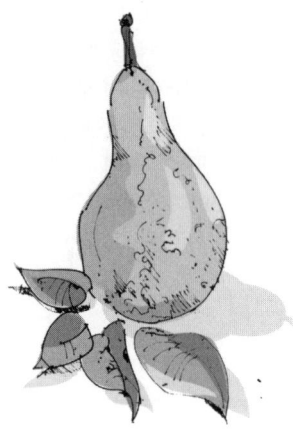

Vata

2 Hähnchenbrustfilets
½ TL Kreuzkümmel
½ TL Salz
½ TL frisch gemahlener schwarzer Pfeffer
2 TL Olivenöl, extra vergine
4 EL Honig
3 EL Dijonsenf
2 EL Apfelessig
edelsüßer Paprika
1 kleiner Romana-Salat, fein geschnitten
500 g Kirschtomaten, halbiert
1 kleine Avocado (Sorte »Hass«), gewürfelt
½ Salatgurke, gewürfelt
½ Dose Mais

Hähnchenfilets mit Kreuzkümmel, Salz und Pfeffer bestreuen. Öl in einer mittelgroßen Pfanne auf hoher Stufe erhitzen. Filets darin von jeder Seite 4–5 Minuten braten, bis sie gebräunt und durch sind. Zum Abkühlen beiseitestellen.

Honig, Senf, Essig und eine Prise edelsüßen Paprika in einer großen Schüssel verquirlen. Salat, Tomaten, Avocado, Gurke und Mais hineingeben. Das Hähnchenfleisch in Würfel schneiden und zum Salat geben. Gut durchrühren und sofort servieren.

Pitta

2 Hähnchenbrustfilets

½ TL Kreuzkümmel

½ TL Salz

½ TL frisch gemahlener schwarzer Pfeffer

2 TL Olivenöl, extra vergine

1 EL Rohzucker

1 EL Mayonnaise, vorzugsweise fettreduziert

abgeriebene Schale und Saft von 2 unbehandelten Limetten

½ Mango, gewürfelt

225 g Papaya, gewürfelt

1 Bund Brunnenkresse, harte Stiele entfernt und gehackt

2 Stangen Staudensellerie, in feine Scheiben geschnitten

½ Salatgurke, gewürfelt

1 kleine Knolle Fenchel, fein gewürfelt

Hähnchenfilets mit Kreuzkümmel, Salz und Pfeffer bestreuen. Öl in einer mittelgroßen Pfanne auf hoher Stufe erhitzen. Filets darin von jeder Seite 4–5 Minuten braten, bis sie gebräunt und durch sind. Zum Abkühlen beiseitestellen.

Zucker, Mayonnaise, Limettenschale und -saft sowie 2 Esslöffel Wasser in einer großen Schüssel verquirlen. Mango, Papaya, Brunnenkresse, Staudensellerie, Gurke und Fenchel hineingeben. Das Hähnchenfleisch in Würfel schneiden und zum Salat geben. Gut durchrühren und sofort servieren.

Kapha

2 Hähnchenbrustfilets

2 TL Currypulver

½ TL Salz

½ TL frisch gemahlener schwarzer Pfeffer

2 TL Maiskeimöl

1 EL Honig

75 g Joghurt, vorzugsweise fettreduziert

abgeriebene Schale und Saft von 2 unbehandelten Limetten

2 Chicoree, in kleine Stücke geschnitten

1 Kopf Brokkoli, in kleine Röschen zerteilt

1 reife Birne, gewürfelt

2 EL Rosinen

Hähnchenfilets mit Curry, Salz und Pfeffer bestreuen. Öl in einer mittelgroßen Pfanne auf hoher Stufe erhitzen. Filets darin von jeder Seite 4–5 Minuten braten, bis sie gebräunt und durch sind. Zum Abkühlen beiseitestellen.

Honig, Joghurt, Limettenschale und -saft sowie 2 Esslöffel Wasser in einer großen Schüssel verquirlen. Chicoree, Brokkoli, Birne und Rosinen hineingeben. Das Hähnchenfleisch in Würfel schneiden und zum Salat geben. Gut durchrühren und sofort servieren.

Guacamole mit »Chips«

Diese Version von Guacamole enthält Gemüse, das den Fettgehalt reduziert, ohne dabei den üppig-cremigen Geschmack
verschwinden zu lassen, den wir so lieben.

ca. 1 Liter

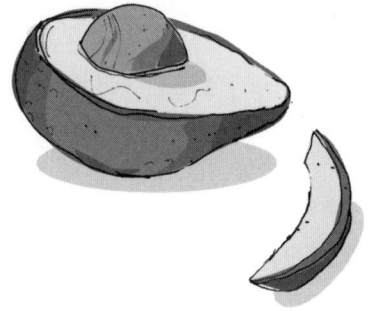

Vata

2 Avocados (Sorte »Hass«)
8 Kirschtomaten, geviertelt
1 Dose Mais
1 kleine rote Zwiebel, fein gehackt
1 kleine Jalapeño, entkernt und gehackt
2 EL gehackter frischer Koriander
Saft von 2 Limetten
½ TL Salz
frisch gemahlener schwarzer Pfeffer
4 Weizenvollkornpitas, in Achtel geschnitten und im Ofen
geröstet

Die Avocados halbieren und entsteinen. Das Avocadofleisch herausheben und in einer Schüssel mit der Gabel zerdrücken. Tomaten, Mais, Zwiebel, Jalapeño, Koriander, Limettensaft, Salz und Pfeffer unterziehen. Mit dem gerösteten Pitabrot servieren.

Pitta

> 2 Avocados, (Sorte »Hass«)
> 100 g junger Blattspinat, fein geschnitten
> ½ Salatgurke, entkernt und fein gewürfelt
> ½ Knolle Fenchel, fein gewürfelt
> 2 EL gehackter frischer Koriander
> Saft von 2 Limetten
> 1 TL Kreuzkümmel
> ½ TL Salz
> frisch gemahlener schwarzer Pfeffer
> 4 Weizenvollkornpitas, in Achtel geschnitten und im Ofen
> geröstet

Die Avocados halbieren und entsteinen. Das Avocadofleisch herausheben und in einer Schüssel mit der Gabel zerdrücken. Spinat, Gurke, Fenchel, Koriander, Limettensaft, Kreuzkümmel, Salz und Pfeffer unterziehen. Mit dem gerösteten Pitabrot servieren.

Kapha

1 kleine Jalapeño, entkernt und gehackt

1 Knoblauchzehe, halbiert

1 Packung TK-Erbsen (etwa 450 g), aufgetaut

100 g junger Blattspinat

1 EL Ziegenfrischkäse

2 EL gehackter frischer Koriander

Saft von 2 Limetten

1 TL Kreuzkümmel

½ TL Salz

frisch gemahlener schwarzer Pfeffer

1–2 Packungen Bio-Maischips, vorzugsweise Vollkorn

Jalapeño und Knoblauch in der Küchenmaschine zerkleinern. Erbsen, Spinat, Ziegenkäse, Koriander, Limettensaft, Kreuzkümmel, Salz und Pfeffer zufügen und pürieren. Mit den Chips servieren.

Dosha-Burger

Diese Rezepte verwenden für jedes Dosha das beste Protein, zusammen mit einem Salat ergibt sich eine vollständige Mahlzeit.

4 Burger mit je einer großen Schale Salat

Vata
Thunfischburger mit Möhrensalat

Möhrensalat

2 Knoblauchzehen

1 Stück Ingwer (1,5 cm), geschält

1 EL Rohzucker

Salz

4 EL Mayonnaise, vorzugsweise fettreduziert

1 TL scharfe Chilisauce, etwa Sriracha

6 große Möhren, geraffelt

2 mittelgroße Rote Bete, geraffelt

Burger

2 Knoblauchzehen

1 Stück Ingwer (1,5 cm), geschält

4 Frühlingszwiebeln, in Ringe geschnitten

2 EL frischer Koriander

500 g frischer Thunfisch, gewürfelt

30 g Haferflocken

2 Eiweiß

*½ TL gemahlener Sternanis (u.U. selbst in einer Kaffee-
oder Gewürzmühle mahlen)*
½ TL Salz
1 EL Sesamöl
2 Weizenvollkornpitas, halbiert und erwärmt

Möhrensalat: Knoblauch und Ingwer mit dem Zucker und einer Prise Salz in der Küchenmaschine zerkleinern. Mayonnaise und Chilisauce unterarbeiten. Die Mischung in eine Schüssel geben und gut mit den Möhren und Roten Bete mischen.

Burger: Knoblauch, Ingwer, Frühlingszwiebeln und Koriander in der Küchenmaschine fein zerkleinern. Thunfisch, Haferflocken, Eiweiß, Anis und Salz zugeben und alles zu einer groben Masse verarbeiten. Aus der Mischung vier gleich große Bratlinge formen.

Das Öl in einer großen Pfanne auf mittlerer Stufe erhitzen. Die Bratlinge darin von jeder Seite 4–5 Minuten braten, bis sie etwas gebräunt und durch sind. Jeden Bratling in ein halbes Pitabrot schieben und mit dem vorbereiteten Möhrensalat servieren.

Pitta
Kichererbsenburger mit Gurkensalat

Gurkensalat:
  2 EL Mayonnaise, vorzugsweise fettreduziert
  abgeriebene Schale und Saft 1 unbehandelten Zitrone
  1 TL Kreuzkümmel, angeröstet
  1 TL Rohzucker
  Salz
  2 Salatgurken, entkernt und in Scheiben geschnitten

Burger:
  2 Knoblauchzehen
  ½ rote Zwiebel, geviertelt
  1 Stange Staudensellerie, in feine Scheiben geschnitten
  2 Handvoll Pilze, etwa Champignons
  3 EL gehackte glatte Petersilie
  3 EL gehackter frischer Dill
  1 Dose Kichererbsen (etwa 425 g), abgespült und abgetropft
  abgeriebene Schale und Saft 1 unbehandelten Zitrone
  50 g Haferflocken
  1 Eiweiß
  1 TL Salz
  1 EL Olivenöl, extra vergine
  2 Weizenvollkornpitas, halbiert und erwärmt
  ½ Kopf Romana-Salat, fein geschnitten

Gurkensalat: Mayonnaise, Zitronenschale und -saft, Kreuzkümmel, Zucker und Salz in einer großen Schüssel verquirlen, die Gurkenscheiben daruntermischen.

Burger: Knoblauch, Zwiebel, Staudensellerie, Pilze, Petersilie und Dill in der Küchenmaschine fein zerkleinern. Kichererbsen, Zitronenschale und -saft, Haferflocken, Eiweiß und Salz zugeben und alles zu einer groben Masse verarbeiten. Aus der Mischung vier gleich große Bratlinge formen.

Das Öl in einer großen Pfanne auf mittlerer Stufe erhitzen. Die Bratlinge darin von jeder Seite 4–5 Minuten braten, bis sie etwas gebräunt und durch sind. Jeden Bratling mit einem Viertel des Salates in ein halbes Pitabrot schieben und mit dem vorbereiteten Gurkensalat servieren.

Kapha

Schwarze-Bohnen-Burger mit Salat aus grünen Bohnen

Bohnensalat:

   500 g grüne Bohnen, geputzt und in Stücke geschnitten

   70 ml Orangensaft

   1 EL Tomatenmark

   1 EL Maiskeimöl

   2 Knoblauchzehen, fein gehackt

   1 TL frischer Thymian

   ½ TL mildes Chilipulver

   ½ TL Salz

   frisch gemahlener schwarzer Pfeffer

   1 rote oder grüne Paprikaschote, fein gewürfelt

   ½ rote Zwiebel, fein gehackt

Burger:

   2 Knoblauchzehen, halbiert

   ½ rote Zwiebel, geviertelt

   2 Stangen Staudensellerie, in feine Scheiben geschnitten

   2 Handvoll Pilze, etwa Champignons

   100 g Blattspinat

   1 Dose schwarze Bohnen (etwa 425 g), abgespült und abgetropft

   125 ml grobe Salsa

   30 g Haferflocken

   2 Eiweiß

½ TL Salz
frisch gemahlener schwarzer Pfeffer
1 EL Maiskeimöl
2 Weizenvollkornpitas, halbiert und erwärmt

Bohnensalat: Einen großen Kochtopf etwa 2,5 Zentimeter hoch mit Wasser füllen. Zum Kochen bringen und die grünen Bohnen darin 3–4 Minuten garen. Wasser abgießen, Bohnen kalt abschrecken und abtropfen lassen. In einer großen Schüssel Orangensaft, Tomatenmark, Öl, Knoblauch, Thymian, Chilipulver, Salz und schwarzen Pfeffer verquirlen. Mit grünen Bohnen, Paprika und Zwiebel mischen.

Burger: Knoblauch, Zwiebel, Staudensellerie, Pilze und Spinat in der Küchenmaschine fein zerkleinern. Bohnen, Salsa, Haferflocken, Eiweiß, Salz und Pfeffer zugeben und alles zu einer groben Masse verarbeiten. Aus der Mischung vier gleich große Bratlinge formen.

Das Öl in einer großen Pfanne auf mittlerer Stufe erhitzen. Die Bratlinge darin von jeder Seite 4–5 Minuten braten, bis sie etwas gebräunt und durch sind. Jeden Bratling in ein halbes Pitabrot schieben und mit dem vorbereiteten Bohnensalat servieren.

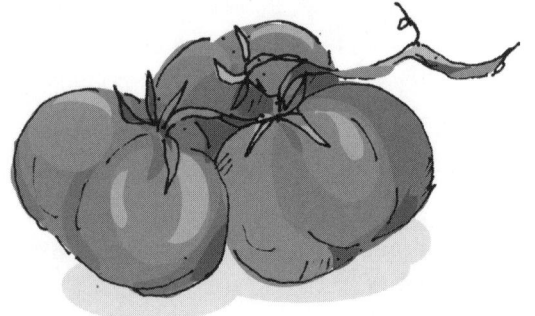

Gebratener Reis

Wenn Sie Gerichte kochen, die Sie gerne essen – anstelle von langweiliger Diätkost –, sind Sie eher befriedigt und erhalten Ihr Quantum an gesunden Nahrungsmitteln, wie Gemüse, Vollkorngetreide und fettarmes Eiweiß. Diese Rezepte für gebratenen Reis sind hervorragende Beispiele, wie das geht.

4 Portionen

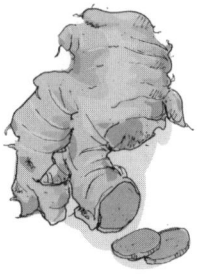

Vata

Gebratener Gemüsereis mit Erbsen und Möhren

1 Packung extrafester Tofu (etwa 400 g)

250 g brauner Rundkornreis

1 EL Rapsöl

1 Stück Ingwer (2,5 cm), geschält und gehackt

3 Knoblauchzehen, gehackt

2 Jalapeños, entkernt und gehackt

2 Möhren, gewürfelt

1 Packung TK-Erbsen (etwa 300 g), aufgetaut

1 rote Paprikaschote, gewürfelt

½ TL Salz

4 Frühlingszwiebeln, in feine Ringe geschnitten

Den Tofu für 30 Minuten in ein Sieb legen und beschweren, damit die Flüssigkeit herausgedrückt wird. Inzwischen den Reis nach Packungsangabe garen. Wenn der Tofu die meiste Flüssigkeit abgegeben hat, fein würfeln.

In einer großen Pfanne das Öl erhitzen. Ingwer, Knoblauch und Jalapeños darin unter ständigem Rühren 1–2 Minuten braten, bis die Mischung duftet. Den gegarten Reis, Möhren, Erbsen und Paprika zufügen und weitere 8–9 Minuten braten, bis das Gemüse weich wird. Tofu unterrühren. Mit dem Salz abschmecken, mit den Frühlingszwiebeln garnieren. Sofort servieren.

Pitta

Gebratener Reis mit Ananas und Kokosnuss

1 Packung extrafester Tofu (etwa 400 g)
250 g brauner Rundkornreis
1 EL Olivenöl, extra vergine
1 Stück Ingwer (2,5 cm), geschält und gehackt
3 Knoblauchzehen, gehackt
200 g Zuckererbsenschoten, in Stücke geschnitten
2 Stangen Staudensellerie, in feine Scheiben geschnitten
200 g Weißkohl, fein geschnitten
150 g frische Ananas, in kleine Stücke geschnitten
50 g Kokosraspeln, geröstet
3 EL gehackter frischer Koriander
½ TL Salz

Den Tofu für 30 Minuten in ein Sieb legen und beschweren, damit die Flüssigkeit herausgedrückt wird. Inzwischen den Reis nach Packungsangabe garen. Wenn der Tofu die meiste Flüssigkeit abgegeben hat, fein würfeln.

In einer großen Pfanne das Öl erhitzen. Ingwer, Knoblauch, Zuckererbsen, Sellerie und Kohl darin unter ständigem Rühren 5 Minuten braten, bis die Mischung duftet. Den gegarten Reis zufügen und weitere 3–4 Minuten braten, bis das Gemüse weich wird. Tofu, Ananas, Kokosraspeln und Koriander unterrühren. Mit dem Salz abschmecken. Sofort servieren.

Kapha
Gebratener Szechuan-Reis

250 g Graupen

1 EL Rapsöl

1 Stück Ingwer (2,5 cm), geschält und gehackt

3 Knoblauchzehen, gehackt

*1 Dose Adzukibohnen oder Kichererbsen (etwa 400 g), abge-
spült und abgetropft*

1–2 getrocknete rote Chilischoten, gehackt

1 Packung Shiitake-Pilze (etwa 280 g), fein geschnitten

1 Packung TK-Erbsen (etwa 300 g), aufgetaut

1 rote Paprikaschote, gewürfelt

2 EL Apfelessig

1 TL Rohzucker

½ TL Salz

100 g junger Blattspinat

4 Frühlingszwiebeln, in feine Ringe geschnitten

Die Graupen nach Packungsangabe garen. Das Öl in einer großen
Pfanne erhitzen. Ingwer und Knoblauch darin unter ständigem
Rühren 1 Minute braten, bis die Mischung duftet. Die gegarten
Graupen, Bohnen oder Kichererbsen, Chilischoten, Pilze, Erbsen
und Paprika zufügen und weitere 8–9 Minuten braten, bis das Ge-
müse weich wird. Mit Essig, Zucker und Salz abschmecken. Spi-
nat zufügen und rühren, bis die Blätter zusammenfallen. Mit den
Frühlingszwiebeln garnieren. Sofort servieren.

Pesto-Pasta

Pesto-Pasta ist ein erfrischendes Sommergericht, das man warm oder zimmerwarm essen kann. Durch die Beigabe von Zucchini und Edamame werden diese Rezepte geschmacklich und ernährungsphysiologisch aufgewertet.

4 Portionen

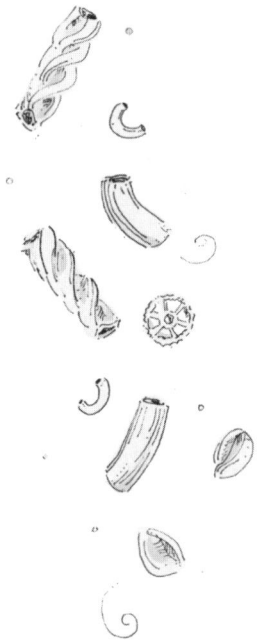

Vata

200 g Weizenvollkorn- oder Reisnudeln
2 mittelgroße Zucchini
25 g Pinienkerne
1 EL Olivenöl, extra vergine
2 Knoblauchzehen
300 g gepalte, vorgegarte Edamame (Sojabohnen)
¼ Bund frisches Basilikum
1 TL Salz
frisch gemahlener schwarzer Pfeffer

Die Nudeln nach Packungsanleitung garen. 180 Milliliter der Kochflüssigkeit auffangen, restliches Wasser abgießen. Die Zucchini mit einem Sparschäler der Länge nach in dicke, lange Streifen schneiden.

Eine mittelgroße Pfanne auf mittlerer Stufe erhitzen. Die Pinienkerne darin 4–5 Minuten unter gelegentlichem Rühren rösten, bis sie braun werden. Auf einen Teller geben. In derselben Pfanne das Öl erhitzen und den Knoblauch darin 1–2 Minuten braten, bis er duftet, aber noch nicht gebräunt ist. Die Zucchinistreifen und 60 Milliliter Kochflüssigkeit hinzugeben. 2–3 Minuten köcheln lassen, bis die Zucchini gar, aber noch hellgrün sind.

Pinienkerne, Edamame, Basilikum, Salz, Pfeffer und die restliche Kochflüssigkeit im Mixer oder in einer Küchenmaschine zu einer glatten Masse verarbeiten. Nudeln und Zucchini samt Flüssigkeit in einer großen Schüssel mit der Edamame-Masse mischen. Sofort servieren.

Pitta

200 g Weizenvollkorn- oder Reisnudeln
2 mittelgroße Zucchini
25 g Pinienkerne
1 EL Olivenöl, extra vergine
½ TL Kreuzkümmel
300 g gepalte, vorgegarte Edamame (Sojabohnen)
¼ Bund frisches Basilikum
1 TL Salz

Die Nudeln nach Packungsanleitung garen. 180 Milliliter der Kochflüssigkeit auffangen, restliches Wasser abgießen. Die Zucchini mit
einem Sparschäler der Länge nach in dicke, lange Streifen schneiden.

Eine mittelgroße Pfanne auf mittlerer Stufe erhitzen. Die Pinienkerne darin 4–5 Minuten unter gelegentlichem Rühren rösten,
bis sie braun werden. Auf einen Teller geben. In derselben Pfanne das Öl und den Kreuzkümmel etwa 1 Minute erhitzen, bis er
duftet. Die Zucchinistreifen und 60 Milliliter Kochflüssigkeit hinzugeben. 2–3 Minuten köcheln lassen, bis die Zucchini gar, aber
noch hellgrün sind.

Pinienkerne, Edamame, Basilikum, Salz und die restliche Kochflüssigkeit im Mixer oder in einer Küchenmaschine zu einer glatten Masse verarbeiten. Nudeln und Zucchini samt Flüssigkeit in
einer großen Schüssel mit der Edamame-Masse mischen. Sofort
servieren.

Kapha

200 g Vollkornmais-Spaghetti oder andere Maisnudeln
(in Naturkostläden, Reformhäusern und ausgewählten
Supermärkten erhältlich)
2 mittelgroße Zucchini
25 g Pinienkerne
1 EL Olivenöl, extra vergine
2 Knoblauchzehen
300 g gepalte, vorgegarte Edamame (Sojabohnen)
¼ Bund frisches Basilikum
1 TL Salz
frisch gemahlener schwarzer Pfeffer

Die Nudeln nach Packungsanleitung garen. 180 Milliliter der Kochflüssigkeit auffangen, restliches Wasser abgießen. Die Zucchini mit einem Sparschäler der Länge nach in dicke, lange Streifen schneiden.

Eine mittelgroße Pfanne auf mittlerer Stufe erhitzen. Die Pinienkerne darin 4–5 Minuten unter gelegentlichem Rühren rösten, bis sie braun werden. Auf einen Teller geben. In derselben Pfanne das Öl erhitzen und den Knoblauch darin 1–2 Minuten braten, bis er duftet, aber noch nicht gebräunt ist. Die Zucchinistreifen und 60 Milliliter Kochflüssigkeit hinzugeben. 2–3 Minuten köcheln lassen, bis die Zucchini gar, aber noch hellgrün sind.

Pinienkerne, Edamame, Basilikum, Salz, Pfeffer und die restliche Kochflüssigkeit im Mixer oder in einer Küchenmaschine zu einer glatten Masse verarbeiten. Nudeln und Zucchini samt Flüssigkeit in einer großen Schüssel mit der Edamame-Masse mischen. Sofort servieren.

Delikate Tacos

Mexikanische Gerichte können gesund sein, wenn man wohl-schmeckende, hochwertige Zutaten verwendet. Fisch anstelle von Rindfleisch etwa ist ein wunderbarer Lieferant von magerem Protein und herzgesunden Omega-3-Fettsäuren. Vata-Typen profitieren von fettreichem Lachs, während Pitta- und Kapha-Typen leichten und lockeren Tilapia genießen.

4 Portionen

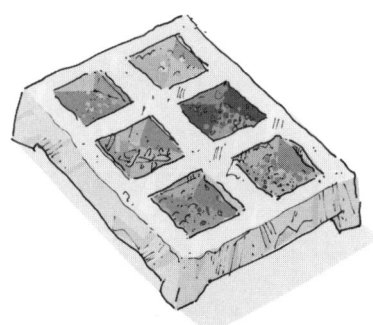

Vata

1 EL Olivenöl, extra vergine

2 große Zwiebeln, in feine Scheiben geschnitten

1 TL Rohzucker

½ TL Salz

350 g Wildlachs ohne Haut, in 2–3 cm große Stücke geschnitten

½ TL Safranfäden

½ TL Kurkuma

250 g Rosenkohl, gehackt

8 Weizenvollkorntortillas (Fajitagröße), erwärmt

250 ml milde Salsa

Das Öl in einer großen Pfanne auf hoher Stufe erhitzen. Zwiebeln, Zucker und Salz hineingeben und umrühren. 1–2 Minuten braten, bis die Zwiebeln zu bräunen beginnen, dann Herd auf mittlere Stufe schalten und weitere 15–20 Minuten braten, bis die Zwiebeln goldbraun sind.

Den Lachs mit Safran und Kurkuma bestreuen. In die Pfanne geben, Herd ein wenig höher stellen. Den Lachs 4–5 Minuten braten, dabei einmal wenden, bis er gar ist. Rosenkohl zugeben, abdecken und noch 1 Minute garen. Die Lachsmischung auf die acht Tortillas aufteilen, mit je einem Esslöffel Salsa garnieren. Sofort servieren.

Pitta

Pico-de-Gallo-Salsa

   3 reife Romatomaten (etwa 350 g), geviertelt
   ½ kleine Zwiebel
   ½ kleine Yamswurzel, gewürfelt
   1 Knoblauchzehe, fein gehackt
   2 TL Limettensaft
   Salz, 2 EL gehackter frischer Koriander

Tacos

   350 g Tilapia-Filets
   ½ TL Salz
   ½ TL Kreuzkümmel
   ½ TL mildes Chilipulver
   gemahlener Koriander
   1 EL Olivenöl, extra vergine
   8 Weizenvollkorntortillas (Fajitagröße), erwärmt
   ½ Rot- oder Weißkohl, fein geschnitten
   100 g Sprossen, etwa Alfalfa, oder Brokkoli

Für die Salsa alle Zutaten in der Küchenmaschine verarbeiten.

Den Tilapia mit Salz, Kreuzkümmel, Chilipulver und einer Prise Koriander bestreuen. Das Öl in einer großen Pfanne auf hoher Stufe erhitzen. Den Fisch darin von jeder Seite 4–5 Minuten braten. Vom Herd nehmen und in Stücke teilen.

Die Pico-de-Gallo-Salsa auf die Tortillas verteilen und mit dem Fisch belegen. Mit Kohl und Sprossen bestreuen, sofort servieren.

Kapha

Chipotle-Salsa

500 g Kirschtomaten

3 Knoblauchzehen, ungeschält

½ kleine Zwiebel

1 Chipotle-Schote in Adobo-Sauce

1 EL Adobo-Sauce von den eingelegten Chipotle-Schoten

2 TL Limettensaft

2 EL gehackter frischer Koriander

Salz

Tacos

350 g Tilapia-Filets

½ TL Salz

1 EL Olivenöl, extra vergine

8 Maistortillas, erwärmt

½ Rot- oder Weißkohl, fein geschnitten

4 Radieschen, in feine Scheiben geschnitten

100 g Sprossen, etwa Alfalfa, oder Brokkoli

Für die Salsa eine große Pfanne ohne Fett auf hoher Stufe erhitzen. Tomaten und Knoblauch darin 4–5 Minuten braten, bis die Knoblauchschale schwarz wird. Den Knoblauch vorsichtig schälen und mit Zwiebel, Tomaten, Chipotle-Schote, Adobo-Sauce, Limettensaft, Koriander und Salz in der Küchenmaschine zu einer groben Masse verarbeiten.

Den Tilapia salzen. Das Öl in einer großen Pfanne auf hoher Stufe erhitzen. Den Fisch darin von jeder Seite 4–5 Minuten braten. Vom Herd nehmen und in Stücke teilen.

Die Salsa auf die Tortillas verteilen, mit den Fischstücken belegen. Mit Kohl, Radieschen und Sprossen bestreuen, sofort servieren.

Roti-Pizza

Roti ist ein leichtes, süßliches Fladenbrot – ein indisches Grundnahrungsmittel. Wir haben es um pikante Pizzabeläge bereichert. Jedes Rezept betont frische, vollwertige Zutaten, wie jungen Spinat, Knoblauch und Basilikum, und hält so Fettgehalt und Kalorien in Grenzen.

4 Portionen

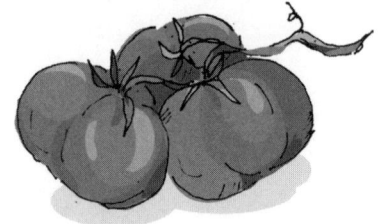

Vata

<u>Roti</u>

250 g Weizenvollkornmehl
½ TL Salz

<u>Belag</u>

4 EL Tomatenmark
2 Knoblauchzehen, fein gehackt
4 große Tomaten, in feine Scheiben geschnitten
150 g junger Blattspinat, fein geschnitten
225 g Mozzarella, vorzugsweise fettreduziert, in kleine Stücke zerteilt
3 EL gehacktes frisches Basilikum

Backofen auf 200 °C vorheizen.

200 Gramm des Mehls mit dem Salz in die Küchenmaschine geben. Motor laufen lassen und langsam einen Viertelliter warmes Wasser zugießen, bis ein weicher, klebriger Teig entsteht. Diesen in einer Schüssel per Hand weiter kneten, dabei das restliche Mehl einarbeiten, bis der Teig nicht mehr an den Fingern klebt. Den Teig in vier gleich große Stücke teilen, diese zu jeweils einer Kugel formen. Auf der Arbeitsfläche mit einem Küchentuch bedeckt 10 Minuten ruhen lassen. Dann jede Teigkugel zu einem Kreis von 20 Zentimetern Durchmesser, etwa drei Millimeter dick, ausrollen.

Jedes Roti mit einem Esslöffel Tomatenmark bestreichen. Mit Knoblauch, Tomaten, Spinat und Mozzarella belegen. Auf einem Backblech 10–15 Minuten backen, bis der Käse Blasen wirft (Garprobe machen). Mit Basilikum bestreuen und sofort servieren.

Pitta

<u>Roti</u>

250 g Weizenvollkornmehl

½ TL Salz

<u>Belag</u>

4 EL Tomatenmark

2 Knoblauchzehen, fein gehackt

1 kleiner Bund Spargel, in 2,5 cm lange Stücke geschnitten

1 Dose Artischockenherzen (etwa 425 g), gut abgespült und abgetropft, geviertelt

500 g Kirschtomaten, halbiert

225 g Mozzarella, vorzugsweise fettreduziert, in kleine Stücke zerteilt

3 EL gehacktes frisches Basilikum

Backofen auf 200°C vorheizen.

200 Gramm des Mehls mit dem Salz in die Küchenmaschine geben. Motor laufen lassen und langsam einen Viertelliter warmes Wasser zugießen, bis ein weicher, klebriger Teig entsteht. Diesen in einer Schüssel per Hand weiter kneten, dabei das restliche Mehl einarbeiten, bis der Teig nicht mehr an den Fingern klebt. Den Teig in vier gleich große Stücke teilen, diese jeweils zu einer Kugel formen. Auf der Arbeitsfläche mit einem Küchentuch bedeckt 10 Minuten ruhen lassen. Dann jede Teigkugel zu einem Kreis von 20 Zentimetern Durchmesser, etwa drei Millimeter dick, ausrollen.

Jedes Roti mit einem Esslöffel Tomatenmark bestreichen. Mit Knoblauch, Spargel, Artischocken, Tomaten und Mozzarella belegen. Auf einem Backblech 10–15 Minuten backen, bis der Käse Blasen wirft (Garprobe machen). Mit Basilikum bestreuen und sofort servieren.

Kapha

Roti

275 g Dinkelmehl (erhältlich in Naturkostläden und ausgewählten Supermärkten)
½ TL Salz

Belag

4 EL Tomatenmark
2 Knoblauchzehen, fein gehackt
1 rote Paprikaschote, gewürfelt
150 g junger Blattspinat, fein geschnitten
225 g Mozzarella, vorzugsweise fettreduziert, in kleine Stücke
zerteilt
3 EL gehacktes frisches Basilikum

Backofen auf 200 °C vorheizen.

200 Gramm des Mehls mit dem Salz in die Küchenmaschine geben. Motor laufen lassen und langsam einen Viertelliter warmes Wasser zugießen, bis ein weicher, klebriger Teig entsteht. Diesen in einer Schüssel weiter kneten, dabei das restliche Mehl einarbeiten, bis der Teig nicht mehr an den Fingern klebt. Den Teig in vier gleich große Stücke teilen, diese jeweils zu einer Kugel formen. Auf der Arbeitsfläche mit einem Küchentuch bedeckt 10 Minuten ruhen lassen. Dann jede Teigkugel zu einem Kreis von 20 Zentimetern Durchmesser, etwa drei Millimeter dick, ausrollen.

Jedes Roti mit einem Esslöffel Tomatenmark bestreichen. Mit Knoblauch, Paprika, Spinat und Mozzarella belegen. Auf einem Backblech 10–15 Minuten backen, bis der Käse Blasen wirft (Garprobe machen). Mit Basilikum bestreuen und sofort servieren.

Forelle in Filoteig

Auch wenn Sie noch niemals Fisch zubereitet haben, wird dieses leichte, lockere Gericht kein Problem für Sie sein. Der Filoteig verhindert, dass der Fisch austrocknet. Die knusprige Verpackung befriedigt Gelüste nach einem knackig-knusprigen Essgefühl. Jedes Rezept enthält eine ideale Gemüsesorte für Ihr Dosha.

4 Portionen

Vata
Forelle in Filoteig mit Frühlingsgemüse

abgeriebene Schale und Saft 1 kleinen unbehandelten Zitrone
1 EL Dijonsenf
frisch gemahlener schwarzer Pfeffer
gemahlener Kardamom
1 TL Rohzucker
4 Forellenfilets (zu je 115 g)
1 TL Salz
4 Blätter Filoteig (erhältlich im gut sortierten türkischen oder griechischen Lebensmittelladen)
4 Frühlingszwiebeln, in feine Ringe geschnitten
1 Möhre, geraffelt
1 EL Olivenöl, extra vergine
4 Knoblauchzehen, fein gehackt
4 große Tomaten, fein gewürfelt
1 Stück Ingwer (2,5 cm), geschält und gerieben

Backofen auf 175 °C vorheizen.

Zitronensaft (Schale zurückbehalten), Senf, je eine Prise Pfeffer und eine Prise Kardamom und den Zucker in einer kleinen Schüssel verrühren. Die vier Filets mit ½ TL Salz bestreuen und mit der Zitronenmischung übergießen. Eine Lage des Filoteigs mit wenig Olivenöl besprühen. In der Mitte zusammenfalten. Ein Stück Fisch in die Mitte setzen, mit einem Viertel der Frühlingszwiebeln und der Möhre bestreuen. Den Teig übereinanderschlagen und verschließen. Mit einem Bratenwender mit der Naht nach unten auf ein Backblech setzen. Mit den übrigen Teigblättern und Filets ebenso verfahren. Die Teigpäckchen oben mit wenig Öl besprühen und im vorgeheizten Ofen 15–20 Minuten backen, bis sie leicht gebräunt sind.

Inzwischen in einem kleinen Topf das Olivenöl auf mittlerer Stufe erhitzen. Knoblauch darin 1–2 Minuten braten, bis er leicht gebräunt ist. Tomaten und das restliche Salz dazugeben, 4–5 Minuten köcheln lassen, bis die meiste Flüssigkeit verdampft ist und die Tomaten weich werden. Ingwer und Zitronenschale unterrühren. Die Tomatensauce gleichmäßig auf vier Suppenschalen oder -teller verteilen. Die Teigpäckchen daraufsetzen und sofort servieren.

Pitta
Forelle in Filoteig mit Spargel

250 g Spargel, geputzt und geschält
abgeriebene Schale und Saft 1 kleinen unbehandelten Zitrone
1 EL Mayonnaise, vorzugsweise fettreduziert
2 EL gehackter frischer Koriander
frisch gemahlener schwarzer Pfeffer
gemahlener Kardamom
1 TL Rohzucker
4 Forellenfilets (zu je 115 g)
1 TL Salz
4 Blätter Filoteig (erhältlich im gut sortierten türkischen oder
griechischen Lebensmittelladen)
1 EL Olivenöl, extra vergine
½ Knolle Fenchel, fein gewürfelt
4 Knoblauchzehen, gehackt
2 große Tomaten, fein gewürfelt
1 Stück Ingwer (2,5 cm), geschält und gerieben

Backofen auf 175 °C vorheizen.

Mit einem Sparschäler dünne Streifen vom Spargel abschneiden. Die Reste grob hacken. Zitronensaft (Schale zurückbehalten), Mayonnaise, Koriander, je eine Prise Pfeffer und Kardamom sowie den Zucker in einer kleinen Schüssel verrühren. Die vier Filets mit ½ TL Salz bestreuen und mit der Mayonnaisemischung übergießen. Eine Lage des Filoteigs mit wenig Olivenöl besprühen. In der Mitte zusammenfalten. Ein Stück Fisch in die Mitte setzen und mit einem Viertel des Spargels bestreuen. Den Teig übereinanderschlagen und verschließen. Mit einem Bratenwender mit der Naht nach unten auf ein Backblech setzen. Mit den übrigen Teigblättern und Filets ebenso verfahren. Die Teigpäckchen oben mit wenig Öl besprühen und im vorgeheizten Ofen 15–20 Minuten backen, bis sie leicht gebräunt sind.

Inzwischen in einem kleinen Topf das Olivenöl auf mittlerer Stufe erhitzen. Fenchel und Knoblauch darin 4–5 Minuten braten, bis der Fenchel weich wird und der Knoblauch leicht gebräunt ist. Tomaten und das restliche Salz dazugeben, 4–5 Minuten köcheln lassen, bis die meiste Flüssigkeit verdampft ist und die Tomaten weich werden. Ingwer und Zitronenschale unterrühren. Die Tomatensauce gleichmäßig auf vier Suppenschalen oder -teller verteilen. Die Teigpäckchen daraufsetzen und sofort servieren.

Kapha

Forelle in Filoteig mit jungem Spinat

7 Knoblauchzehen, fein gehackt

1 EL würziger Senf

frisch gemahlener schwarzer Pfeffer

Cayennepfeffer

1 TL Rohzucker

1 TL gehackter frischer Thymian

4 Forellenfilets (zu je 115 g)

1 TL Salz

4 Blätter Filoteig (erhältlich im gut sortierten türkischen oder griechischen Lebensmittelladen)

150 g junger Blattspinat, fein geschnitten

1 EL Olivenöl, extra vergine

1 kleine Jalapeño, entkernt und gehackt

4 große Tomaten, fein gewürfelt

1 Stück Ingwer (2,5 cm), geschält und gerieben

Backofen auf 175 °C vorheizen.

Etwa die Hälfte des Knoblauchs, Senf, je eine Prise Pfeffer und Cayennepfeffer, Zucker und den Thymian in einer kleinen Schüssel verrühren. Die vier Filets mit ½ TL Salz bestreuen und mit der Senfmischung bedecken. Eine Lage des Filoteigs mit wenig Olivenöl besprühen. In der Mitte zusammenfalten. Ein Stück Fisch in die Mitte setzen, mit einem Viertel des Spinats belegen. Den Teig übereinanderschlagen und verschließen. Mit einem Bratenwender mit der Naht nach unten auf ein Backblech setzen. Mit den übrigen Teigblättern und Filets ebenso verfahren. Die Teigpäckchen oben mit wenig Öl besprühen und im vorgeheizten Ofen 15–20 Minuten backen, bis sie leicht gebräunt sind.

Inzwischen in einem kleinen Topf das Olivenöl auf mittlerer Stufe erhitzen. Den restlichen Knoblauch darin 1–2 Minuten braten, bis er leicht gebräunt ist. Jalapeño, Tomaten und das restliche Salz dazugeben, 4–5 Minuten köcheln lassen, bis die meiste Flüssigkeit verdampft ist und die Tomaten weich werden. Ingwer unterrühren. Die Tomatensauce gleichmäßig auf vier Suppenschalen oder -teller verteilen. Die Teigpäckchen darauf setzen und sofort servieren.

Tilapia für Ihren Typ

Fisch mit Nuss- oder Gewürzkruste mag nach teurem Restaurant klingen, doch Sie können das auch auf gesunde Weise zu Hause genießen. Nüsse sind reich an einfach ungesättigten Fettsäuren, die eine vielfältig wohltuende Wirkung entfalten, etwa für die Herzgesundheit und die Vorbeugung von Krankheiten.

4 Portionen

Vata
Tilapia in Haselnusskruste
mit Süßkartoffel-Möhren-Püree

Süßkartoffelpüree

3 mittelgroße Süßkartoffeln (etwa 450 g)
2 Möhren, geraffelt
abgeriebene Schale und Saft 1 unbehandelten Orange
1 EL Ghee (siehe Seite 210)
½ TL Salz
Zimt

Tilapia

2 EL Weizenvollkornmehl
50 g Haselnüsse, fein gehackt
125 g Quinoa, gegart
2 Eiweiß
4 Tilapia-Filets (zu je 170 g)

½ TL Salz
frisch gemahlener schwarzer Pfeffer
1 EL Olivenöl, extra vergine

Backofen auf 200 °C vorheizen.

Für das Püree die Süßkartoffeln mit einer Gabel anstechen und in eine Auflaufform setzen. 45–50 Minuten backen, bis sie sich weich anfühlen. Herausnehmen, aber den Backofen nicht abschalten. Möhren im Orangensaft (abgeriebene Schale zurückbehalten) in einem kleinen Topf auf mittlerer Stufe in 4–5 Minuten garen, bis sie weich zu werden beginnen. Die Süßkartoffeln aufschneiden und mit einem Löffel das Fleisch herausheben und in eine große Schüssel geben. Die Möhrenmischung, Ghee, Salz und eine Prise Zimt zufügen. Mit einer Gabel zerdrücken und mischen, warm stellen.

Für die Tilapia-Kruste Mehl und Orangenschale in einem flachen Gefäß mischen. Nüsse und Quinoa getrennt ebenfalls mischen und auf einem Stück Butterbrotpapier verteilen. Eiweiß verquirlen und in einen Teller oder eine flache Schüssel gießen. Den Fisch mit Salz und Pfeffer würzen. Jedes Filet im Mehl wenden, dann im Eiweiß, zuletzt von jeder Seite in die Nussmischung drücken.

Das Öl in einer großen Pfanne auf mittlerer Stufe erhitzen. Die Fischfilets hineingeben und von jeder Seite 2 Minuten anbraten. In eine Auflaufform legen und im Backofen 8–10 Minuten garen. Der Fisch ist gar, wenn die Schichten sich auf Druck mit der Gabel voneinander lösen. Sofort mit dem Süßkartoffelpüree servieren.

Pitta
Tilapia in Korianderkruste mit Brokkoli

<u>Tilapia</u>

2 EL Weizenvollkornmehl
abgeriebene Schale und Saft 1 unbehandelten Zitrone
125 g Quinoa, gegart
50 g Mandeln, fein gehackt
1 EL Koriandersamen, im Mörser zerdrückt
2–3 Eiweiß
4 Tilapia-Filets (zu je 170 g)
½ TL Salz
1 EL Olivenöl, extra vergine

<u>Brokkoli</u>

4 Knoblauchzehen, fein gehackt
2 kleine Köpfe Brokkoli, in kleine Röschen zerteilt
⅛ l Hühner- oder Gemüsebrühe
8 Frühlingszwiebeln, in feine Ringe geschnitten

Backofen auf 200 °C vorheizen.

Für die Tilapia-Kruste Mehl und Zitronenschale (Zitronensaft zurückbehalten) in einem flachen Gefäß mischen. Quinoa, Mandeln und Koriander getrennt ebenfalls mischen und auf einem Stück Butterbrotpapier verteilen. Eiweiß verquirlen und in einen Teller oder eine flache Schüssel gießen. Den Fisch salzen. Jedes Filet im Mehl wenden, dann im Eiweiß, zuletzt von jeder Seite in die Nussmischung drücken.

Das Öl in einer großen Pfanne auf mittlerer Stufe erhitzen. Die Fischfilets hineingeben und von jeder Seite 2 Minuten anbraten. In eine Auflaufform legen und im Backofen 8–10 Minuten garen. Der Fisch ist gar, wenn die Schichten sich auf Druck mit der Gabel voneinander lösen.

Für den Brokkoli eine weitere große Pfanne mit Öl besprühen und auf mittlerer Stufe erhitzen, während der Fisch gart. Knoblauch und Brokkoli darin 3–4 Minuten braten, bis der Knoblauch duftet. Brühe und Zitronensaft angießen, Deckel auflegen. Weitere 4–5 Minuten garen, bis die meiste Brühe verdampft ist und die Brokkoliröschen gar, aber noch bissfest sind. Mit den Frühlingszwiebeln garnieren und sofort mit dem Fisch servieren.

Kapha
**Tilapia in Cajun-Kräuterkruste
mit grünen Knoblauchbohnen**

Knoblauchbohnen

450 g grüne Bohnen, in Stücke geschnitten

1 Dose Mais

abgeriebene Schale und Saft 1 unbehandelten Zitrone

2 EL Maiskeimöl

3 Knoblauchzehen, fein gehackt

2 TL Dijonsenf

2 TL Rohzucker

3 EL gehackter frischer Koriander oder Petersilie

Tilapia

50 g Maismehl

2 TL edelsüßer Paprika

1 TL gehackter frischer Oregano

1 TL gehackter frischer Thymian

½ TL Cayennepfeffer

½ TL frisch gemahlener schwarzer Pfeffer

½ TL Koriander

4 Tilapia-Filets (zu je 170 g)

½ TL Salz

Backofen auf 200 °C vorheizen.

Für die Knoblauchbohnen einen großen Topf 2,5 Zentimeter hoch mit Wasser füllen. Zum Kochen bringen und die grünen Bohnen darin 4–5 Minuten garen, bis sie gar, aber bissfest sind. Wasser abgießen, Bohnen abschrecken und in eine große Schüssel geben. Mit Maiskörnern, Zitronensaft und -schale, der Hälfte des Öls sowie Knoblauch, Senf, Zucker und frischem Koriander oder Petersilie mischen.

Für die Tilapia-Kruste Maismehl mit Paprika, Oregano, Thymian, Cayennepfeffer, schwarzem Pfeffer und Koriander mischen und auf einem Teller verteilen. Den Fisch salzen und jedes Filet von beiden Seiten in der Mehlmischung wälzen. Das restliche Öl in einer großen, für den Backofen geeigneten Pfanne auf hoher Stufe erhitzen. Die Fischfilets darin 2–3 Minuten braten, bis die Kruste zu bräunen beginnt. Wenden und die Pfanne in den Backofen schieben. 7–9 Minuten backen. Der Fisch ist gar, wenn die Schichten sich auf Druck mit der Gabel voneinander lösen. Sofort mit den grünen Bohnen servieren.

Hähnchen-Quesadillas

Mit Quesadillas können Sie sich nach einem langen Arbeitstag rasch ein Abendessen zaubern. Wenn Sie Vollkorntortillas verwenden, enthalten sie von Natur aus weniger einfache Kohlenhydrate.

4 Portionen

Vata
Hähnchen-Quesadillas
mit frischer Jalapeño-Tomaten-Salsa

<u>Salsa</u>

2 mittelgroße Tomaten, gewürfelt
Saft von 2 Limetten
3 EL frischer Koriander, gehackt
1 Jalapeño, entkernt und gehackt
Salz

<u>Quesadillas</u>

4 Hähnchenbrustfilets
1 TL Salz
1 TL Kreuzkümmel
1 TL mildes Chilipulver
8 Weizenvollkorntortillas (23 cm)
150 g junger Blattspinat
50 g Mozzarella, vorzugsweise fettreduziert, in kleine Stücke zerteilt

Für die Salsa Tomaten, Limettensaft, Koriander, Jalapeño und Salz gut verrühren.

Backofen auf 200 °C vorheizen.

Zwei Backbleche mit Alufolie auslegen und mit Öl besprühen. Die Hähnchenbrustfilets mit Salz, Kreuzkümmel und Chilipulver bestreuen und auf die Backbleche legen. 10–12 Minuten backen, bis das Fleisch durch ist. Die Filets mit Alufolie auf eine hitzebeständige Arbeitsplatte geben und in feine Scheiben schneiden.

Dieselben Backbleche mit Öl besprühen. Auf jedes Blech zwei Tortillas legen. Jede mit einem Viertel der klein geschnittenen Filets, einem Viertel des Spinats und zwei Esslöffeln Mozzarella belegen. Mit einer zweiten Tortilla abdecken. Diese ebenfalls mit wenig Öl besprühen. Für 10–15 Minuten in den Backofen geben, bis der Käse geschmolzen ist und die Tortillas leicht gebräunt sind. Sofort mit der Salsa servieren.

Pitta
Hähnchen-Zucchini-Quesadillas
mit Koriander-Mango-Salsa

Salsa

1 Mango, gewürfelt
½ kleine Salatgurke, gewürfelt
Saft von 2 Limetten
3 EL frischer Koriander, gehackt
Salz

Quesadillas

4 Hähnchenbrustfilets
1 TL Salz
1 TL Kreuzkümmel
1 TL Koriander
8 Weizenvollkorntortillas (23 cm)
1 kleine Zucchini, in feine Scheiben geschnitten
50 g Mozzarella, vorzugsweise fettreduziert, in kleine Stücke zerteilt

Für die Salsa Mango, Gurke, Limettensaft, Koriander und Salz gut verrühren.

Backofen auf 200 °C vorheizen.

Zwei Backbleche mit Alufolie auslegen und mit Öl besprühen. Die Hähnchenbrustfilets mit Salz, Kreuzkümmel und Koriander bestreuen und auf die Backbleche legen. 10–12 Minuten backen, bis das Fleisch durch ist. Die Filets mit Alufolie auf eine hitzebeständige Arbeitsplatte geben und in feine Scheiben schneiden.

Dieselben Backbleche mit Öl besprühen. Auf jedes Blech zwei Tortillas legen. Jede mit einem Viertel der klein geschnittenen Filets, einem Viertel der Zucchini und zwei Esslöffeln Mozzarella belegen. Mit einer zweiten Tortilla abdecken. Diese ebenfalls mit wenig Öl besprühen. Für 10–15 Minuten in den Backofen geben, bis der Käse geschmolzen ist und die Tortillas leicht gebräunt sind. Sofort mit der Salsa servieren.

Kapha

Hähnchen-Pilz-Quesadillas
mit Chipotle-Limetten-Mais-Salsa

Salsa

1 mittelgroße Tomate, gewürfelt

1 Dose Mais

Saft von 2 Limetten

3 EL frischer Koriander, gehackt

1 kleine Chipotle-Schote in Adobo-Sauce

1 EL Adobo-Sauce von der eingelegten Chipotle-Schote

Salz

Quesadillas

4 Hähnchenbrustfilets

1 TL Salz

1 TL Kreuzkümmel

Cayennepfeffer

frisch gemahlener schwarzer Pfeffer

8 Maistortillas (23 cm)

1 rote Paprikaschote, gewürfelt

200 g Champignons, in feine Scheiben geschnitten

50 g Ricottakäse, vorzugsweise fettreduziert

Für die Salsa Tomate, Mais, Limettensaft, Chipotle-Schote, Adobo-Sauce, Koriander und Salz gut verrühren.

Backofen auf 200 °C vorheizen.

Zwei Backbleche mit Alufolie auslegen und mit Öl besprühen. Die Hähnchenbrustfilets mit Salz, Kreuzkümmel, einer Prise Cayennepfeffer und schwarzem Pfeffer würzen und auf die Backbleche legen. 10–12 Minuten backen, bis das Fleisch durch ist. Die Filets mit Alufolie auf eine hitzebeständige Arbeitsplatte geben und in feine Scheiben schneiden.

Dieselben Backbleche mit Öl besprühen. Auf jedes Blech zwei Tortillas legen. Jede mit einem Viertel der klein geschnittenen Filets, einem Viertel der Paprikaschote sowie der Pilze und zwei Esslöffeln Ricottakäse belegen. Mit einer zweiten Tortilla abdecken. Diese ebenfalls mit wenig Öl besprühen. Für 10–15 Minuten in den Backofen geben, bis der Käse geschmolzen ist und die Tortillas leicht gebräunt sind. Sofort mit der Salsa servieren.

Gemüsesoufflé

Es braucht keinen Meisterkoch, um diese leckeren Soufflés zuzubereiten, die wunderbar aufgehen, ohne dass Sie dafür den ganzen Abend Eischnee schlagen müssen. Sie eignen sich bestens für den Muttertag oder für einen eleganten Brunch – aber auch für einen verregneten Abend, an dem ein Salat einfach nicht ausreicht.

4 Portionen

Vata
Tomaten-Knoblauch-Soufflé mit Babyspinat

*2 Knoblauchzehen, in feine Scheiben
geschnitten
2 große Tomaten, fein gewürfelt
2 EL Weizenvollkornmehl
½ TL Backpulver
Salz
2 ganze Eier
4 Eiweiß
2 EL Ziegenfrischkäse
300 g Babyspinat, geputzt
Saft von 1 Zitrone
2 TL Olivenöl, extra vergine*

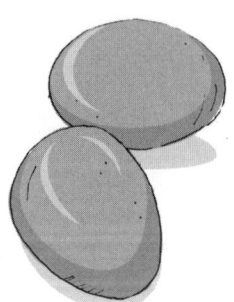

Backofen auf 200 °C vorheizen.

Vier kleine Auflaufformen (à 125 Milliliter) oder hitzebeständige Kaffeebecher mit Öl besprühen. Eine beschichtete Pfanne mit Öl besprühen und auf hoher Stufe erhitzen. Den Knoblauch darin 1–2 Minuten braten, bis er duftet. Die Tomaten zufügen und 1–2 Minuten garen, bis die meiste Flüssigkeit verdampft ist. Pfanne vom Herd nehmen und etwas abkühlen lassen.

In einer großen Schüssel Mehl, Backpulver und Salz mischen, dann Eier, Eiweiß und Ziegenkäse unterrühren. Die Tomatenmischung hinzufügen und alles gut vermengen. Die Masse auf vier Förmchen verteilen und 12–14 Minuten im vorgeheizten Ofen backen, bis die Soufflés schön aufgegangen und in der Mitte nicht mehr flüssig sind.
Den Spinat auf vier Teller verteilen. Mit etwas Zitronensaft und dem Olivenöl beträufeln. Sofort mit den Soufflés servieren.

Pitta
Zucchinisoufflé mit Brunnenkresse

1 große Zucchini, in feine Scheiben geschnitten
2 EL Weizenvollkornmehl
½ TL Backpulver
Salz
2 ganze Eier
4 Eiweiß
3 EL gehackter frischer Koriander
2 EL Ziegenfrischkäse
2 Bund Brunnenkresse, gehackt
Saft von 1 kleinen Orange
2 TL Olivenöl, extra vergine

Backofen auf 200 °C vorheizen.

Vier kleine Auflaufformen (à 125 ml) oder hitzebeständige Kaffeebecher mit Öl besprühen. Eine beschichtete Pfanne mit Öl besprühen und auf hoher Stufe erhitzen. Die Zucchini hineingeben und auf mittlere Stufe zurückschalten. 3–4 Minuten braten, bis die Zucchini zu bräunen beginnen. Abkühlen lassen.

In einer großen Schüssel Mehl, Backpulver und Salz mischen, dann Eier, Eiweiß, Koriander und Ziegenkäse unterrühren. Die Zucchini hinzufügen und alles gut vermengen. Die Masse auf vier Förmchen verteilen und 12–14 Minuten backen, bis die Soufflés schön aufgegangen und in der Mitte nicht mehr flüssig sind.
Die Brunnenkresse auf vier Teller verteilen. Mit Orangensaft und Olivenöl beträufeln. Sofort mit den Soufflés servieren.

Kapha

Spargelsoufflé mit Babyspinat

200 g Spargel (etwa 8 Stangen), in Scheiben geschnitten
½ grüne Paprikaschote, fein gewürfelt
2 Knoblauchzehen, in feine Scheiben geschnitten
2 große Tomaten, fein gewürfelt
2 EL Amaranth- oder Hafermehl
½ TL Backpulver
Salz
2 ganze Eier
4 Eiweiß
2 EL Ziegenfrischkäse, vorzugsweise fettreduziert
300 g Babyspinat, geputzt
Saft von 1 Zitrone
2 TL Olivenöl, extra vergine

Backofen auf 200 °C vorheizen.

Vier kleine Auflaufformen (à 125 ml) oder hitzebeständige Kaffee-becher mit Öl besprühen. Eine beschichtete Pfanne mit Öl besprü-hen und auf hoher Stufe erhitzen. Spargel, Paprika und Knoblauch hineingeben. Auf mittlere Stufe zurückschalten und alles 3–4 Mi-nuten braten, bis der Knoblauch duftet. Die Tomaten zufügen und 1–2 Minuten garen, bis die meiste Flüssigkeit verdampft ist. Pfan-ne vom Herd nehmen und etwas abkühlen lassen.

In einer großen Schüssel Mehl, Backpulver und Salz mischen, dann Eier, Eiweiß und Ziegenkäse unterrühren. Die Spargelmischung hinzufügen und alles gut vermengen. Die Masse auf vier Förmchen verteilen und 12–14 Minuten im vorgeheizten Ofen backen, bis die Soufflés schön aufgegangen und in der Mitte nicht mehr flüssig sind.

Den Spinat auf vier Teller verteilen. Mit etwas Zitronensaft und dem Olivenöl beträufeln. Sofort mit den Soufflés servieren.

In Tee pochiertes Hähnchen mit Gemüse

Der Tee verleiht dem Hähnchen eine hübsche Karamellfarbe und ein dezentes Aroma – weitere Pluspunkte für dieses eiweißreiche Gericht mit doshafreundlichem Gemüse.

4 Portionen

Vata

4 Beutel Tee, etwa Darjeeling oder chinesischer Oolong

1 Kapsel Sternanis

1 Stange Zimt

1 TL schwarze Pfefferkörner

1 mittelgroße unbehandelte Orange, mit Schale

4 Hähnchenbrustfilets

1 EL Erdnuss- oder Mandelcreme

4 Knoblauchzehen, fein gehackt

2 TL scharfe Chilisauce, etwa Sriracha

2 TL Sesamsamen

2 TL gemahlene Leinsamen

1 EL Sesamöl

2 Möhren, in feine Scheiben geschnitten

1 rote Paprikaschote, gewürfelt

1 rote Zwiebel, fein gehackt

200 g Zuckererbsenschoten, in Stücke geschnitten

300 g junger Blattspinat

Zwei Liter Wasser in einem mittelgroßen Topf zum Kochen bringen. Teebeutel, Anis, Zimt, Pfefferkörner und einen fünf Zentimeter langen Streifen Orangenschale hineingeben. Deckel auflegen, Herd abschalten und 10 Minuten ziehen lassen. Teebeutel ausdrücken und wegwerfen. Den Tee wieder schwach zum Kochen bringen. Das Hähnchen darin 5 Minuten garen. Deckel auflegen und vom Herd nehmen. 30 Minuten ziehen lassen oder bis die Hähnchenfilets gar sind. Filets aus dem Topf nehmen und auf Zimmertemperatur abkühlen lassen. Hähnchen in lange, dünne Stücke schneiden.

Inzwischen den Orangensaft in eine kleine Schüssel auspressen. Mit Erdnuss- oder Mandelcreme, Knoblauch und Chilisauce verrühren und dann mit einem Schneebesen verquirlen. Eine große Pfanne ohne Fett auf mittlerer Stufe erhitzen. Sesam- und Leinsamen darin unter ständigem Rühren 2–3 Minuten rösten, bis sie duften. Auf einen Teller geben. Das Öl in die Pfanne gießen und auf mittelhoher Stufe erhitzen. Möhren, Paprika, Zwiebel und Zuckererbsen darin 5–6 Minuten braten, bis das Gemüse weich wird. Den Spinat und die Orangensaftmischung zugeben, auf niedrige Stufe zurückschalten. 1–2 Minuten köcheln lassen, bis die Sauce eindickt und der Spinat zusammenfällt. Die vorbereiteten Hähnchenfilets auf einer Platte anrichten, darauf das Gemüse, die Sauce und die angerösteten Samen geben. Sofort servieren.

Pitta

4 Beutel Tee, etwa Darjeeling oder chinesischer Oolong

1 Kapsel Sternanis

1 Stange Zimt

1 TL schwarze Pfefferkörner

1 mittelgroße unbehandelte Orange, mit Schale

4 Hähnchenbrustfilets

1 EL Mandelcreme

4 Knoblauchzehen, fein gehackt

2 TL Tomatenmark

1 EL Olivenöl, extra vergine

2 Möhren, in feine Scheiben geschnitten

450 g Spargel, in 2,5 cm lange Stücke geschnitten

1 rote Zwiebel, fein gehackt

200 g Zuckererbsenschoten, in Stücke geschnitten

450 g Brokkoli

4 EL gemahlene Leinsamen

Zwei Liter Wasser in einem mittelgroßen Topf zum Kochen bringen. Teebeutel, Anis, Zimt, Pfefferkörner und einen fünf Zentimeter langen Streifen Orangenschale hineingeben. Deckel auflegen, Herd abschalten und 10 Minuten ziehen lassen. Teebeutel ausdrücken und wegwerfen. Den Tee wieder schwach zum Kochen bringen. Das Hähnchen darin 5 Minuten garen. Deckel auflegen und vom Herd nehmen. 30 Minuten ziehen lassen oder bis die Hähnchenfilets gar sind. Filets aus dem Topf nehmen und auf Zimmertemperatur abkühlen lassen. Hähnchen in lange, dünne Stücke schneiden.

Inzwischen den Orangensaft in eine kleine Schüssel auspressen. Mit Mandelcreme, Knoblauch und Tomatenmark verrühren und dann mit einem Schneebesen verquirlen. Das Öl in einer großen Pfanne auf mittlerer Stufe erhitzen. Möhren, Spargel, Zwiebel, Zuckererbsen und Brokkoliröschen darin 5–6 Minuten braten, bis das Gemüse weich wird. Die Orangensaftmischung zugeben, auf niedrige Stufe zurückschalten. 1–2 Minuten köcheln lassen, bis die Sauce eindickt. Die vorbereiteten Hähnchenfilets auf einer Platte anrichten, darauf das Gemüse, die Sauce und die gemahlenen Leinsamen geben. Sofort servieren.

Kapha

4 Beutel Tee, etwa Darjeeling oder chinesischer Oolong
1 Kapsel Sternanis
1 Stange Zimt
1 TL schwarze Pfefferkörner
2 unbehandelte Limetten, mit Schale
4 Hähnchenbrustfilets
1 EL Erdnuss- oder Mandelcreme
4 Knoblauchzehen, fein gehackt
2 TL scharfe Chilisauce, etwa Sriracha
2 TL Sonnenblumenkerne
2 TL gemahlene Leinsamen
1 EL Sonnenblumenöl
2 Möhren, in feine Scheiben geschnitten
1 rote Paprikaschote, gewürfelt
1 rote Zwiebel, gehackt
200 g Zuckererbsenschoten, in Stücke geschnitten
300 g junger Blattspinat

Zwei Liter Wasser in einem mittelgroßen Topf zum Kochen bringen. Teebeutel, Anis, Zimt, Pfefferkörner und einen fünf Zentimeter langen Streifen Limettenschale hineingeben. Deckel auflegen, Herd abschalten und 10 Minuten ziehen lassen. Teebeutel ausdrücken und wegwerfen. Den Tee wieder schwach zum Kochen bringen. Das Hähnchen darin 5 Minuten garen. Deckel auflegen und vom Herd nehmen. 30 Minuten ziehen lassen oder bis die Hähnchenfilets gar sind. Filets aus dem Topf nehmen und auf Zimmertemperatur abkühlen lassen. Hähnchen in lange, dünne Stücke schneiden.

Inzwischen den Saft beider Limetten in eine kleine Schüssel auspressen. Mit Erdnuss- oder Mandelcreme, Knoblauch und Chilisauce verrühren und dann mit einem Schneebesen verquirlen. Eine große Pfanne ohne Fett auf mittlerer Stufe erhitzen. Sonnenblumenkerne und Leinsamen darin unter ständigem Rühren 2–3 Minuten rösten, bis sie duften. Auf einen Teller geben. Das Öl in die Pfanne geben und auf mittlerer Stufe erhitzen. Möhren, Paprika, Zwiebel und Zuckererbsen darin 5–6 Minuten braten, bis das Gemüse weich wird. Den Spinat und die Limettensaftmischung zugeben, auf niedrige Stufe zurückschalten. 1–2 Minuten köcheln lassen, bis die Sauce eindickt und der Spinat zusammenfällt. Die vorbereiteten Hähnchenfilets auf einer Platte anrichten, darauf das Gemüse, die Sauce und die angerösteten Samen geben. Sofort servieren.

Pad Thai

Dies wird rasch zu einem Ihrer Lieblingsgerichte werden: ein Eintopfgericht, das man gut für die Mittagspause einpacken oder zum Picknick mitnehmen kann, aber interessant genug, um es auch Gästen vorzusetzen. Fischsauce, Reisnudeln, Buchweizennudeln oder Soba-Nudeln erhält man in der Asia-Abteilung des Lebensmittelladens.

4 Portionen

Vata
Pad Thai mit Shrimps

225 g breite Reisnudeln
80 ml Limettensaft
3 EL asiatische Fischsauce
1 EL Reisessig
2 EL Rohzucker
2 TL süße Chilisauce
1 EL Rapsöl
2 Knoblauchzehen, fein gehackt
1 Schalotte, fein gehackt
225 g Shrimps, geschält, entdarmt und in kleine Stücke geschnitten
2 Eier, leicht verquirlt
1 Handvoll geröstete, ungesalzene Mandeln, grob gehackt

200 g Bohnensprossen

4 Frühlingszwiebeln, in feine Ringe geschnitten

3 EL gehackter frischer Koriander

Die Nudeln in einer großen Schüssel mit kochendem Wasser bedecken. 20 Minuten ziehen lassen, bis sie weich, aber nicht matschig sind. Wasser abgießen, Nudeln abtropfen lassen.

Limettensaft, 100 Milliliter Wasser, Fischsauce, Essig, Zucker und Chilisauce in einer kleinen Schüssel miteinander verquirlen.

In einer großen Pfanne das Öl auf mittlerer Stufe erhitzen. Knoblauch, Schalotte und Shrimps darin 3–4 Minuten braten. Eier unter Rühren eingießen und garen, bis sie noch nicht ganz gestockt sind.

Nudeln, Fischsaucemischung, Mandeln, Sprossen und Frühlingszwiebeln in die Pfanne geben. Mit einer Pastazange oder zwei großen Löffeln gut durchmischen. Koriander zufügen. Unter ständigem Rühren garen, bis die Nudeln weich sind und die Sauce leicht eingedickt ist, etwa 3–4 Minuten. Sofort servieren.

Pitta
Pad Thai mit Tofu

1 Packung extrafester Tofu (400 g)

225 g breite Reisnudeln

80 ml Limettensaft

3 EL asiatische Fischsauce

1 EL Reisessig

2 EL Rohzucker

Cayennepfeffer

2 TL Tomatenmark

1 EL Rapsöl

2 Knoblauchzehen, fein gehackt

1 Schalotte, fein gehackt

2 Eier, leicht verquirlt

1 Handvoll geröstete, ungesalzene Mandeln, grob gehackt

200 g Bohnensprossen

4 Frühlingszwiebeln, in feine Ringe geschnitten

3 EL gehackter frischer Koriander

Den Tofu für 30 Minuten in ein Sieb geben und beschweren, zum Beispiel mit einem schweren Topf, damit das meiste Wasser herausgedrückt wird. Dann in Würfel schneiden.

Die Nudeln in einer großen Schüssel mit kochendem Wasser bedecken. 20 Minuten ziehen lassen, bis sie weich, aber nicht matschig sind. Wasser abgießen, Nudeln abtropfen lassen.

Limettensaft, 100 Milliliter Wasser, Fischsauce, Essig, Zucker, eine Prise Cayennepfeffer und Tomatenmark in einer kleinen Schüssel miteinander verquirlen.

In einer großen Pfanne das Öl auf mittlerer Stufe erhitzen. Knoblauch und Schalotte darin 3–4 Minuten braten. Eier unter Rühren eingießen und garen, bis sie noch nicht ganz gestockt sind.

Nudeln, Tofu, Fischsaucemischung, Mandeln, Sprossen und Frühlingszwiebeln in die Pfanne geben. Mit einer Pastazange oder zwei großen Löffeln gut durchmischen. Koriander zufügen. Unter ständigem Rühren garen, bis die Nudeln weich sind und die Sauce leicht eingedickt ist, etwa 3–4 Minuten. Sofort servieren.

Kapha
Pad Thai mit Hähnchen und Soba-Nudeln

200 g Soba-Nudeln

80 ml Limettensaft

3 EL asiatische Fischsauce

1 EL Reisessig

2 EL Rohzucker

2 TL süße Chilisauce

1 EL Maiskeimöl

2 Knoblauchzehen, fein gehackt

1 Schalotte, fein gehackt

2 Hähnchenbrustfilets, gewürfelt

1 Handvoll geröstete, ungesalzene Mandeln, grob gehackt

200 g Bohnensprossen

4 Frühlingszwiebeln, in feine Ringe geschnitten

3 EL gehackter frischer Koriander

Die Nudeln nach Packungsangabe garen. Wasser abgießen, Nudeln abtropfen lassen. Limettensaft, 100 Milliliter Wasser, Fischsauce, Essig, Zucker und Chilisauce in einer kleinen Schüssel miteinander verquirlen.

In einer großen Pfanne das Öl auf mittlerer Stufe erhitzen. Knoblauch, Schalotte und Hähnchenwürfel darin 5–6 Minuten braten, bis das Fleisch gar ist.

Nudeln, Fischsaucemischung, Mandeln, Sprossen und Frühlingszwiebeln in die Pfanne geben. Mit einer Pastazange oder zwei großen Löffeln gut durchmischen. Koriander zufügen. Unter ständigem Rühren garen, bis die Nudeln weich sind und die Sauce leicht eingedickt ist, etwa 3–4 Minuten. Sofort servieren.

Schlankes Abendessen

Das Mittagessen zur größten Mahlzeit des Tages und das Abendessen zu einer kleineren zu machen ist ein Schlüssel-aspekt der Yoga-Ernährung. Mit der folgenden Anleitung wird es ganz einfach, das Abendessen schlanker zu gestalten. Wir haben hier Rezepte für Hauptgerichte genommen und leichtere Versionen kreiert (weniger Fett, Kalorien und Kohlenhydrate), die immer noch eine gesunde Dosis Super-foods für den Ausgleich des Doshas enthalten.

Rezept: Gemüsecremesuppen (Seite 234 ff.)
• Diese Rezepte eignen sich bereits für ein schlankes Abendessen.

Rezept: Hähnchensalat (Seite 254 ff.)
• Lassen Sie Rohzucker und Mayonnaise (Pitta) oder Honig und Joghurt (Kapha) aus dem Dressing weg.

Rezept: Dosha-Burger (Seite 262 ff.)
• Lassen Sie Pita und Salat weg; servieren Sie den Burger stattdessen auf Blattspinat (gegart für den Vata-Typ; roh für den Pitta- und Kapha-Typ).

Rezept: Delikate Tacos (Seite 277 ff.)
• Essen Sie die Füllung ohne Tortilla.

Rezept: Tilapia für Ihren Typ (Seite 294 ff.)
• Verzichten Sie auf die Nuss- oder Gewürzkruste. Würzen Sie den Tilapia stattdessen mit einer Prise Salz, einer Pri-

se frisch gemahlenem schwarzen Pfeffer und dem Saft einer halben Zitrone. Legen Sie den Fisch in eine Kasserolle (18 x 28 Zentimeter) und garen Sie ihn 10 Minuten im Backofen.

Rezept: Gemüsesoufflé (Seite 306 ff.)

• Lassen Sie den Käse weg.
• Verwenden Sie anstelle des Olivenöls nur etwas frischen Zitronen- oder Orangensaft.

Desserts

Granita

Granita ist eigentlich eine sizilianische Süßspeise, doch hier wird sie zu einem heilenden Dessert. Die Vata-Granita enthält eine Orange, die süß, sauer und schwer ist, also perfekt ausgleichend für den Vata-Typ. Kirschen im Pitta-Rezept wirken kühlend und verleihen dem Körper Kraft und Energie. Und für den Kapha-Typ sind Pfeffer und Zimt in Kombination mit Erdbeeren robust ausgleichend.

4 Portionen

Vata
Orangen-Papaya-Granita

> *1 kleine Papaya, in kleine Stücke geschnitten*
> *abgeriebene Schale und Saft 1 unbehandelten Orange*
> *1 Stück Ingwer (2,5 cm), geschält und gerieben*
> *2 EL Honig*

Alle Zutaten mit einen Achtelliter Wasser im Mixer oder der Küchenmaschine zerkleinern und glatt rühren.

In einem luftdichten Behälter einfrieren, dabei stündlich mit einer Gabel umrühren und Klümpchen zerdrücken, bis die Masse gleichmäßig gefroren ist, etwa 3 Stunden lang.

Vor dem Servieren mit der Gabel auflockern, Klümpchen zerdrücken. Hält sich im Gefrierschrank bis zu einem Monat.

Pitta

Kirsch-Basilikum-Granita

375 g schwarze Kirschen, entsteint
abgeriebene Schale und Saft 1 kleinen unbehandelten Zitrone
1 EL frisches Basilikum (3–4 Blätter)
1 EL frische Minze (3–4 Blätter)
2 TL Rohzucker

Kirschen, Zitronenschale und -saft, Basilikum, Minze und Zucker im Mixer oder der Küchenmaschine zerkleinern und glattrühren. Bei laufendem Motor langsam einen Achtelliter Wasser zugießen.

In einem luftdichten Behälter einfrieren, dabei stündlich mit einer Gabel umrühren und Klümpchen zerdrücken, bis die Masse gleichmäßig gefroren ist, etwa 3 Stunden lang.

Vor dem Servieren mit der Gabel auflockern, Klümpchen zerdrücken. Hält sich im Gefrierschrank bis zu einem Monat.

Kapha
Erdbeer-Gewürz-Granita

600 g Erdbeeren,
geviertelt
Saft von 1 Zitrone
1 EL Honig
frisch gemahlener schwarzer Pfeffer
½ TL Zimt

Alle Zutaten mit zwei Esslöffeln Wasser im Mixer oder der Küchenmaschine zerkleinern und glattrühren.

In einem luftdichten Behälter einfrieren, dabei stündlich mit einer Gabel umrühren und Klümpchen zerdrücken, bis die Masse gleichmäßig gefroren ist, etwa 3 Stunden lang.

Vor dem Servieren mit der Gabel auflockern, Klümpchen zerdrücken. Hält sich im Gefrierschrank bis zu einem Monat.

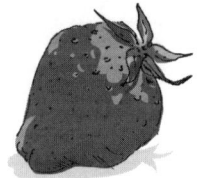

Obst-Crisp

Dieser amerikanische Dessertklassiker erhält eine besondere Note, nämlich frische Kräuter, doch die knusprige Oberfläche, die ihn so beliebt macht, bleibt erhalten. Vollkornstreusel
schmecken genauso gut wie die herkömmliche Variante, doch
sie enthalten Leinsamen und damit reichlich Omega-3-Fett-
säuren.

4 Portionen

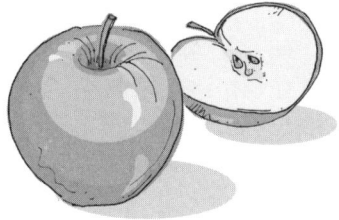

Vata
Beeren-Crisp

Füllung

300 g Blaubeeren

300 g Erdbeeren, in Scheiben geschnitten

Saft von 2 Limetten (etwa 75 ml)

1 EL gehacktes frisches Basilikum

1 EL Weizenvollkornmehl

Streusel

50 g Hafermehl

25 g Weizenvollkornmehl

2 EL gemahlene Leinsamen

90 g Rohzucker

1 TL Backpulver

½ TL Zimt

Salz

80 g Butter, kalt

Backofen auf 180 °C vorheizen.

Für die Füllung Blaubeeren, Erdbeeren, Limettensaft, Basilikum und Mehl in einer Schüssel gut verrühren. In eine Auflaufform (20 x 20 Zentimeter) geben.

Für die Streusel das Hafermehl mit dem Weizenvollkornmehl, den Leinsamen, Zucker, Backpulver, Zimt und einer Prise Salz in der Küchenmaschine mischen. Butter zufügen und die Maschine laufen lassen, bis sich etwa erbsengroße Krümel bilden. Nicht zu lange! Die Streusel über die Früchte streuen und im vorgeheizten Ofen 35–40 Minuten backen, bis das Obst heiß und der Belag gebacken ist. Vor dem Servieren 5 Minuten abkühlen lassen.

Pitta
Apfel-Birnen-Crisp

Füllung
>2 Äpfel, etwa Golden Delicious oder Gala, in kleine Stücke
>geschnitten
>2 reife Birnen, etwa Bosc oder Anjou, in kleine Stücke
>geschnitten
>Saft 1 kleinen Orange (etwa 75 ml)
>1 EL gehackte frische Minze
>1 EL Weizenvollkornmehl

Streusel
>50 g Hafermehl
>25 g Weizenvollkornmehl
>2 EL gemahlene Leinsamen
>90 g Rohzucker
>1 TL Backpulver
>½ TL Zimt
>½ TL Kardamom
>Salz
>80 g Butter, kalt

Backofen auf 180 °C vorheizen.

Für die Füllung Äpfel, Birnen, Orangensaft, Minze und Mehl in einer Schüssel gut verrühren. In eine Auflaufform (20 x 20 Zentimeter) geben.

Für die Streusel das Hafermehl mit dem Weizenvollkornmehl, den Leinsamen, Zucker, Backpulver, Zimt, Kardamom und einer Prise Salz in der Küchenmaschine mischen. Butter zufügen und die Maschine laufen lassen, bis sich etwa erbsengroße Krümel bilden. Nicht zu lange! Die Streusel über die Früchte streuen und im vorgeheizten Ofen 35–40 Minuten backen, bis das Obst heiß und der Belag gebacken ist. Vor dem Servieren 5 Minuten abkühlen lassen.

Kapha
Himbeer-Birnen-Crisp

Füllung

> *300 g Himbeeren*
> *2 reife Birnen, etwa Bosc oder Anjou, in feine Scheiben geschnitten*
> *Saft 1 großen Zitrone (etwa 65 ml)*
> *1 EL gehacktes frisches Basilikum*
> *1 EL Weizenvollkornmehl*

Streusel

> *50 g Hafermehl*
> *25 g Weizenvollkornmehl*
> *2 EL gemahlene Leinsamen*
> *90 g Rohzucker*
> *1 TL Backpulver*
> *½ TL Zimt*
> *gemahlene Muskatnuss*
> *gemahlene Gewürznelken*
> *Salz*
> *80 g Butter, kalt*

Backofen auf 180 °C vorheizen.

Für die Füllung Himbeeren, Birnen, Zitronensaft, Basilikum und Mehl in einer kleinen Schüssel gut verrühren. In eine Auflaufform (20 x 20 Zentimeter) geben.

Für die Streusel das Hafermehl mit dem Weizenvollkornmehl, den Leinsamen, Zucker, Backpulver, Zimt, je einer Prise Muskatnuss, Gewürznelken und Salz in der Küchenmaschine mischen. Butter zufügen und die Maschine laufen lassen, bis sich etwa erbsengroße Krümel bilden. Nicht zu lange! Die Streusel über die Früchte streuen und im vorgeheizten Ofen 35–40 Minuten backen, bis das Obst heiß und der Belag gebacken ist. Vor dem Servieren 5 Minuten abkühlen lassen.

Pudding-Tartelettes

Mit ihrer üppigen Konsistenz erinnern diese Tartelettes an
Käsekuchen, doch sie werden aus fettarmen Eiweißlieferan-
ten (griechischer Joghurt für Vata-, Seidentofu für Pitta- und
Kapha-Typen), nicht aus Sahne hergestellt.

4 Portionen

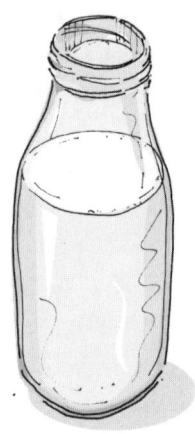

Vata

Teig

   25 g feines Weizenvollkornmehl

   25 g Haferflocken

   3 EL Butter, kalt

   1 TL Rohzucker

   Salz

Pudding

3 Eier
Saft von 4 Limetten
abgeriebene Schale von 2 unbehandelten Limetten
125 g griechischer Joghurt, vorzugsweise fettreduziert
⅛ l Ahornsirup
75 ml Magermilch
1 EL Maisstärke

Backofen auf 180 °C vorheizen.

Mehl, Haferflocken, Butter, Zucker und eine Prise Salz in der Küchenmaschine zu einer krümeligen Masse verarbeiten. Zwei bis drei Esslöffel eiskaltes Wasser zufügen und die Maschine erneut kurz laufen lassen. Die Krümel als Teighülle in vier Förmchen à zehn Zentimeter Durchmesser drücken und kühl stellen.

In einer großen Schüssel Eier, Limettensaft und -schale, Joghurt, Ahornsirup, Milch und Maisstärke mit dem Schneebesen verquirlen. Die Mischung auf die vier Förmchen aufteilen. Auf ein Backblech stellen und im vorgeheizten Ofen 35 Minuten backen, bis der Pudding an den Rändern fest, in der Mitte noch wackelig ist. Auf einem Kuchengitter vollständig erkalten lassen. Abdecken und vor dem Servieren für mindestens 1 Stunde kühl stellen.

Pitta

<u>Teig</u>

    25 g Weizenmehl

    25 g Haferflocken

    3 EL Butter, kalt

    1 TL Rohzucker

    Salz

<u>Pudding</u>

    3 Eier

    200 g Seidentofu

    ⅛ l fettreduzierte Kokosmilch

    90 g Rohzucker

    abgeriebene Schale von 2 unbehandelten Limetten

    1 EL Maisstärke

    1 TL Kokosnussextrakt

Backofen auf 180 °C vorheizen.

Mehl, Haferflocken, Butter, Zucker und eine Prise Salz in der Küchenmaschine zu einer krümeligen Masse verarbeiten. Zwei bis drei Esslöffel eiskaltes Wasser zufügen und die Maschine erneut kurz laufen lassen. Die Krümel als Teighülle in vier Förmchen à zehn Zentimeter Durchmesser drücken und kühl stellen.

Eier, Tofu, Kokosmilch, Zucker, Limettenschale, Maisstärke und Kokosnussextrakt in der Küchenmaschine glattrühren. Die Mischung auf die vier Förmchen aufteilen. Auf ein Backblech stellen und im vorgeheizten Ofen 35 Minuten backen, bis der Pudding an den Rändern fest, in der Mitte noch wackelig ist. Auf einem Kuchengitter vollständig erkalten lassen. Abdecken und vor dem Servieren für mindestens 1 Stunde kühl stellen.

Kapha

Teig

25 g Weizenmehl

25 g Haferflocken

3 EL Butter, kalt

1 TL Rohzucker

Salz

Pudding

200 g Seidentofu

⅛ l Ahornsirup

Saft von 4 Zitronen und abgeriebene Schale von 2 unbehandelten Zitronen

1 ganzes Ei

1 Eiweiß

4 TL Maisstärke

Backofen auf 180 °C vorheizen.

Mehl, Haferflocken, Butter, Zucker und eine Prise Salz in der Küchenmaschine zu einer krümeligen Masse verarbeiten. Zwei bis drei Esslöffel eiskaltes Wasser zufügen und die Maschine erneut kurz laufen lassen. Die Krümel als Teighülle in vier Förmchen à zehn Zentimeter Durchmesser drücken und kühl stellen.

Tofu, Ahornsirup, Zitronensaft und -schale, Ei, Eiweiß und Maisstärke in der Küchenmaschine glatt rühren. Die Mischung auf die vier Förmchen aufteilen. Auf ein Backblech stellen und im vorgeheizten Ofen 35 Minuten backen, bis der Pudding an den Rändern fest, in der Mitte noch wackelig ist. Auf einem Kuchengitter vollständig erkalten lassen. Abdecken und vor dem Servieren für mindestens 1 Stunde kühl stellen.

Gegrillte Früchte

Früchte zu grillen ist eine der schnellsten Arten, ein gesundes und einfaches Dessert zuzubereiten. Diese Version mit Früchten und Gewürzen, die Ihr Dosha ausgleichen, hebt diese Süßspeise von allen anderen ab, die Sie bisher gegessen haben.

4 Portionen

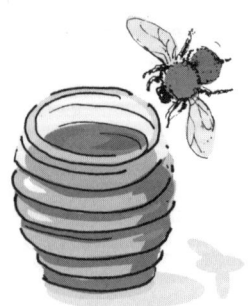

Vata

75 ml Balsamicoessig
2 EL Rohzucker
½ TL Kardamom
2 große Mangos, in dicke Scheiben geschnitten
einige Blätter frisches Basilikum zum Garnieren

Essig, Zucker und Kardamom in einem kleinen Topf zum Kochen bringen, etwa 4–5 Minuten kochen lassen, bis die Flüssigkeit um die Hälfte reduziert ist. Einen Grill oder eine Grillpfanne mit Öl besprühen. Auf hoher Stufe erhitzen. Die Mangos 4–5 Minuten grillen, bis das Obst Grillspuren aufweist. Auf einer Platte anrichten, mit der Balsamico-Sauce beträufeln und mit dem Basilikum garnieren.

Pitta

2 Kiwis
Saft von 1 Limette
1 EL Honig
4 gelbe oder weiße Pfirsiche, halbiert
Zimt
einige Blätter frische Minze zum Garnieren

Kiwis, Limettensaft und Honig in der Küchenmaschine zu einer glatten Masse verarbeiten. Einen Grill oder eine Grillpfanne mit Öl besprühen. Auf hoher Stufe erhitzen. Die Pfirsiche von jeder Seite 4–5 Minuten grillen, bis das Obst Grillspuren aufweist und weich wird. Auf einer Platte anrichten, mit der Kiwisauce beträufeln, mit einer Prise Zimt bestäuben und mit der Minze garnieren.

Kapha

5 Erdbeeren, in Scheiben geschnitten
1 EL Rohzucker
1 mittelgroße Ananas, in Ringe geschnitten (2,5 cm dick)
Cayennepfeffer
einige Blätter frische Minze zum Garnieren

Erdbeeren, zwei Esslöffel Wasser und Zucker in einem kleinen Topf zum Kochen bringen, 2–3 Minuten kochen lassen, bis die Erdbeeren weich werden. Einen Grill oder eine Grillpfanne mit Öl besprühen. Auf hoher Stufe erhitzen. Die Ananasringe von jeder Seite 4–5 Minuten grillen, bis das Obst Grillspuren aufweist und weich wird. Auf einer Platte anrichten, mit der Erdbeersauce beträufeln, mit einer kleinen Prise Cayennepfeffer vorsichtig bestäuben und mit der Minze garnieren.

Kekse

Diese Kekse schmecken genauso gut wie herkömmliche Kekse, aber sie werden mit vollwertigen Zutaten hergestellt, etwa Haferflocken und Haselnüssen (Vata), Haferflocken und Kokosnuss (Pitta) und Zitronenschale und Thymian (Kapha).

Vata
Chocolate Chip Cookies
mit Haferflocken und Haselnüssen

20 Kekse (2 pro Portion)

30 g Haselnüsse
100 g Haferflocken
50 g feines Weizenvollkornmehl
2 EL gemahlene Leinsamen
½ TL Natron
Salz
55 g Butter, weich
90 g Rohzucker
2 Eiweiß
1 TL Vanilleextrakt
50 g Chocolate Chips, zartbitter (ersatzweise Schokotropfen)

Backofen auf 180 °C vorheizen.

Die Haselnüsse in einer flachen Backform verteilen und etwa 8 Minuten backen, bis sie leicht geröstet sind. Abkühlen lassen und grob hacken.

In einer Rührschüssel Haferflocken, Mehl, Leinsamen, Natron und eine Prise Salz mischen. Mit einem Handrührgerät die Butter mit dem Zucker schaumig rühren, in etwa 2 Minuten auf mittlerer Stufe. Eiweiß und Vanille zufügen und auf mittlerer Stufe verrühren. Bei niedriger Stufe die Mehlmischung einarbeiten, dabei nicht länger als nötig rühren. Mit einem großen Löffel Haselnüsse und Chocolate Chips unterziehen.

Zwei Backbleche mit Backpapier auslegen. Für jeden Keks einen gehäuften Esslöffel Teig auf das Blech setzen, in Abständen von etwa 4 Zentimetern. Die Kekse im vorgeheizten Ofen etwa 16 Minuten backen, bis sie leicht gebräunt sind. Nach der Hälfte der Zeit das obere und untere Backblech tauschen und die vorderen Kekse nach hinten schieben, damit alle gleichmäßig backen. Anschließend die Kekse auf den Blechen 5 Minuten abkühlen lassen, dann auf ein Kuchengitter geben und vollständig erkalten lassen.

Pitta

Chocolate Chip Cookies
mit Haferflocken und Kokosnuss

20 Kekse (2 pro Portion)

100 g grobe Haferflocken

50 g feines Weizenvollkornmehl

2 EL gemahlene Leinsamen

½ TL Natron

Salz

50 g Butter, weich

100 g Rohzucker

2 Eiweiß

1 TL Vanilleextrakt

50 g Chocolate Chips, Zartbitter (ersatzweise Schokotropfen)

25 g Kokosraspel

Backofen auf 180 °C vorheizen.

In einer Schüssel Haferflocken, Mehl, Leinsamen, Natron und Salz mischen. Mit einem Handrührgerät die Butter mit dem Zucker schaumig rühren, in etwa 2 Minuten auf mittlerer Stufe. Eiweiß und Vanille zufügen und auf mittlerer Stufe verrühren. Bei niedriger Stufe die Haferflockenmischung einarbeiten, dabei nicht länger als nötig rühren. Mit einem großen Löffel Chocolate Chips und Kokosraspel unterziehen.

Zwei Backbleche mit Backpapier auslegen. Für jeden Keks einen gehäuften Esslöffel Teig auf das Blech setzen, in Abständen von etwa 4 Zentimetern. Die Kekse im vorgeheizten Ofen etwa 16 Minuten backen, bis sie leicht gebräunt sind. Nach der Hälfte der Zeit das obere und untere Backblech tauschen und die vorderen Kekse nach hinten schieben, damit alle gleichmäßig backen. Anschließend die Kekse auf den Blechen 5 Minuten abkühlen lassen, dann auf ein Kuchengitter geben und vollständig erkalten lassen.

Kapha

Biscotti mit Cranberrys, Thymian und Zitronenglasur

16 Biscotti (2 pro Portion)

50 g Amaranthmehl

50 g Maismehl

¼ TL Natron

Salz

2 Eiweiß

125 g Rohzucker

2 EL Butter, weich

1 TL Vanilleextrakt

abgeriebene Schale und Saft von 2 kleinen unbehandelten Zitronen

2 TL gehackter frischer Thymian

100 g getrocknete Cranberrys

Backofen auf 180 °C vorheizen. Zwei Backbleche mit Öl besprühen. In einer großen Schüssel Amaranthmehl, Maismehl, Natron und Salz mischen. Mit einem Handrührgerät auf niedriger Stufe Eiweiß unterrühren, bis ein krümeliger Teig entsteht.

In einer anderen Schüssel 80 Gramm Zucker mit der Butter, Vanille, Zitronenschale (Saft zurückbehalten) und Thymian verrühren. Die Mischung zum Mehl geben und auf niedriger Stufe rühren, bis ein weicher, klebriger Teig entsteht. Mit einem Holzlöffel die Cranberrys unterziehen.

Den Teig zu Rollen (etwa vier Zentimeter Durchmesser) formen, leicht flach drücken, sodass sie ungefähr zwei Zentimeter hoch und fünf Zentimeter breit sind. Auf Backbleche legen, mit etwa fünf Zentimeter Abstand zwischen den einzelnen Rollen.

Im vorgeheizten Ofen 20 Minuten backen, bis die Rollen aufgehen und auf Druck zurückfedern. Nach der Hälfte der Zeit die Bleche umdrehen.

Die Rollen vorsichtig auf ein Kuchengitter geben und 10 Minuten abkühlen lassen. Backofentemperatur auf 95 °C reduzieren. Mit einem scharfen Messer die Rollen quer in Scheiben von etwa einem Zentimeter Breite schneiden. Diese Scheiben flach auf die Backbleche legen und noch ungefähr 30 Minuten backen, dabei nach 15 Minuten wenden. Wenn sie knusprig gebacken sind, auf Gittern abkühlen lassen.

Den restlichen Zucker mit dem Zitronensaft in einem kleinen Topf zum Kochen bringen und unter gelegentlichem Rühren 1–2 Minuten kochen lassen, bis die Mischung um die Hälfte reduziert ist. Etwas abkühlen lassen, dann über die Biscotti träufeln.

Die Yogastellungen

Wir sind wie ein Feld wilder Blumen,
die sich gegen den Wind drehen.
Nikki Giovanni

Die folgenden Anleitungen dienen als Vorlage für Ihre Yogaübungen zu Hause, damit das Training sicher, gesund und ohne
Verletzungen abläuft, auch wenn kein Lehrer Ihre Haltung
überprüft. Setzen Sie den Index zusammen mit dem wöchent-
lichen Workout-Plan ein, den wir für Ihren Typ empfehlen,
oder blättern Sie einfach und schauen Sie, was Sie anspricht.

Es gibt Yogaanweisungen, die sich wie eine Doktorarbeit lesen, wir wollten sie eher straff gestalten. Sie erhalten zu jeder
abgebildeten Haltung eine sehr einfache Anleitung in mehre-
ren Schritten.

Wenn Sie mit Yoga beginnen, ist es sehr wichtig, dass Sie
zunächst einen guten Stand haben. Schenken Sie diesem die
meiste Aufmerksamkeit, indem Sie zunächst Ihre Füße, dann
Ihre Beine positionieren. Dann folgen Hüften, Taille, Rumpf
und Schultern. Wenn Ihr Körper sich lang und kräftig anfühlt,
werden die Arme dazugenommen.

Folgen Sie den Anweisungen, bis Sie ein gutes Gefühl haben,

und achten Sie dann bewusst auf die Atmung. Wenn es Ihnen möglich ist, Atmung und Bewegungen gleichzeitig zu erlernen, beginnen Sie damit, entweder die Ein- oder die Ausatmung der Bewegung anzupassen. Geht das zu schnell, verweilen Sie einen gesamten Atemzug lang (Ein- und Ausatmung) in einer Stellung, bevor Sie fortfahren. Vielleicht möchten Sie auch drei bis fünf Atemzüge bei einer Stellung bleiben, bevor Sie zur nächsten übergehen.

Ein Ratschlag noch, bevor Sie die Haltungen eingehend studieren und ausprobieren: Verfallen Sie nicht in Selbstgespräche der Art »Ich kann das nicht«. Achten Sie besonders darauf, wenn die Stellungen bei anderen (oder in den anschaulichen Illustrationen in diesem Buch) professioneller aussehen als bei Ihnen. Jeder strebt nach demselben Gefühl, doch das sieht bei jedem anders aus. Wenn es sich gut anfühlt, ist es richtig.

Wenn Sie genaue anatomische Darstellungen der Haltungen suchen, gibt es dafür gute Quellen im Internet.

Anleitung zu den Yogastellungen

Yogastellungen im Überblick

- ADLER

- AUFGESTÜTZTER STOCKSITZ

- AUSFALLSCHRITT MIT VORWÄRTS GESTRECK- TEN ARMEN

- BAUM

- BAUM MIT HALBEM LOTUS

- BERG

- BOGEN

- BOOT

- BOOT MIT GEHALTENEN ZEHEN

- BRETT

- BRETTHALTUNG AUFWÄRTS

- BRÜCKE

- BRÜCKE (MIT ROLLE)

- DELFIN

- DOPPELTE TAUBE

- DREHSITZ

- DREIECK

- EINFACHE UMKEHRHALTUNG

- FESTGEHALTENER WINKEL

- FISCH

- FROSCH

- GEDREHTER HALBMOND

- GEDREHTES DREIECK

- GEDREHTE STUHL- HALTUNG

- GEDREHTE WINKELSTRECKUNG

- GLÜCKLICHES KIND

- HALBE STEHENDE VORWÄRTSBEUGE

- HEUSCHRECKE

- HOCKE

- KAMEL

- KATZENBUCKEL/BEIN- STRECKER

- KNIENDER HALBMOND

- KOBRA

- KÖNIGSTAUBE
- KRÄHE
- KRIEGER I
- KRIEGER II
- KRIEGER III
- KROKODIL A
- KROKODIL B
- KUHGESICHT
- KUH/KATZE
- LIEGENDER WINKEL
- LIEGESTÜTZ
- LOTUSSITZ
- NACH OBEN SCHAUENDER HUND
- NACH UNTEN SCHAUENDER HUND
- NACH UNTEN SCHAUENDER HUND, EIN BEIN ANHEBEND
- PFLUG
- ROCK 'N' ROLL PUSHUP
- SCHULTERSTAND
- SEITLICHER LIEGESTÜTZ
- SEITLICHER LIEGESTÜTZ MIT EINBEINSTRECKUNG
- SITZENDE EINBEINIGE VORWÄRTSBEUGE
- SITZENDER HELD
- SITZENDE VORWÄRTSBEUGE
- SONNENGRUSS A
- SONNENGRUSS B
- SPHINX
- STEHENDER HALBMOND
- STEHENDER HALBMOND MIT ANGEWINKELTEM BEIN
- STEHENDER SPAGAT
- STEHENDE VORWÄRTSBEUGE
- STELLUNG DES KINDES A
- STELLUNG DES KINDES B
- STOCKSITZ
- STUHLHALTUNG
- TÄNZER
- TAUBE
- TOTENSTELLUNG
- UMGEKEHRTER KRIEGER
- UNTERSTÜTZTER FISCH
- YOGA-MUDRA STEHEND

ADLER

1. Ausgangsstellung ist der BERG.

2. Heben Sie die Arme seitlich in Schulterhöhe, Handflächen zeigen nach unten.

3. Bringen Sie vor der Brust den linken Ellbogen über den rechten Ellbogen.

4. Beugen Sie die Ellbogen, legen Sie die Handflächen aneinander.

5. Heben Sie den rechten Fuß vom Boden ab, bis der rechte Oberschenkel parallel zum Boden ist.

6. Legen Sie den rechten Oberschenkel über den linken Oberschenkel.

7. Legen Sie die Fußrücken des rechten Fußes hinten an den linken Unterschenkel.

8. Senken Sie die Hüften ab und beugen Sie das linke Knie, gehen Sie tiefer in die Hocke.

9. Senken Sie den Rumpf in Richtung des rechten Oberschenkels.

10. Senken Sie die Ellbogen, bis sie das rechte Knie berühren.

11. Wiederholen Sie die Übung seitenverkehrt.

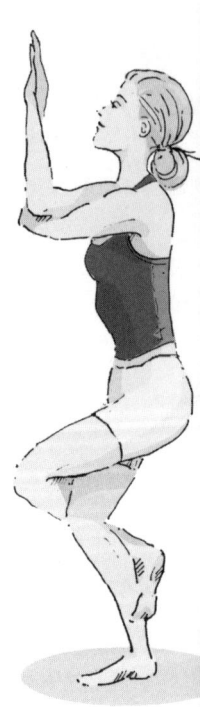

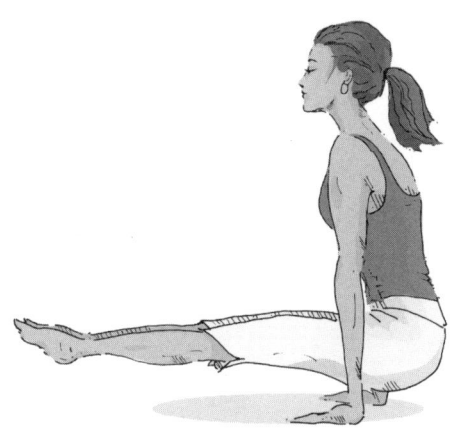

AUFGESTÜTZTER STOCKSITZ

1. Ausgangshaltung ist der STOCKSITZ.

2. Drücken Sie mit gestreckten Armen die Handflächen gegen den Boden und heben Sie Hüften und Beine vom Boden ab. Nur die Hände sollten den Boden berühren. Wenn das zu schwierig ist, lassen Sie die Füße auf dem Boden.

AUSFALLSCHRITT MIT VORWÄRTS GESTRECKTEN ARMEN

1. Beginnen Sie in Haltung KRIEGER I. Drehen Sie die hintere Ferse so, dass die Zehen nach vorne zeigen. Das vordere Bein bleibt gebeugt, das Knie über dem Knöchel.

2. Ziehen Sie die Schultern nach hinten und unten.

3. Strecken Sie die Arme vor sich aus, die Handflächen zeigen zueinander.

4. Heben Sie die Brust, der Nacken ist lang, der Blick auf die Matte gerichtet.

5. Wiederholen Sie die Übung seitenverkehrt.

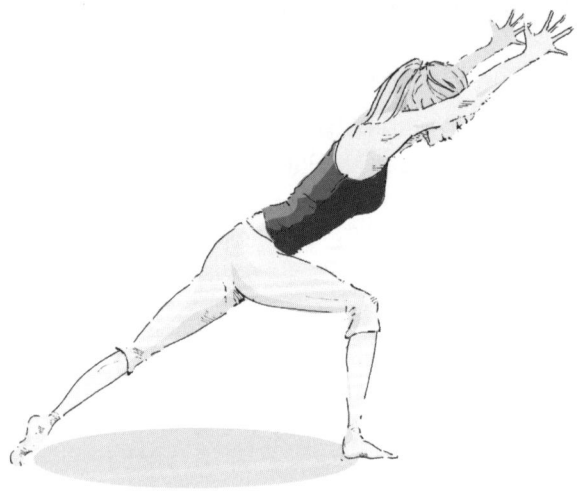

BAUM

1. Ausgangshaltung ist der BERG.

2. Heben Sie den rechten Fuß
   vom Boden ab, das rechte Knie
   ist nach außen gedreht. Legen
   Sie die rechte Fußsohle an die
   Innenseite des linken Beins, die
   Ferse des rechten Fußes an Ihr
   Standbein.

3. Bringen Sie die Hände vor
   Ihrem Herzen in Gebetshaltung
   zusammen.

4. Wiederholen Sie die Übung
   seitenverkehrt.

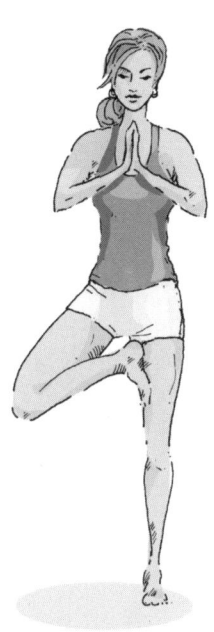

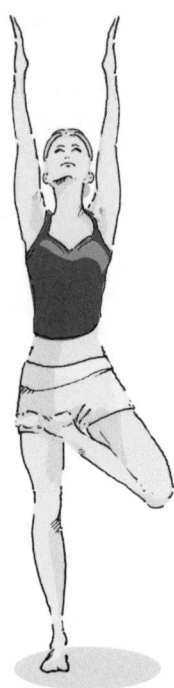

BAUM MIT HALBEM LOTUS

1. Ausgangshaltung ist der BAUM.

2. Führen Sie mit den Händen die Außenseite des rechten Fußes vor die linke Hüfte.

3. Bringen Sie die Hände in die Gebetshaltung, heben Sie sie dann über den Kopf.

4. Wiederholen Sie die Übung seitenverkehrt.

BERG

1. Sie stehen aufrecht, die großen Zehen berühren einander, die Fersen sind nicht ganz zusammen.

2. Ziehen Sie die Kniescheiben hoch und spannen Sie die Oberschenkelmuskeln an, ziehen Sie das Steißbein nach unten und die Schultern nach hinten und unten. Die Arme hängen neben dem Körper, Handflächen nach vorne gedreht. Sie können die Arme über den Kopf heben, die Handflächen berühren sich.

3. Streben Sie mit dem Scheitel zur Decke.

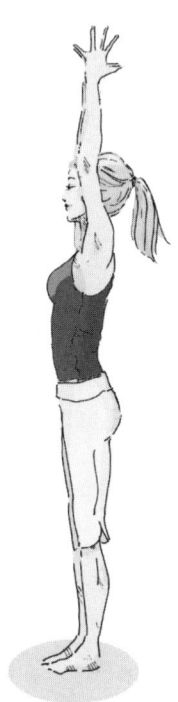

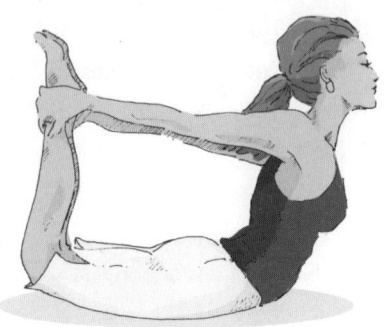

BOGEN

1. Ausgangshaltung ist SPHINX.

2. Beugen Sie das rechte Knie, bringen Sie den rechten Fuß zum Po. Fassen Sie mit der rechten Hand die Außenseite des rechten Knöchels. Heben Sie das Knie vom Boden ab.

3. Senken Sie das rechte Knie zurück zum Boden, ohne den Fuß loszulassen. Beugen Sie gleichzeitig das linke Knie und fassen Sie die Außenseite des linken Knöchels mit der linken Hand.

4. Heben Sie Brust und Rumpf und gleichzeitig Knie und Oberschenkel vom Boden ab. Nur Hüften und Becken sollten den Boden berühren. Richten Sie Ihren Blick nach vorne und leicht nach oben.

BOOT

1. Sie sitzen gerade mit angezogenen Knien, die Füße stehen auf dem Boden. Fassen Sie die Beine knapp oberhalb der Kniekehle.

2. Lehnen Sie sich bei weiterhin gestrecktem Rücken etwas zurück. Heben Sie die Füße vom Boden ab, sodass die Schienbeine parallel zum Boden sind. Drücken Sie die Knie und Füße eng zusammen.

3. Strecken Sie die Arme in Schulterhöhe gerade nach vorne, Handflächen zeigen nach oben.

4. Heben Sie die Beine gestreckt nach oben zur Decke, bis Ihr Körper eine V-Stellung einnimmt.

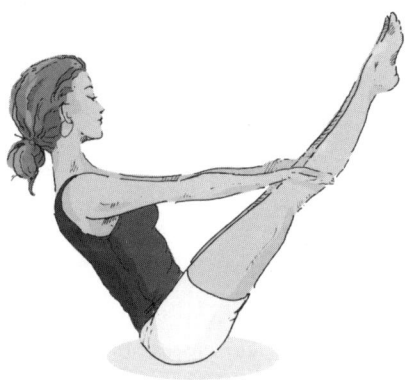

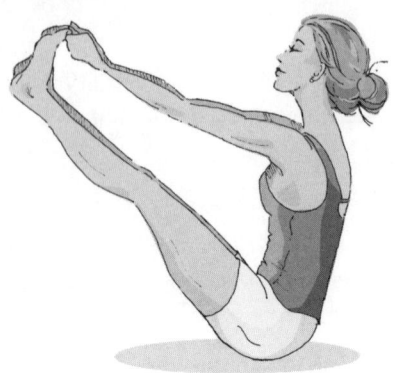

BOOT MIT GEHALTENEN ZEHEN

1. Sie sitzen mit angewinkelten Knien, die Füße stehen flach auf dem Boden.

2. Fassen Sie die großen Zehen mit Daumen, Zeige- und Mittelfinger der entsprechenden Hand.

3. Lassen Sie die Fersen näher zum Po wandern, lehnen Sie sich etwas zurück.

4. Heben Sie die Füße vom Boden ab und in die Höhe, bis die Schienbeine parallel zum Boden sind.

5. Heben Sie die Schienbeine weiter an, bis die Beine ausgestreckt sind und der Körper ein V bildet. Der Rücken ist gestreckt.

BRETT

1. Diese Stellung entspricht der Ausgangshaltung des LIEGE-STÜTZ, wenn die Arme und Beine gestreckt sind. Der Körper bildet eine gerade, diagonale Linie vom Kopf bis zu den Fersen, alle Muskeln sind fest.

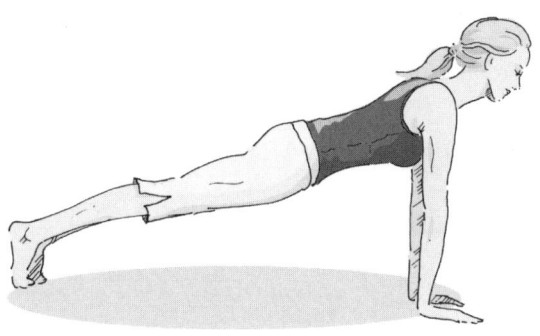

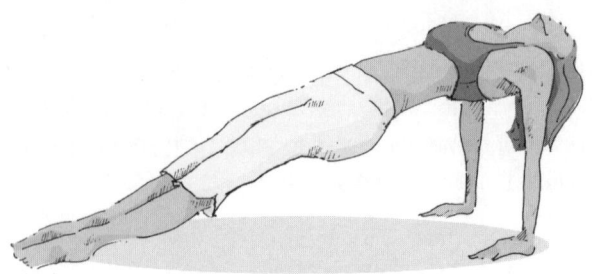

BRETTHALTUNG AUFWÄRTS

1. Sie beginnen im STOCKSITZ.

2. Stützen Sie sich hinter Ihrem Rücken auf die Hände, Fingerspitzen ungefähr eine Handlänge vom Po entfernt. Heben
   Sie Beine und Hüften vom Boden ab.

3. Bringen Sie die Fußsohlen zum Boden, sodass Knöchel,
   Hüften und Schultern eine gerade diagonale Linie bilden.
   Die Hände sollten auf Höhe der Schultern aufstützen.

4. Lassen Sie den Kopf etwas nach hinten sinken, sodass das
   Kinn zur Decke zeigt.

BRÜCKE

1. Sie liegen auf dem Rücken, die Knie sind angewinkelt, die Füße stehen auf dem Boden. Die Arme liegen gerade neben dem Körper, die Handflächen zeigen nach unten. Die Fingerspitzen sollten die Fersen berühren.

2. Heben Sie Hüften und Rumpf gerade nach oben ab. Achten Sie darauf, dass die Knie nicht zur Seite ausweichen.

3. Hände unter dem Rücken verschränken, Schultern nach innen wandern lassen. Schultern und Oberarme in den Boden drücken, während die Hüften noch stärker zur Decke streben.

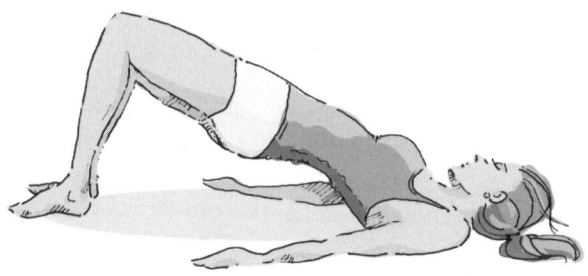

BRÜCKE (MIT ROLLE)

1. Sie liegen mit angewinkelten Knien, die Füße stehen auf dem Boden.

2. Geben Sie eine Schaumstoffrolle (oder eine zusammenge- rollte Yogamatte bzw. ein Handtuch) zwischen Ihre Ober- schenkel. Pressen Sie die Oberschenkel zusammen und halten Sie dadurch die Rolle fest. Legen Sie die Hände zum Boden, sodass die Fingerspitzen die Fersen berühren.

3. Heben Sie Hüften und Rumpf zur Decke. Schultern, Hände und oberer Rücken bleiben auf dem Boden.

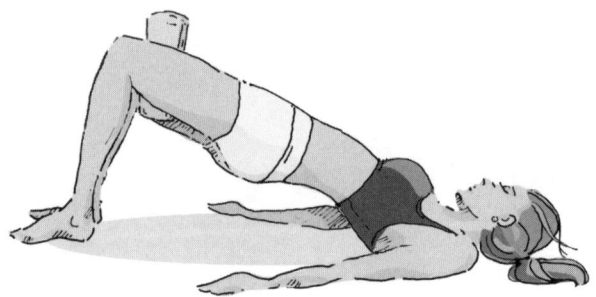

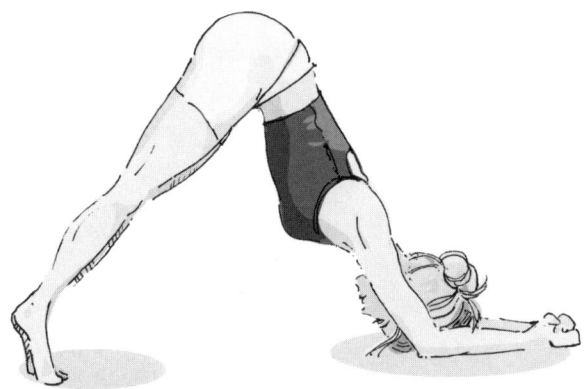

DELFIN

1. Sie beginnen im Vierfußstand, Schultern über den Hand-gelenken, Hüften über den Knien.

2. Lassen Sie die Hände nach vorne gleiten, bis Sie auf die Unterarme gestützt sind und die Arme parallel liegen, in einer SPHINX-ähnlichen Haltung.

3. Die Hände fassen einander, sodass die Unterarme ein Dreieck bilden.

4. Stellen Sie die Zehen auf und strecken Sie die Beine, sodass die Hüfte zur Decke gehoben wird. Der Rücken ist gerade.

DOPPELTE TAUBE

1. Ausgangshaltung ist der FESTGEHALTENE WINKEL.

2. Ziehen Sie mit Hilfe der rechten Hand das rechte Schienbein vor sich auf den Boden, parallel zum Körper, das rechte Knie vor der rechten Hüfte.

3. Bringen Sie mit Hilfe der Hände den linken Fußknöchel auf das rechte Knie und senken Sie das linke Knie, sodass es auf dem rechten Knöchel ruht.

4. Legen Sie die Hände auf das linke Bein.

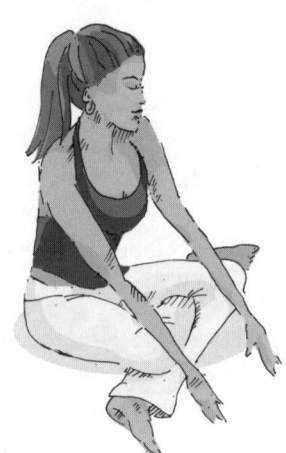

5. Lassen Sie die Hände vor dem Körper gerade nach vorne wandern. Halten Sie den Rücken gerade, beugen Sie den Rumpf über die Beine. Lassen Sie den Kopf zum Boden sinken.

6. Wiederholen Sie die Übung seitenverkehrt.

DREHSITZ

1. Beginnen Sie im STOCKSITZ.

2. Kreuzen Sie den rechten Fuß über das linke Bein, die rechte Fußsohle kommt außerhalb des linken Knies auf dem Boden zu stehen.

3. Beugen Sie das linke Bein an, sodass die linke Ferse neben der rechten Hüfte zu liegen kommt. Der Sitzknochen bleibt am Boden. Heben Sie den linken Arm in Richtung Himmel.

4. Beugen Sie den linken Ellbogen und stützen Sie den linken Oberarm auf der rechten Seite des rechten Knies ab.

5. Stützen Sie sich mit der rechten Hand auf dem Boden hinter Ihnen ab, die Fingerspitzen zeigen weg vom Körper.

6. Drücken Sie den linken Ellbogen und Oberarm in das rechte Knie, drehen Sie den Rumpf in Richtung der Wand hinter Ihnen.

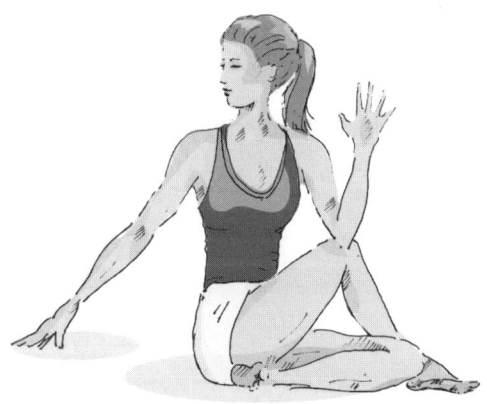

7. Wiederholen Sie die Übung zur anderen Seite.

DREIECK

1. Sie stehen aufrecht, die Füße sind mehr als eine Schritt-
   länge auseinander und parallel zueinander. Drehen Sie den
   rechten Fuß und das rechte Bein um 90 Grad nach rechts.
   Drehen Sie nun den linken Fuß 45 Grad nach rechts.

2. Heben Sie die Arme seitlich auf Schulterhöhe, parallel zum
   Boden.

3. Knicken Sie die linke Hüfte ab, strecken Sie den rechten
   Arm in einem Bogen nach unten. Die Fingerspitzen der
   rechten Hand berühren das rechte Knie, den rechten
   Knöchel oder reichen neben dem rechten Fuß zu Boden.
   Die Beine sind gerade.

4. Heben Sie den linken Arm zur
   Decke, der Blick ist auf die linke
   Hand gerichtet.

5. Wiederholen Sie die Übung zur
   anderen Seite.

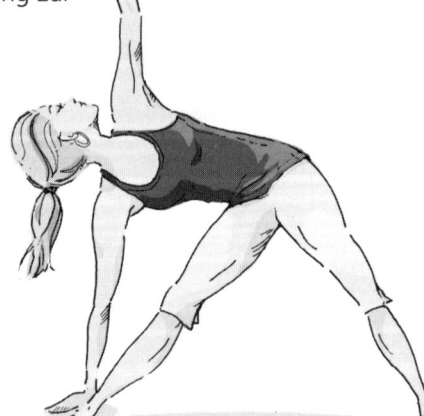

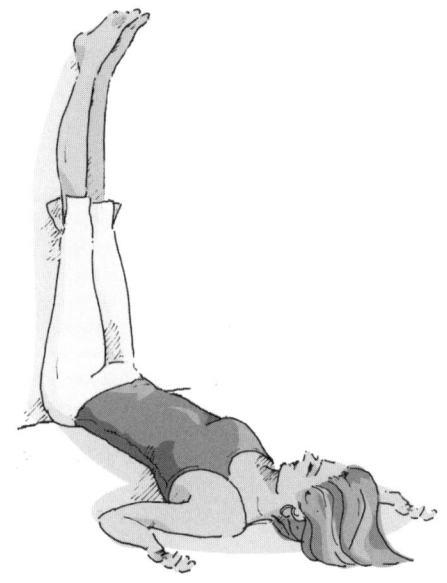

EINFACHE UMKEHRHALTUNG

1. Sie sitzen mit angezogenen Knien, die linke Körperseite gegen eine Wand. Die Handflächen sind neben den
   Hüften.

2. Drehen Sie die Hüften nach links und schwingen Sie
   die Beine an der Wand hoch, senken Sie dabei Rumpf
   und Kopf, bis sie flach auf dem Boden liegen, im
   rechten Winkel zur Wand. Ihre Beine sollten nach oben
   ausgestreckt an der Wand lehnen. Legen Sie Ihre Arme
   nach links und rechts auf dem Boden ab, die Handflächen
   zeigen nach oben.

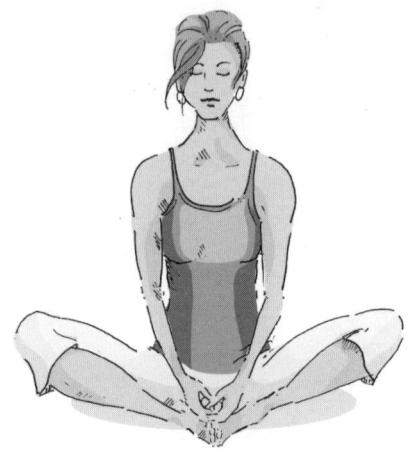

FESTGEHALTENER WINKEL

1. Sie sitzen auf dem Boden und legen die Fußsohlen aneinander, Daumen, Zeige- und Mittelfinger jeder Hand halten die großen Zehen. Senken Sie die Oberschenkel zum Boden ab.

2. Halten Sie den Rücken gerade, während Sie langsam die Brust in Richtung Boden senken.

FISCH

1. Sie liegen auf dem Rücken, die Beine sind ausgestreckt, die Arme liegen eng und lang neben dem Körper, die Handflächen nach unten.

2. Stützen Sie sich auf die Handflächen und heben Sie die Brust zur Decke. Unterarme und Ellbogen bleiben nahe am Rumpf und fest gegen den Boden gedrückt.

3. Heben Sie den Kopf etwas vom Boden ab, lassen Sie ihn zurückfallen und legen Sie den Scheitel am Boden ab.

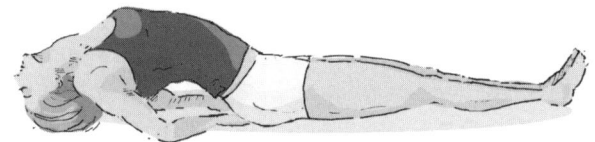

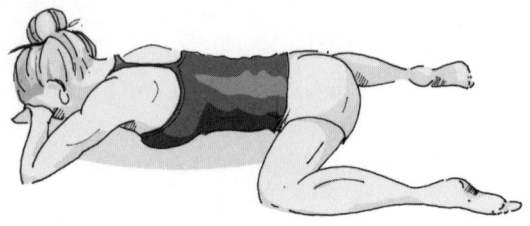

FROSCH

1. Ausgangshaltung ist der Vierfüßlerstand. Schieben Sie die Knie so weit wie möglich auseinander. Schieben Sie die Füße ebenso weit auseinander wie die Knie.

2. Lehnen Sie sich nach vorne und senken Sie den Rumpf zu Boden.

3. Stützen Sie sich auf die Unterarme.

GEDREHTER HALBMOND

1. Beginnen Sie im STEHENDEN HALBMOND, auf dem rechten Bein stehend.

2. Drehen Sie sich in der Taille, sodass der Oberkörper erst nach unten und dann ein wenig nach rechts zeigt. Bringen Sie dabei gleichzeitig die linke Hand nach unten und etwas vor Ihrem rechten Fuß auf den Boden.

3. Strecken Sie den rechten Arm zur Decke, wenden Sie die Brust rechts nach oben und richten Sie den Blick auf die rechte Hand. Die Hüften sollten auf einer Höhe sein.

4. Wiederholen Sie die Übung seitenverkehrt.

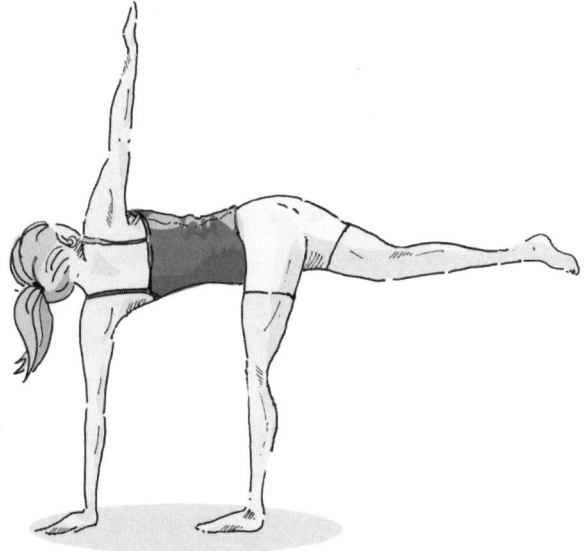

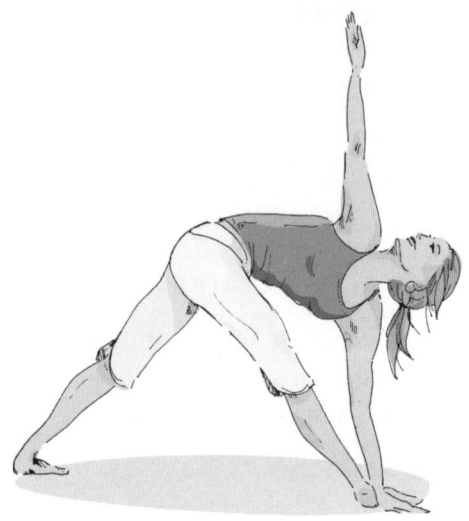

GEDREHTES DREIECK

1. Beginnen Sie im DREIECK mit dem rechten Bein vorne.

2. Bringen Sie die linke Hand hinunter auf die Matte zwischen den rechten Fuß und die rechte Hand. Drücken Sie das linke Handgelenk gegen den rechten Knöchel.

3. Ziehen Sie das linke Bein zehn bis 20 Zentimeter nach innen und verringern Sie so den Abstand zwischen den Beinen.

4. Halten Sie die Hüften auf gleicher Höhe und den Rücken flach (parallel zur Matte) und heben Sie den rechten Arm zur Decke, richten Sie den Blick auf die rechte Hand.

5. Wiederholen Sie die Übung zur anderen Seite.

GEDREHTE STUHLHALTUNG

1. Ausgangsstellung ist die STUHLHALTUNG.

2. Senken Sie die Arme, bringen Sie die Handflächen vor dem Brustbein in Gebetshaltung zusammen.

3. Drehen Sie den Rumpf nach rechts und nehmen Sie die Arme in Gebetshaltung mit, der linke Ellbogen wird außen auf dem rechten Knie abgestützt.

4. Stemmen Sie die Arme gegen das Bein und drehen Sie den Rumpf, so weit Sie können, auf, die Brust wird dadurch geöffnet.

5. Richten Sie den Blick zur Decke.

6. Wiederholen Sie die Übung zur anderen Seite.

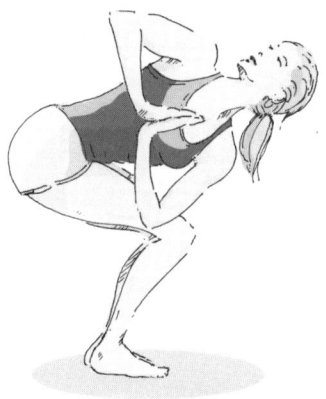

GEDREHTE WINKELSTRECKUNG

1. Ausgangshaltung ist der KRIEGER II mit dem rechten Bein vorne.

2. Senken Sie die rechte Hand an der Innenseite des rechten Fußes zum Boden. Legen Sie die linke Hand an die linke Hüfte.

3. Strecken Sie den linken Arm am linken Ohr vorbei nach oben, die Handfläche zeigt zum Boden. Richten Sie den Blick nach oben auf die linken Fingerspitzen.

4. Wiederholen Sie die Übung seitenverkehrt.

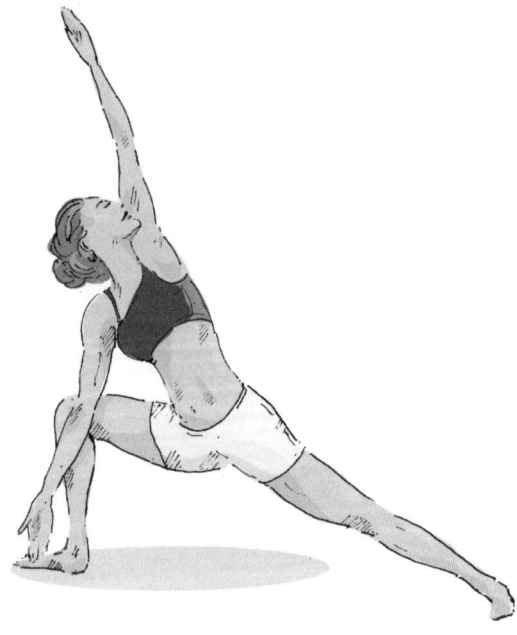

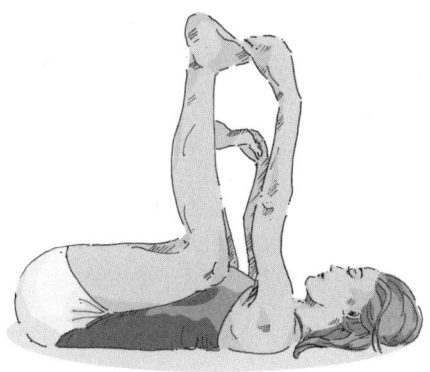

GLÜCKLICHES KIND

1. Sie liegen flach auf dem Rücken. Heben Sie beide Beine gebeugt vom Boden ab nach oben und bringen Sie das rechte Knie zur rechten Schulter und das linke Knie gleichzeitig zur linken Schulter. Die Fußsohlen zeigen zur Decke.

2. Fassen Sie die Außenseiten der Füße mit den Händen, der untere Rücken ist gegen den Boden gedrückt.

HALBE STEHENDE VORWÄRTSBEUGE

1. Ausgangshaltung ist die STEHENDE VORWÄRTSBEUGE.

2. Berühren Sie mit den Fingerspitzen knapp neben den Füßen den Boden, wobei die Fingerspitzen eine Linie mit den Zehen bilden.

3. Ohne dass die Finger den Boden verlassen, strecken Sie die Arme und heben den Rumpf, bis er parallel zum Boden ist.

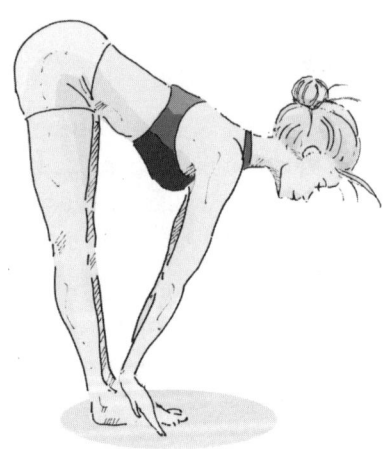

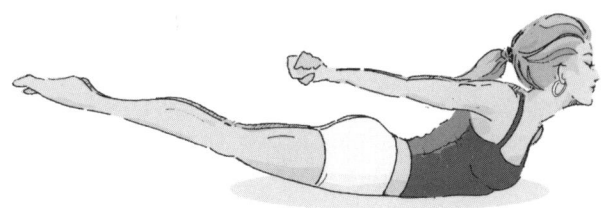

HEUSCHRECKE

1. Sie liegen auf dem Bauch, die Arme liegen neben dem Körper, Handflächen zeigen nach oben, Stirn und Zehen ruhen auf dem Boden.

2. Verschränken Sie die Finger hinter Ihrem Rücken und strecken Sie die Arme.

3. Während Sie die Arme gestreckt halten, heben Sie Brust, Schultern und Beine gestreckt vom Boden ab. Heben Sie die Arme deutlich vom Körper ab.

HOCKE

1. Sie stehen aufrecht, die Füße etwas mehr als hüftbreit auseinander, die Zehen leicht nach außen gestellt.

2. Beugen Sie die Knie und setzen Sie sich nach hinten ab. Die Fersen bleiben auf dem Boden. Die Brust ist offen, der Rücken gerade, der Nacken lang.

3. Legen Sie die Handflächen in Gebetshaltung vor dem Brustbein aneinander.

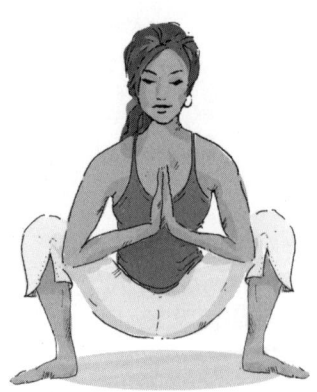

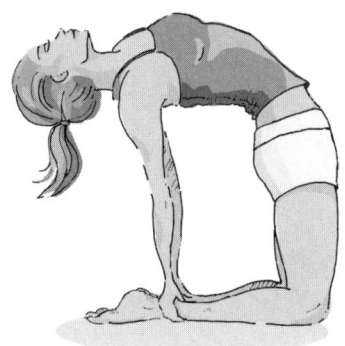

KAMEL

1. Sie stehen im Kniestand, die Knie unter den Hüften, die Zehen sind angezogen oder liegen auf, je nach Biegsamkeit. Die Schienbeine liegen hüftbreit parallel nebeneinander.

2. Legen Sie die Handflächen an das Kreuzbein, die Fingerspitzen zeigen nach unten.

3. Dehnen Sie den Körper in einem Bogen nach hinten und heben Sie den oberen Rücken über einen imaginären Ball.

4. Bringen Sie die rechte Hand zur rechten Ferse oder zum rechten Knöchel, die linke Hand zur linken Ferse oder zum linken Knöchel.

5. Lassen Sie den Kopf sanft in den Nacken fallen.

383

KATZENBUCKEL/BEINSTRECKER

1. Sie beginnen im Vierfußstand, Schultern über den Handgelenken, Hüften über den Knien.

2. Strecken Sie den linken Arm nach vorne, der Daumen zeigt
   zur Decke.

3. Strecken Sie das rechte Bein nach hinten, wobei die
   Fußsohle zur Wand hinter Ihnen drückt, die Zehen zeigen
   nach unten.

4. Runden Sie den Rücken und beugen Sie das rechte Knie,
   bringen Sie den linken Ellbogen unter dem Rumpf zum
   rechten Knie.

5. Wiederholen Sie die Übung mit der jeweils anderen Seite.

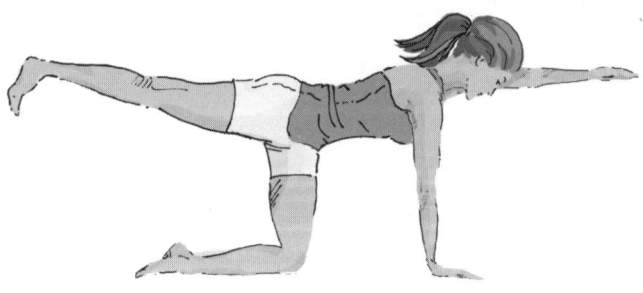

KNIENDER HALBMOND

1. Ausgangshaltung ist der NACH UNTEN SCHAUENDE HUND. Machen Sie mit dem rechten Fuß einen großen Schritt nach vorne zwischen die Hände, das Knie befindet sich über der Ferse.

2. Bringen Sie Ihr linkes Knie zum Boden.

3. Richten Sie den Rumpf gerade auf und bringen Sie die Arme über den Kopf, ziehen Sie dabei die Schulterblätter nach hinten und unten.

4. Wiederholen sie die Übung mit der anderen Seite.

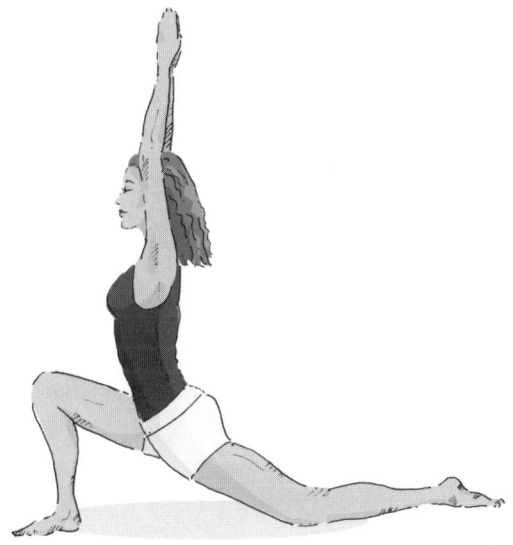

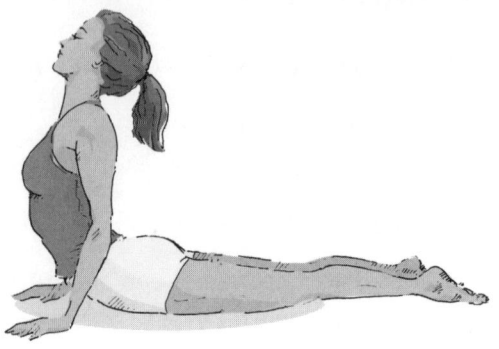

KOBRA

1. Sie liegen auf dem Bauch, Zehen und Stirn drücken sanft gegen den Boden.

2. Bringen Sie die Handflächen in Brusthöhe neben den Körper, die Ellbogen sind gebeugt, die Finger zeigen geradeaus.

3. Heben Sie Schultern und Brust vom Boden nach oben. Drücken Sie die Handflächen nach unten.

KÖNIGSTAUBE

1. Sie beginnen in der Haltung der TAUBE, das rechte Bein ist vorne.

2. Beugen Sie das linke Knie, sodass das Schienbein vom Boden abgehoben wird und der Fuß zur Decke zeigt.

3. Fassen Sie von unten mit den Fingerspitzen der linken Hand die Zehen des linken Fußes.

4. Drehen Sie den linken Ellbogen nach außen und oben zur Decke.

5. Ziehen Sie die linken Zehen zur Rückseite des Kopfes, während Sie sich rückwärts zu Ihrem Fuß beugen, der Blick ist zur Decke gerichtet.

6. Wiederholen Sie die Übung mit der anderen Seite.

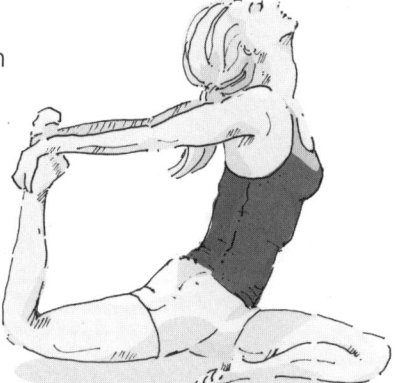

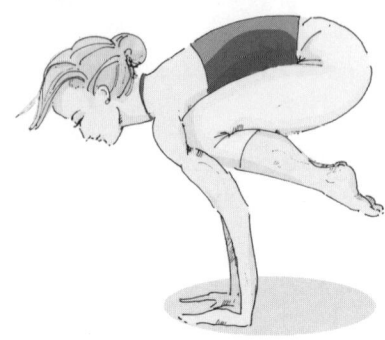

KRÄHE

1. Ausgangshaltung ist die HOCKE.

2. Legen Sie die Hände flach vor sich auf den Boden, schulterbreit auseinander, die Arme gebeugt.

3. Kommen Sie auf die Zehenspitzen, heben Sie die Hüfte
   zur Decke, gehen Sie mit den Füßen näher an die Hände
   heran.

4. Verlagern Sie das Gewicht langsam nach vorne auf die
   Hände, weg von den Füßen, bis beide Knie jeweils auf den
   Oberarmen ruhen.

5. Verlagern Sie das Gewicht vollständig auf die Handflächen,
   sodass die Füße hinter Ihnen frei schweben und die Zehen
   einander berühren.

KRIEGER I

1. Sie stehen aufrecht, die Füße stehen weit über eine Schritt-
   länge auseinander und parallel zueinander.

2. Drehen Sie den rechten Fuß und das rechte Bein um
   90 Grad nach rechts. Drehen Sie nun den linken Fuß um
   45 Grad nach rechts.

3. Drehen Sie Hüften und Rumpf, sodass Sie über das
   rechte Bein nach vorne sehen und die Hüften auf gleicher
   Höhe ausgerichtet sind. Beugen Sie das rechte Knie im
   rechten Winkel (Knie über Ferse), der rechte Oberschenkel
   ist parallel zum Boden. Heben Sie die
   Arme über den Kopf, die
   Handflächen zueinandergedreht.

4. Wiederholen Sie die Übung
   zur anderen Seite.

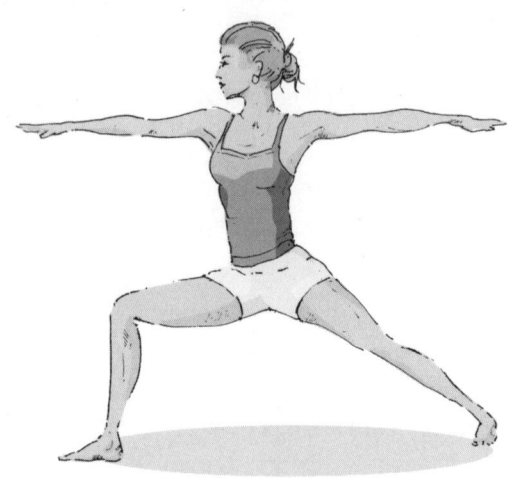

KRIEGER II

1. Sie stehen aufrecht, die Füße stehen weit über eine Schritt-länge auseinander und parallel zueinander.

2. Drehen Sie den rechten Fuß und das Bein um 90 Grad nach rechts. Drehen Sie nun den linken Fuß um 45 Grad nach rechts.

3. Drehen Sie Hüften und Rumpf, sodass Sie über das rechte Bein nach vorne sehen und die Hüften auf gleicher Höhe ausgerichtet sind. Beugen Sie das rechte Knie im rechten Winkel (Knie über Ferse), der rechte Oberschenkel ist parallel zum Boden.

4. Strecken Sie die Arme seitlich nach vorne und hinten, auf gleicher Höhe, parallel zum Boden. Richten Sie den Blick auf die Fingerspitzen der rechten Hand.

5. Wiederholen Sie die Übung zur anderen Seite.

KRIEGER III

1. Beginnen Sie in der Haltung KRIEGER I mit dem rechten Fuß vorne.

2. Beugen Sie sich in der Taille nach vorne und bringen Sie die Brust nach unten, sodass sie sich über dem rechten Oberschenkel befindet.

3. Verlagern Sie das Gewicht nach vorne auf das rechte Bein. Strecken Sie das rechte Bein.

4. Heben Sie das linke Bein vom Boden ab und strecken Sie es gerade nach hinten. Arme, Rumpf und linkes Bein sind parallel zum Boden, beide Hüften zeigen zum Boden. Die linke Fußsohle drückt zur Wand hinter Ihnen, die Zehen zeigen nach unten.

5. Wiederholen Sie die Übung zur anderen Seite.

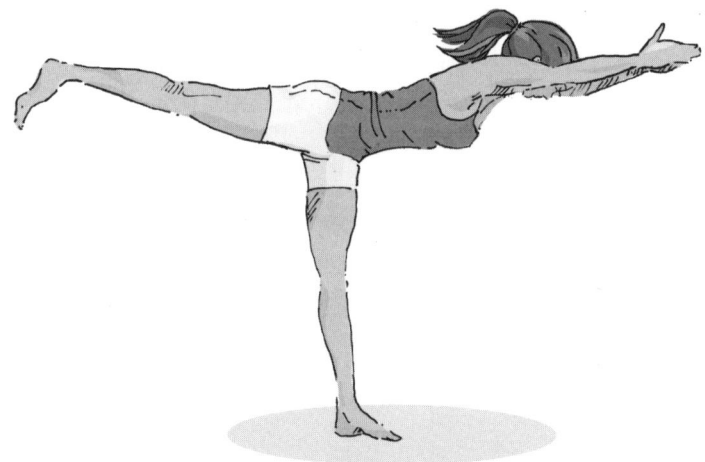

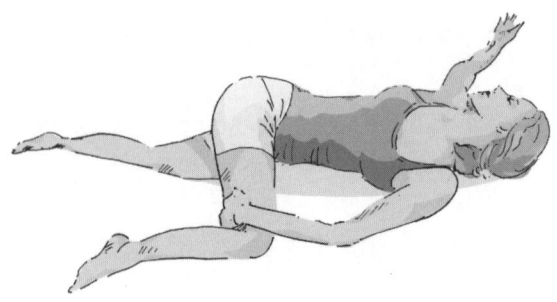

KROKODIL A

1. Sie liegen auf dem Rücken. Beugen Sie das rechte Bein und führen Sie es über das linke Bein.

2. Lassen Sie die Knie zur linken Seite fallen.

3. Beugen Sie die Arme an den Ellbogen, die Unterarme sind parallel zueinander, die Schultern bleiben am Boden.

4. Wiederholen Sie die Übung zur anderen Seite.

KROKODIL B

1. Sie liegen auf dem Rücken, die Knie angewinkelt, die Füße flach auf dem Boden. Die Arme sind zu beiden Seiten ausgestreckt, die Handflächen zeigen nach oben.

2. Verlagern Sie die Hüften ein wenig nach links.

3. Ziehen Sie die Knie zur Brust.

4. Halten Sie die Knie zusammen und lassen Sie sie nach rechts fallen.

5. Legen Sie die rechte Hand auf den linken Oberschenkel und drücken Sie vorsichtig nach unten. Drehen Sie den Kopf nach links.

6. Wiederholen Sie die Übung zur anderen Seite.

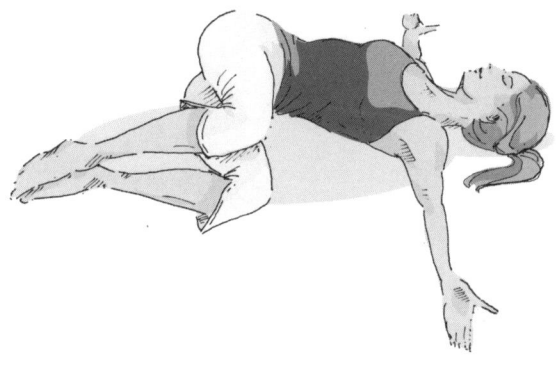

393

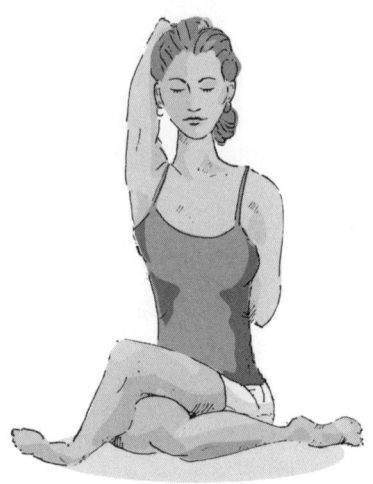

KUHGESICHT

1. Sie sitzen auf dem Boden, winkeln die Knie an und legen das rechte Bein über das linke, sodass die Knie übereinanderliegen. Der rechte Fuß liegt außerhalb der linken Hüfte, der linke Fuß außerhalb der rechten Hüfte.

2. Beugen Sie den rechten Ellbogen und heben Sie ihn zur Decke, die Handfläche zeigt zum Rücken. Beugen Sie den linken Ellbogen und senken Sie ihn zum Boden, Handfläche zeigt nach außen. Führen Sie die Hände hinterm Rücken zueinander, sodass sie sich, wenn möglich, berühren.

3. Beugen Sie den Körper nach vorne über die Knie.

4. Wiederholen Sie die Übung seitenverkehrt.

KUH/KATZE

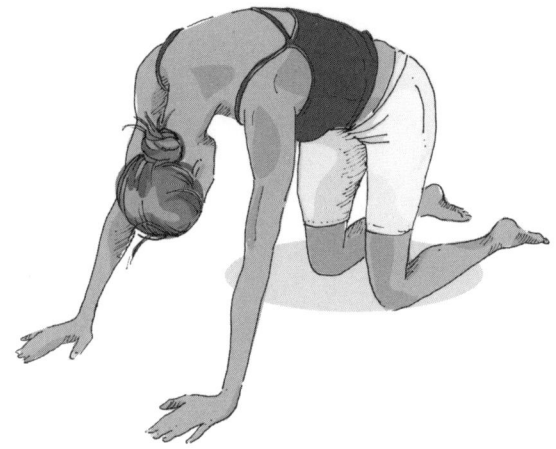

Kuh

1. Sie beginnen im Vierfußstand, Schultern über den Handgelenken, Hüften über den Knien, Zehen sind aufgestellt.

2. Gehen Sie ins Hohlkreuz, heben Sie Brust und Kopf nach oben, der Bauch zieht zum Boden.

Katze

1. Sie sind immer noch auf allen vieren, die Oberseiten der Füße liegen am Boden auf.

2. Machen Sie einen Katzenbuckel: Runden Sie den unteren Rücken nach oben, während der Kopf sich senkt.

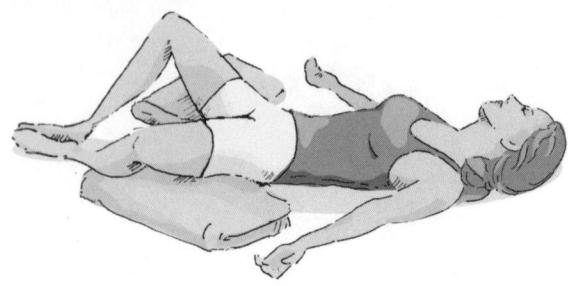

LIEGENDER WINKEL

1. Sie liegen auf dem Rücken.

2. Bringen Sie die Fußsohlen zusammen, wie beim
    FESTGEHALTENEN WINKEL.

LIEGESTÜTZ

1. Sie beginnen im BRETT.

2. Beugen Sie die Ellbogen und senken Sie den Körper in gerader Linie zum Boden.

3. Sie bleiben etwa fünf Zentimeter über dem Boden, die Ellbogen sind gebeugt und an den Körper gedrückt, die Oberarme parallel zum Rumpf.

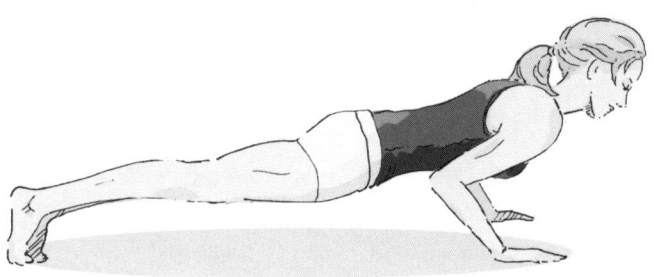

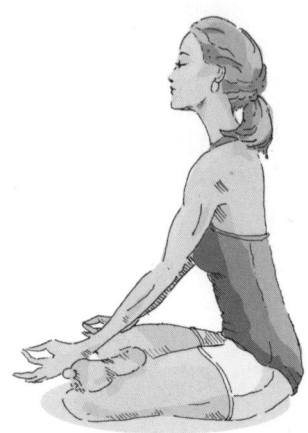

LOTUSSITZ

1. Sie sitzen im Schneidersitz und ziehen mit den Handflächen den rechten Knöchel zur linken Leistenbeuge, wobei die Fußsohle zur Decke zeigt.

2. Führen Sie nun den linken Knöchel zur rechten Leistenbeuge, Fußsohle ebenfalls zur Decke gerichtet. Wenn die Knie dabei nicht auf dem Boden bleiben oder es im Rücken unangenehm zieht, setzen Sie sich auf ein Kissen oder eine andere flache Unterlage, oder führen Sie nur einen Knöchel bis in die Leistenbeuge, nicht beide. (Das nennt sich Halber Lotussitz.)

NACH OBEN SCHAUENDER HUND

1. Ausgangsstellung ist die KOBRA.

2. Drücken Sie die Arme durch, stützen Sie sich auf die Hände und heben Sie Hüften und Oberschenkel vom Boden ab.

3. Biegen Sie die Brust nach oben. Die Fußrücken bleiben fest auf dem Boden verankert.

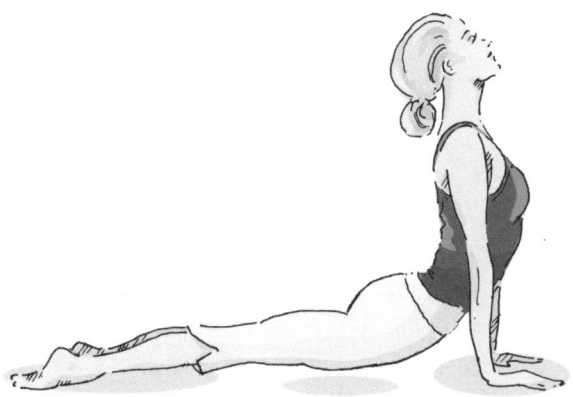

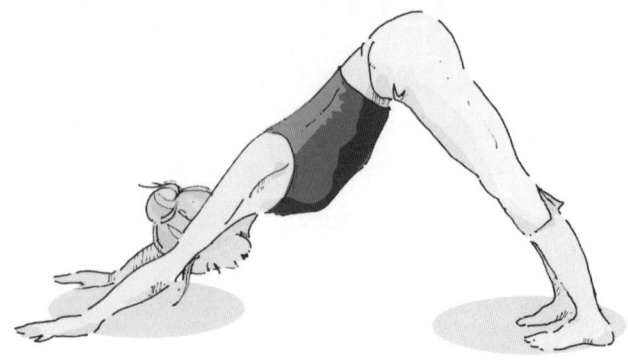

NACH UNTEN SCHAUENDER HUND

1. Ausgangsstellung ist das BRETT.

2. Heben Sie die Hüften zur Decke und etwas nach hinten, sodass der Körper ein verkehrtes V bildet, mit den Füßen möglichst flach auf dem Boden, Hände leicht nach innen gedreht, die Finger gespreizt, die Arme und vor allem der Rücken gestreckt.

NACH UNTEN SCHAUENDER HUND, EIN BEIN ANHEBEND

1. Ausgangsstellung ist der NACH UNTEN SCHAUENDE HUND.

2. Strecken Sie das rechte Bein gerade nach hinten aus.

3. Das rechte Knie zeigt weiter zum Boden, die rechte Hüfte wird nicht angehoben oder geöffnet.

4. Wiederholen Sie die Übung mit dem anderen Bein.

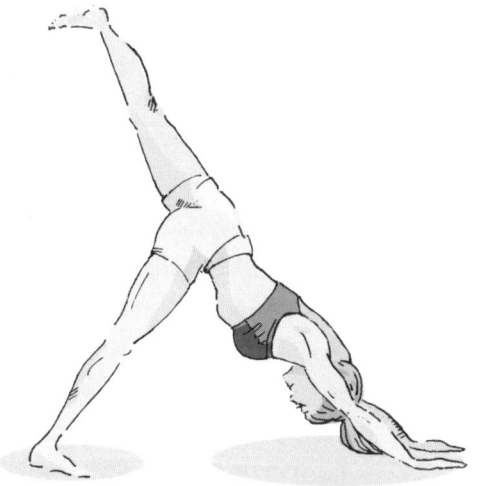

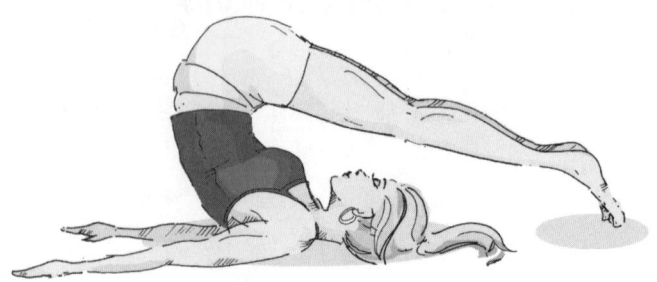

PFLUG

1. Sie liegen auf dem Rücken, die Arme neben dem Körper, Handflächen nach unten. Ziehen Sie die Knie zur Brust und dann zur Stirn. Danach den Kopf gerade lassen, auf keinen Fall zur Seite drehen.

2. Strecken Sie die Beine und bringen Sie sie über Ihren Kopf weiter nach hinten, bis die Zehen oder Fußballen den Boden hinter dem Kopf berühren.

3. Verschränken Sie die Hände hinter Ihrem Rücken und strecken Sie die Arme, sodass sie flach auf dem Boden aufliegen.

ROCK 'N' ROLL PUSHUP

1. Ausgangshaltung ist das BRETT.

2. Ziehen Sie das rechte Knie Richtung Kopf, bringen Sie die Kniescheibe zur Nase.

3. Ziehen Sie den rechten Oberschenkel zur Mitte Ihres Körpers.

4. Die Zehen des rechten Fußes sind gestreckt, drücken Sie das herangezogene rechte Bein gegen Ihren Körper.

5. Wiederholen Sie die Übung mit der anderen Seite.

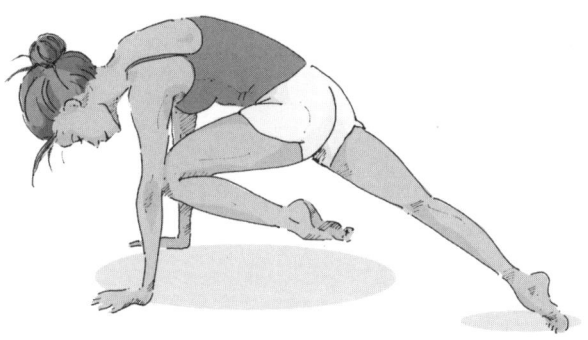

SCHULTERSTAND

1. Sie liegen auf dem Rücken, die Arme neben dem Körper, Handflächen nach unten. Ziehen Sie die Knie zur Brust und dann zur Stirn. Danach den Kopf gerade lassen, auf keinen Fall zur Seite drehen.

2. Strecken Sie die Beine zur Decke.

3. Unterstützen Sie mit den Händen den unteren Rücken, die Finger zeigen dabei zur Decke. Ziehen Sie vorsichtig den rechten und linken Arm näher zum Körper.

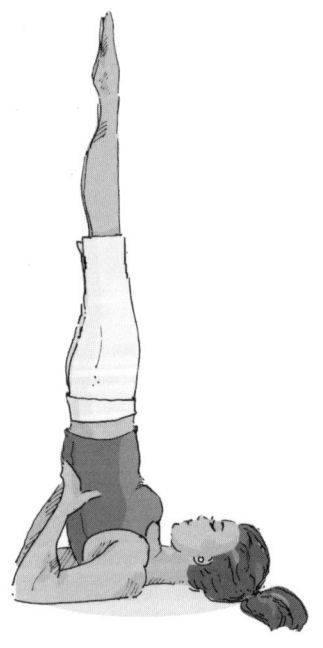

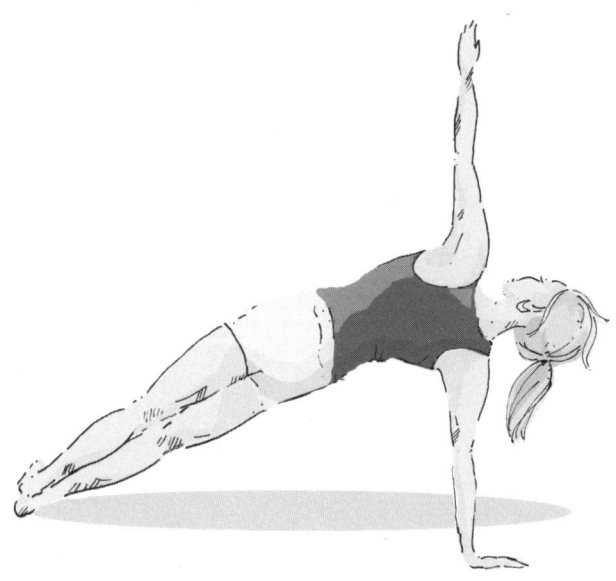

SEITLICHER LIEGESTÜTZ

1. Ausgangsstellung ist das BRETT.

2. Drehen Sie die Zehen des rechten Fußes zum linken Fuß, sodass die Außenkante des rechten Fußes auf dem Boden aufliegt. Aktivieren Sie die Rumpfmuskulatur und heben Sie den linken Arm. Die Schultern sollten übereinander sein, die beiden Arme eine gerade Linie bilden, der Körper gerade gestreckt.

3. Wiederholen Sie die Übung zur anderen Seite.

SEITLICHER LIEGESTÜTZ MIT EINBEINSTRECKUNG

1. Ausgangshaltung ist der SEITLICHE LIEGESTÜTZ.

2. Bringen Sie die Fußsohle des linken Fußes bis zur Mitte der rechten Oberschenkelinnenseite nach oben.

3. Umfassen Sie mit Zeige- und Mittelfinger der linken Hand die große Zehe des linken Fußes.

4. Stabilisieren Sie Rumpf- und Schultermuskulatur, strecken Sie das linke Bein, während Sie die Zehe festhalten, bis Bein und Arm ausgestreckt sind und senkrecht zum Boden stehen.

5. Wiederholen Sie die Übung zur anderen Seite.

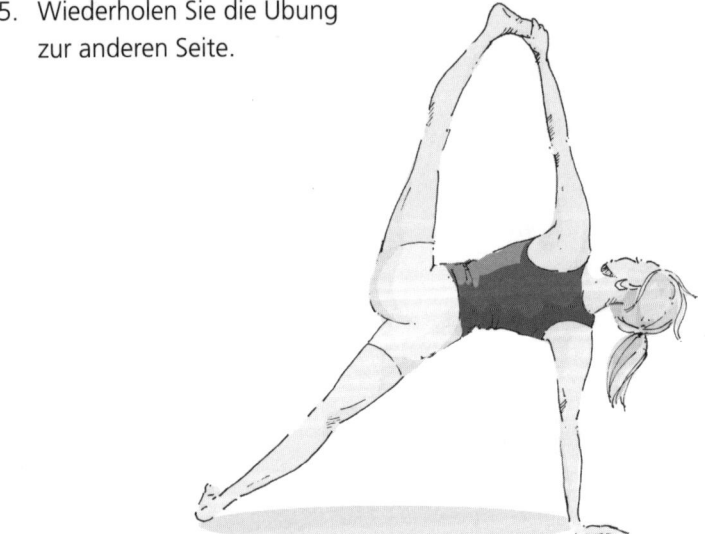

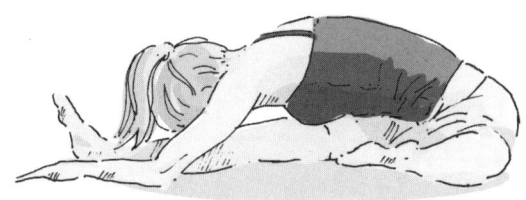

SITZENDE EINBEINIGE VORWÄRTSBEUGE

1. Ausgangshaltung ist der STOCKSITZ.

2. Beugen Sie das rechte Knie und lassen Sie es nach außen fallen, ziehen Sie dann mit den Händen die rechte Ferse näher an die Leistenbeuge heran.

3. Bringen Sie mit geradem Rücken die linke Hand neben die linke Hüfte und heben Sie den rechten Arm zur Decke.

4. Bringen Sie die rechte Hand an die Außenseite des linken Knöchels, legen Sie dann das linke Handgelenk über das rechte Handgelenk.

5. Beugen Sie mit geradem Rücken den Rumpf über das linke Bein nach vorne.

6. Wiederholen Sie die Übung seitenverkehrt.

SITZENDER HELD

1. Sie knien, die Knöchel sind direkt unter den Hüften. Die Schienbeine sind hüftbreit auseinander und parallel zueinander.

2. Senken Sie den Po, während Sie den Abstand zwischen den Füßen vergrößern und die Knie enger zusammenbringen. Die Fußrücken liegen auf dem Boden auf. Die Oberschenkelknochen bleiben parallel, Sie sitzen hoch aufgerichtet.

3. Legen Sie die Hände in den Schoß, übereinander, Handflächen nach oben, oder mit den Handflächen nach unten auf die Oberschenkel.

4. Ziehen Sie die Schulterblätter nach unten, lassen Sie das Steißbein in den Boden wachsen, um den Körper fest zu verankern.

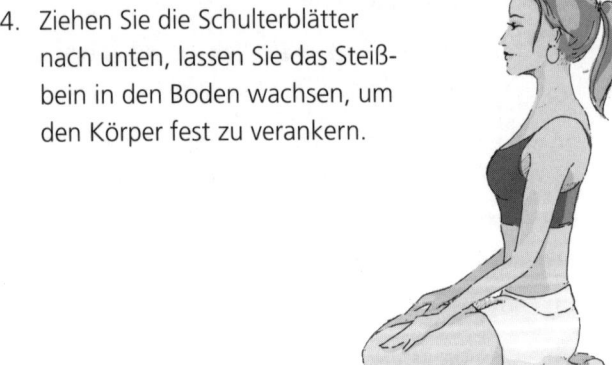

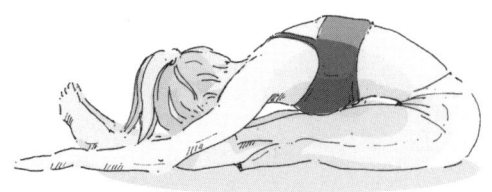

SITZENDE VORWÄRTSBEUGE

1. Ausgangshaltung ist der STOCKSITZ.

2. Bringen Sie die Arme über den Kopf, schulterbreit auseinander.

3. Halten Sie den Rücken gerade, senken Sie Brust und Arme, bis der Oberkörper in einem 45-Grad-Winkel zu den Beinen steht.

4. Umfassen Sie mit beiden Händen von außen die Füße so, dass Sie mit Daumen, Zeige- und Mittelfinger das Gelenk des großen Zehs berühren.

5. Atmen Sie ein, strecken Sie die Wirbelsäule, atmen Sie aus, beugen Sie die Ellbogen und senken Sie den Rumpf zu den Beinen.

6. Wenn Sie nicht so weit hinunterkommen, lassen Sie den Kopf auf die Knie sinken.

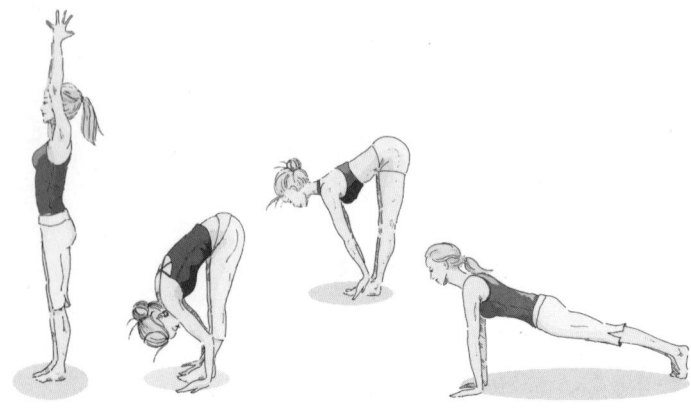

SONNENGRUSS A

1. Beginnen Sie in der Stellung BERG.

2. Bringen Sie die Hände vor dem Brustbein in Gebetshaltung zusammen.

3. Heben Sie die Arme zur Decke.

4. Kommen Sie in die STEHENDE VORWÄRTSBEUGE.

5. Heben Sie den Rumpf an, bis er parallel zum Boden ist, ohne dass die Handflächen den Boden verlassen. Heben Sie den Kopf und blicken Sie auf die Wand vor Ihnen.

6. Springen Sie nach hinten in das BRETT. (Für Ungeübte: Machen Sie erst mit dem einen Bein einen großen Schritt

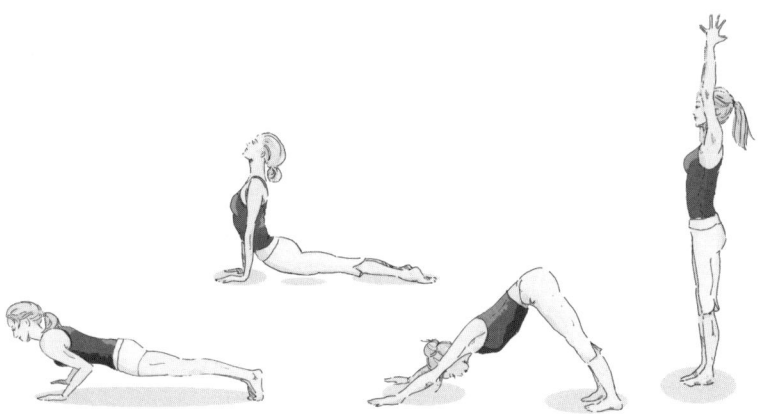

nach hinten, Hände berühren dabei den Boden, das andere
Knie wird gebeugt. Nehmen Sie dann auch das andere Bein
nach hinten).

7. LIEGESTÜTZ.

8. NACH OBEN SCHAUENDER HUND.

9. NACH UNTEN SCHAUENDER HUND.

10. Bringen Sie den rechten Fuß nach vorne zwischen die
Hände.

11. Stellen Sie den linken Fuß neben den rechten,
strecken Sie die Beine und kommen Sie in die STEHENDE
VORWÄRTSBEUGE.

12. BERG.

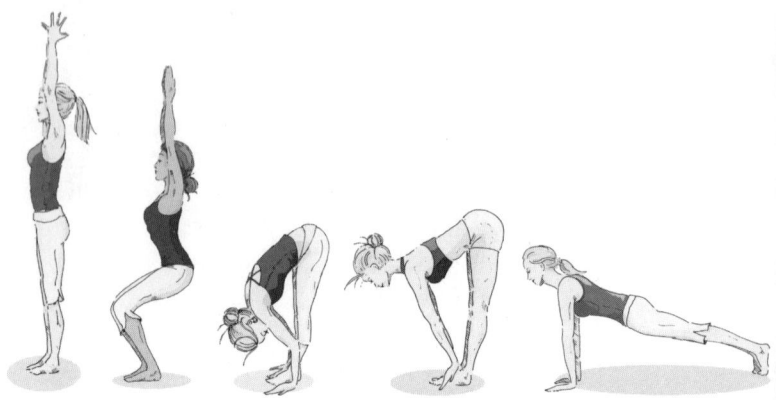

SONNENGRUSS B

Wiederholen Sie die Sequenz mindestens zweimal, machen Sie
KRIEGER I zur rechten und zur linken Seite.

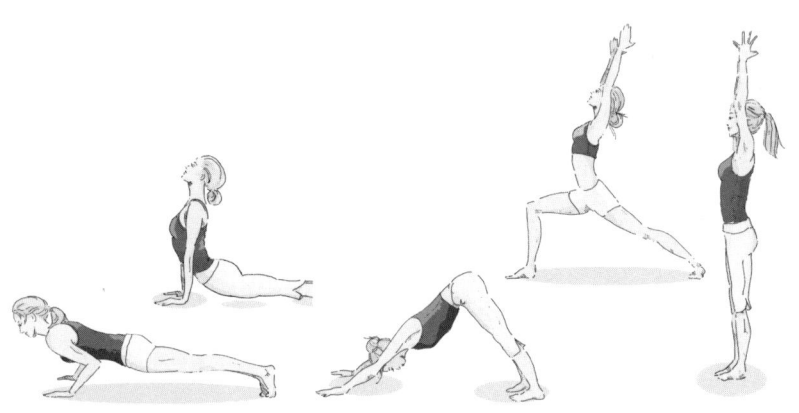

1. BERG. Arme über den Kopf heben.

2. STUHLHALTUNG.

3. STEHENDE VORWÄRTSBEUGE.

4. HALBE STEHENDE VORWÄRTSBEUGE.

5. BRETT.

6. LIEGESTÜTZ.

7. NACH OBEN SCHAUENDER HUND.

8. NACH UNTEN SCHAUENDER HUND.

9. KRIEGER I.

10. BERG.

413

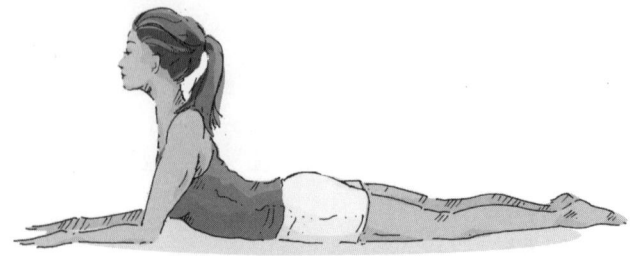

SPHINX

1. Sie liegen auf dem Bauch.

2. Stellen Sie die Ellbogen direkt unter die Schultern, die Unterarme liegen vor Ihnen auf dem Boden, schulterbreit auseinander und parallel.

3. Heben Sie die Brust vom Boden ab, die Schultern bleiben unten und hinten, der Nacken lang.

STEHENDER HALBMOND

1. Ausgangshaltung ist das DREIECK mit dem rechten Bein vorne.

2. Senken Sie die linke Hand zur linken Hüfte. Beugen Sie das rechte Knie ein wenig. Die Fingerspitzen der rechten Hand berühren etwa 30 Zentimeter vor dem rechten Fuß den Boden.

3. Während Sie das Gewicht auf das rechte Bein verlagern, strecken Sie das rechte Knie und heben das linke Bein vom Boden ab, bis es sich auf Höhe der linken Hüfte befindet. Die Zehen des linken Fußes zeigen zu der Wand zu Ihrer Linken.

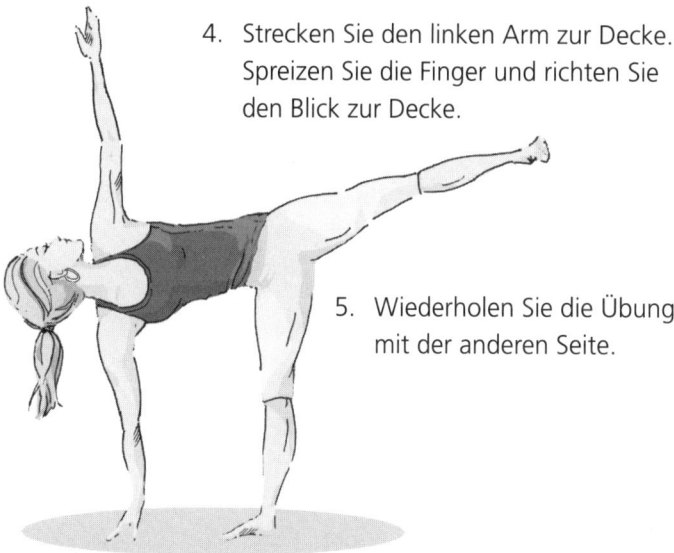

4. Strecken Sie den linken Arm zur Decke. Spreizen Sie die Finger und richten Sie den Blick zur Decke.

5. Wiederholen Sie die Übung mit der anderen Seite.

STEHENDER HALBMOND
MIT ANGEWINKELTEM BEIN

1. Beginnen Sie im STEHENDEN HALBMOND.

2. Fassen Sie mit Zeige- und Mittelfinger der linken Hand die linke große Zehe.

3. Drücken Sie den linken Fuß weg vom Körper und nach oben, während Sie eine Rückbeuge in den oberen Rücken machen.

4. Wiederholen Sie die Übung mit der anderen Seite.

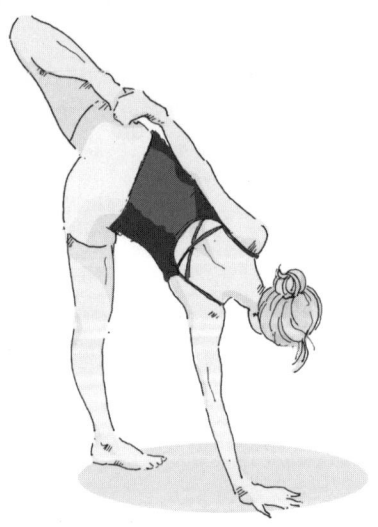

STEHENDER SPAGAT

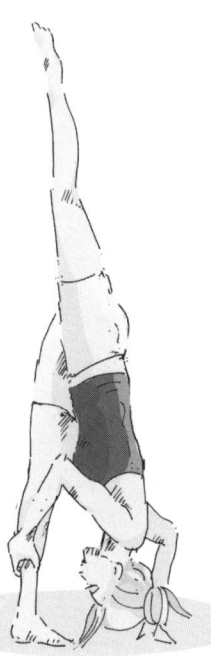

1. Drehen Sie sich nach rechts, heben Sie die linke Ferse vom Boden ab.

2. Lehnen Sie sich nach vorne, der Rumpf ist auf den rechten Oberschenkel gestützt.

3. Stellen Sie die Hände zu beiden Seiten des rechten Fußes auf.

4. Verlagern Sie das Gewicht auf den rechten Fuß. Strecken Sie das rechte Bein und heben Sie das linke Bein nach hinten hoch in die Senkrechte.

5. Wiederholen Sie die Übung zur anderen Seite.

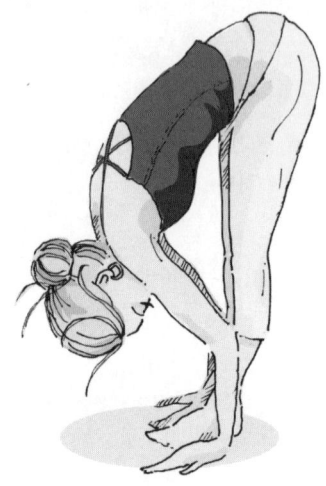

STEHENDE VORWÄRTSBEUGE

1. Ausgangshaltung ist der BERG.

2. Nehmen Sie die Hände nach oben und beugen Sie sich mit gestrecktem Rücken und gestreckten Beinen nach vorne und dann nach unten. Führen Sie den Rumpf zu den Oberschenkeln.

3. Legen Sie die Hände neben den Füßen ab oder berühren Sie mit den Fingerspitzen den Boden. Wenn das nicht möglich ist, legen Sie die Handflächen an die Waden.

STELLUNG DES KINDES A

1. Sie knien auf dem Boden, die Knie etwa hüftbreit auseinander.

2. Beugen Sie sich nach vorne, legen Sie die Stirn auf der Matte ab, den Rumpf auf den Oberschenkeln.

3. Legen Sie die Arme neben den Rumpf, Handflächen zeigen nach oben.

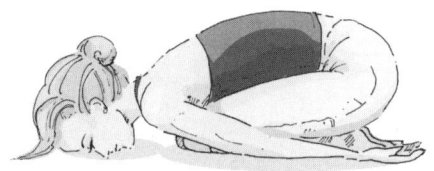

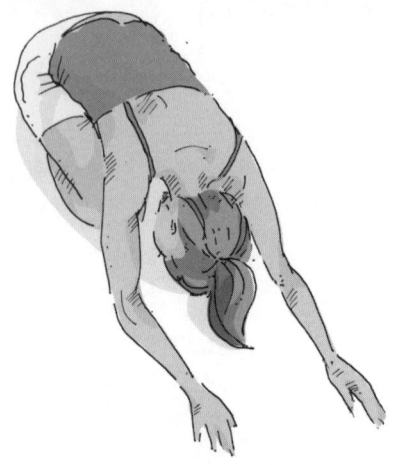

STELLUNG DES KINDES B

1. Beginnen Sie in der STELLUNG DES KINDES A.

2. Strecken Sie die Hände nach vorne, die Handflächen sind flach auf dem Boden. Die rechte Hand strebt zur rechten Ecke der Matte, die linke zur linken.

STOCKSITZ

1. Sie sitzen mit gestreckten Beinen, die Zehen sind aufgestellt.

2. Legen Sie die Hände neben die Hüften, halten Sie den Rücken gerade. Der Blick ist geradeaus gerichtet.

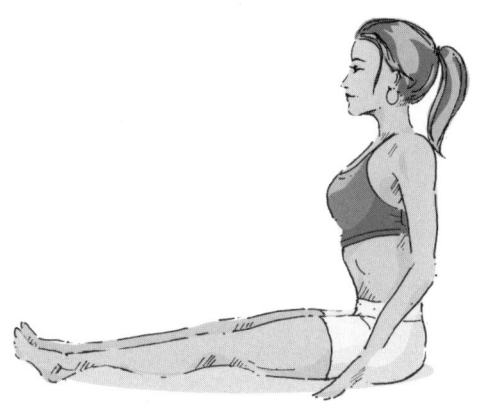

STUHLHALTUNG

1. Ausgangshaltung ist der BERG.

2. Beugen Sie die Knie, kommen Sie in eine leichte Hocke, wobei die Knie nicht vor den Knöcheln sein dürfen.

3. Strecken Sie die Arme über dem Kopf nach oben, die Handflächen zeigen zueinander. Die Brust sollte offen bleiben.

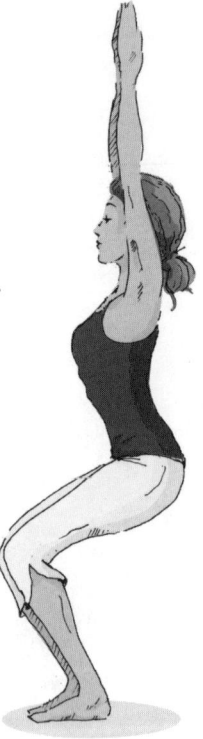

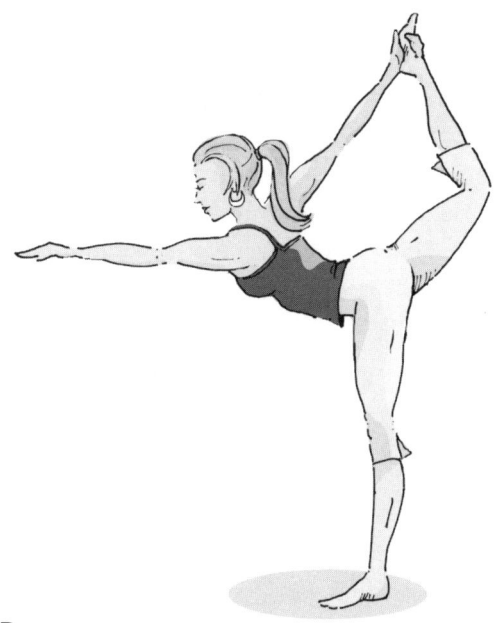

TÄNZER

1. Ausgangshaltung ist der BERG.

2. Sie stehen hoch aufgerichtet. Winkeln Sie das rechte Bein nach hinten an, greifen Sie mit der rechten Hand ebenfalls nach hinten und fassen Sie den rechten Fuß. Der linke Arme ist nach vorne gestreckt.

3. Heben Sie das rechte Bein nach hinten an. Senken Sie gleichzeitig den Rumpf nach vorne, sodass Rumpf und linker Arm parallel zum Boden sind.

4. Wiederholen Sie die Übung mit der anderen Seite.

TAUBE

1. Beginnen Sie in der Stellung des NACH UNTEN SCHAUENDEN HUNDES.

2. Beugen Sie das rechte Knie und ziehen Sie es zur Brust. Drehen Sie das rechte Knie nach rechts außen und bringen Sie es zum Boden, wobei sich das rechte Knie hinter dem rechten Handgelenk und der rechte Fuß hinter dem linken Handgelenk befindet.

3. Senken Sie die Hüften, bringen Sie das linke Knie zum Boden. Strecken Sie das linke Bein nach hinten, der Fußrücken liegt auf dem Boden auf.

4. Richten Sie den Rumpf auf und bringen Sie die Arme über den Kopf.

5. Senken Sie die Arme und legen Sie die Ellbogen seitlich neben dem Körper auf den Boden, die Unterarme sind parallel.

6. Strecken Sie die Arme gerade vor sich aus, beugen Sie dann den Rumpf über das rechte Bein und senken Sie den Kopf zu Boden.

7. Wiederholen Sie die Übung seitenverkehrt.

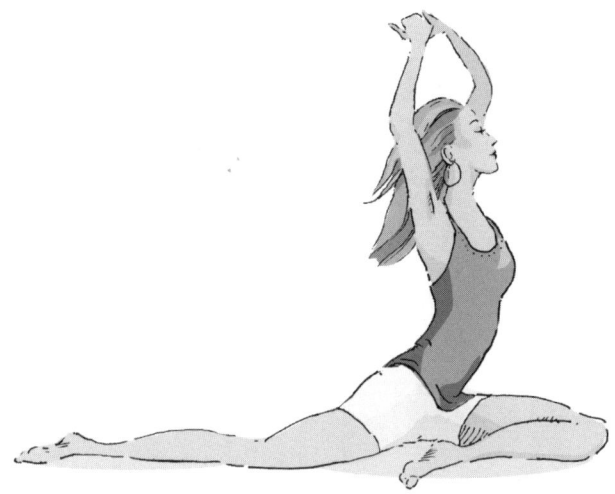

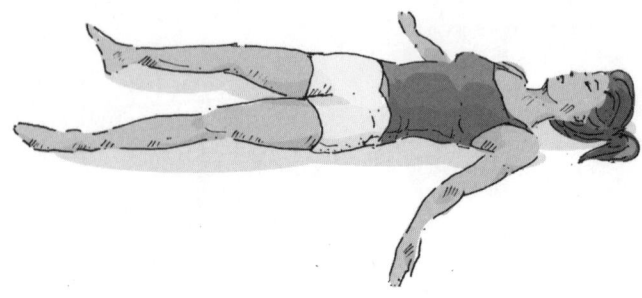

TOTENSTELLUNG

1. Sie liegen bequem auf dem Rücken auf der Matte. Die Arme liegen schräg nach außen gerichtet neben dem Körper, Handflächen zeigen nach oben.

2. Richten Sie das rechte Bein zur rechten Ecke der Matte aus, das linke zur linken Ecke. Entspannen Sie sich.

UMGEKEHRTER KRIEGER

1. Ausgangshaltung ist der KRIEGER II mit dem rechten Bein vorne.

2. Bringen Sie die linke Hand nach hinten zur linken Wade (Fingerspitzen zeigen nach unten).

3. Drehen Sie die rechte Handfläche zur Decke, der rechte Arm bildet einen Bogen über den Kopf nach hinten zu der Wand hinter Ihnen. Der Blick ist nach oben gerichtet.

4. Wiederholen Sie die Übung mit der anderen Seite.

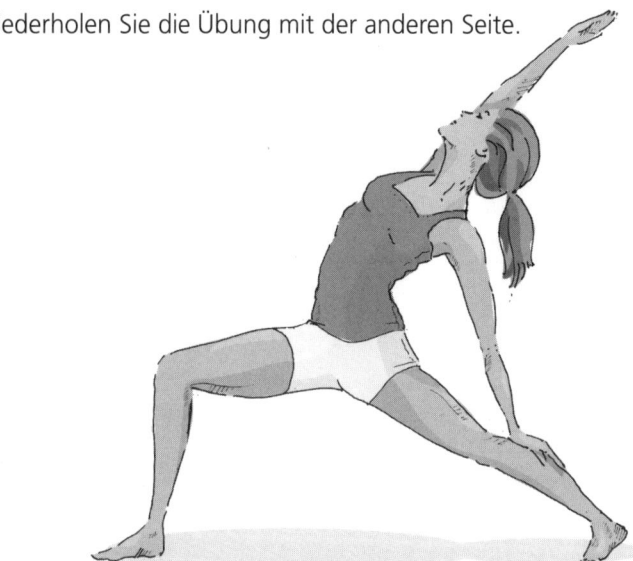

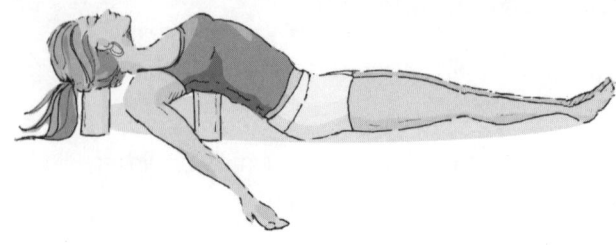

UNTERSTÜTZTER FISCH

1. Stellen Sie zwei Blöcke im Abstand von etwa einem halben Meter auf.

2. Ein Block stützt den Nacken, der andere die Mitte des Rückens, unterhalb der Schulterblätter.

3. Legen Sie sich auf die Blöcke, die Beine sind gestreckt.

4. Die Hände liegen ein Stück vom Körper entfernt auf dem Boden, Handflächen zeigen nach oben. Der Blick ist nach oben gerichtet.

YOGA-MUDRA STEHEND

1. Ausgangshaltung ist der BERG.

2. Verschränken Sie die Hände hinter dem Rücken. Strecken Sie die Arme, ziehen Sie die Schulterblätter zusammen. Richten Sie den Blick zur Decke.

3. Beugen Sie sich aus der Hüfte nach vorne, bringen Sie den Rumpf zu den Oberschenkeln.

4. Schwingen Sie mit immer noch verschränkten Händen und geraden Armen die Arme vom Körper weg, so weit Sie können, Ziel ist die Wand vor Ihnen.

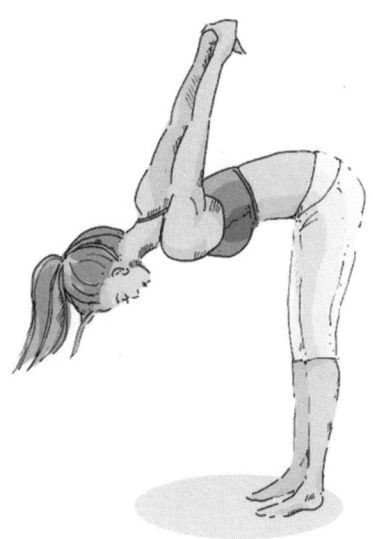

Vorschläge für Speisepläne

Der folgende Speiseplan soll Ihnen eine Anregung geben, unsere Rezepte aus dem entsprechenden Kapitel (Seite 193 ff.) in den vier Wochen Ihrer Yoga-Diät in die Praxis umzusetzen.

2. Woche

1. Tag
Frühstück	Zitruswaffel
Mittagessen	Pesto-Pasta
Abendessen	Hähnchensalat

2. Tag
Frühstück	Frühstücksburrito
Mittagessen	Kräuterrisotto
Abendessen	Delikate Tacos

3. Tag
Frühstück	Hausgemachtes Knuspermüsli
Mittagessen	Fisch in Filoteig
Abendessen	Guacamole mit »Chips«

4. Tag
Frühstück	Obstsalat
Mittagessen	In Tee pochiertes Hähnchen mit Gemüse
Abendessen	Gebratener Reis

5. Tag
Frühstück	Luftig-leichte Crêpes
Mittagessen	Superfood-Sandwiches mit Gemüsecremesuppe
Abendessen	Reis mit Bohnen

6. Tag
Frühstück	Gemüseomelette
Mittagessen	Dosha-Burger mit Salat
Abendessen	Reis mit Bohnen

7. Tag
Frühstück	Beerenpfannkuchen
Mittagessen	Tilapia für Ihren Typ
Abendessen	Gemüsesoufflé

3. Woche

1. Tag

Frühstück	Hausgemachtes Knuspermüsli
Mittagessen	Pad Thai
Abendessen	Schlankes Abendessen nach Wahl

2. Tag

Frühstück	Gemüseomelette
Mittagessen	Roti-Pizza
Abendessen	Schlankes Abendessen nach Wahl

3. Tag

Frühstück	Luftig-leichte Crêpes
Mittagessen	Delikate Tacos
Abendessen	Schlankes Abendessen nach Wahl

4. Tag

Frühstück	Obstsalat
Mittagessen	Kräuterrisotto
Abendessen	Schlankes Abendessen nach Wahl

5. Tag

Frühstück	Beerenpfannkuchen
Mittagessen	Gemüsesoufflé
Abendessen	Schlankes Abendessen nach Wahl

6. Tag

Frühstück	Frühstücksburrito
Mittagessen	Pesto-Pasta
Abendessen	Schlankes Abendessen nach Wahl

7. Tag

Frühstück	Zitronenwaffel
Mittagessen	Fisch in Filoteig
Abendessen	Schlankes Abendessen nach Wahl

4. Woche

1. Tag
Frühstück	Obstsalat
Mittagessen	Dosha-Burger mit Salat
Abendessen	Schlankes Abendessen nach Wahl

2. Tag
Frühstück	Luftig-leichte Crêpes
Mittagessen	Hähnchen-Quesadilla
Abendessen	Schlankes Abendessen nach Wahl

3. Tag
Frühstück	Hausgemachtes Knuspermüsli
Mittagessen	In Tee pochiertes Hähnchen mit Gemüse
Abendessen	Schlankes Abendessen nach Wahl

4. Tag
Frühstück	Beerenpfannkuchen
Mittagessen	Roti-Pizza
Abendessen	Schlankes Abendessen nach Wahl

5. Tag
Frühstück	Frühstücksburrito
Mittagessen	Pesto-Pasta
Abendessen	Schlankes Abendessen nach Wahl

6. Tag
Frühstück	Gemüseomelette
Mittagessen	Tilapia für Ihren Typ
Abendessen	Schlankes Abendessen nach Wahl

7. Tag
Frühstück	Zitronenwaffel
Mittagessen	Kräuterrisotto
Abendessen	Schlankes Abendessen nach Wahl

Danksagung

Mein Dank gilt in erster Linie all den Menschen, die sich an diesem Projekt beteiligten, die bereit waren, Yoga neu zu sehen und so zu gestalten, dass es einfach und für jedermann geeignet ist, ohne dass auch nur ein kleiner Teil seiner Wirkung für Körper, Geist und Herz verloren geht.

Sehr dankbar bin ich dem Team, das sein Fachwissen in den Wissenspool für dieses Buch eingebracht hat. Danke meiner Redakteurin Shannon Welch für ihre Ausdauer und ihren Einsatz für das Projekt, Yoga einem breiten Publikum zugänglich zu machen.

Paige Greenfields biblische Konsequenz und Meisterschaft beim Schreiben waren eine Bereicherung. Ohne Jennifer Iserlohs unermüdlichen Einsatz für und Vertrautheit mit frischen, gesunden, köstlichen Speisen hätte es wohl Mungbohnentopf in 75 Varianten gegeben. Und John Douillard erwies sich mehr als Heiler und als menschlicher als jeder Arzt, den ich bisher kennengelernt habe. An alle Frauen, die *Die Yoga-Diät* »Probe fuhren« – dieses Buch ist für Sie!

Mein unendlicher Dank gilt Rodale und der Familie Rodale dafür, dass Yoga dort mindestens so sehr Teil der Unternehmenskultur ist wie die Verkäufe am Zeitungskiosk. Danke Steve

Murphy für das ungebrochene Vertrauen in mich und für all die Unterstützung. Das ist wahrer yogischer Geist.

Mein spezieller Dank an alle – und das sind viele –, die die Zeitschrift *YogaLife* und iyogalife.com zur Plattform für dieses Buch machten. Nicht zuletzt Bill Stump, der bei Rodale als Yogaverfechter auftrat (und auch zu Hause Yoga praktiziert). Danke, Bill, für die Unterstützung und den redaktionellen Heldenmut. Und jenen, die mein Yogaleben zu einer meiner besten beruflichen Erfahrungen überhaupt werden ließen: Nicole Kwan, John Capouya, Siobhan Hardy Royer, Jessica Levine, Dana Meltzer Zepeda, Sean Nolan und Brunello Creative.

Ich möchte allen Menschen danken, die mich in meinem Werdegang unterstützten, sie waren Vorbilder und damit genau jene Menschen, an deren Existenz ich im unternehmerischen Amerika nicht geglaubt hatte. Ihre hohen Ansprüche, ihr Scharfsinn und ihre Beständigkeit ließen mich bei der Stange bleiben. Danke dem »Cosmic«-Robin Ormsby, Ann Pleshette Murphy, Bill Stump, David Willey, Steve Madden und Michelle Meyercord.

Meinen Yogalehrern Baron Baptiste, Seane Corn, Jean Koerner und Mary Wirick ein demütiges Dankeschön. Ich stehe in ihrer Schuld. Sie inspirierten mich auf und abseits der Matte, mehr zu sein und mehr zu tun. Was ich hier sagen könnte – es wäre nicht genug, daher ein einfaches »Namaste«.

Nancy Lonsdorf, meiner ersten ayurvedischen Ärztin, als manche Ärzte meine Fruchtbarkeit in Frage stellten. Ihre Hilfe war tatsächlich äußerst wirkungsvoll. Dass es Avery gibt, liegt, glaube ich, zum Teil an ihren Tipps.

Meinen Freunden und meiner Familie – ihr wisst, wer ihr seid. Mom, Dad, Bill, John und Pete – ich liebe euch. Danke für eure Liebe und Unterstützung. Dieses Buch hat mir einmal mehr klargemacht, dass ich die Art von Familie habe, die sich viele Menschen erträumen. Mom, danke, dass du die Gesundheit der Familie Schultz so großgeschrieben hast, ohne uns das Gefühl zu geben, ungezuckertes Müsli wäre nicht die Norm. Deine Lehren haben uns und unseren Familien sehr gut getan.

Ich könnte nicht aufhören, ohne jenen Freunden zu danken, die mich unterstützten, als ich versuchte, die Arbeit an meinem Buch, mein Dasein als Mutter und Ehefrau und einen Vollzeitjob unter einen Hut zu bringen – ganz zu schweigen von einigen Yogastunden nebenbei. Jenny Dee (und Onkel Paul), Laura, Fama, »My Chicas« sowie die Koffs und Thomisons (unsere Gemeinschaft). Und Erica, weil ich weiß, dass du immer da bist und ich dich liebe. Und ein spezieller Dank an Nila und Kirit Shah und »Ba«. In eurem Haus haben mich Geschmack, Duft und Symbole Indiens mit der Geburtsstätte des Yoga verbunden. Was für ein Geschenk!

Und all meinen Yogaschülern: besonders Lina, Johanna, Steve und Jane, eure Energie erhält mich. Danke, dass Yoga und ich Teil eures Lebens werden durften.

Terry und Avery, danke für die Opfer, die ihr gebracht habt, damit ich dies zuwege bringe. Wie habe ich es verdient, mit zwei Menschen zusammenzuleben, denen bedingungslose Liebe so leichtfällt?

Kristen Dollard

Ich möchte Kristen Schultz Dollard dafür danken, dass sie mich einlud, an diesem Projekt teilzunehmen – aus ihrer Vision, Hingabe und Opferbereitschaft erwuchs *Die Yoga-Diät*. Meiner guten Freundin Felicia Tomasko von LA Yoga, die mich an Kristen und das Rodale-Team verwies. Ich möchte unserer Redakteurin Shannon Welch für ihre große Kompetenz danken – es war eine Freude, mit ihr zu arbeiten. Paige Greenfield dafür, dass sie Wissen aus mir herausholte, von dem ich nicht wusste, dass ich es hatte, und Jennifer Iserloh für das Fachwissen und die Rezepte, die dieses Buch auf eine ganz andere Ebene hoben.

Ich möchte meinen Patienten danken, die mich beständig lehren, wie ich die stumme Sprache des menschlichen Heilungssystems sprechen und hören muss.

Und an allererster Stelle danke ich meiner größten Errungenschaft: dem Band bedingungsloser Liebe, das mich mit meiner unglaublichen Frau und Lehrerin Ginger und unseren sechs Kindern Janaik, Devaki, Austin, Mason, Jensen und Gigi verbindet.

John Douillard

Rezeptverzeichnis

(K) = Kapha, (P) = Pitta, (V) = Vata

Register